REDUZCA SUS ZONAS DE GRASA FEMENINA

Pierda esas libras y pulgadas —¡rápidamente!— de su abdomen, caderas, muslos, y más

DENISE AUSTIN

PRESENTADORA DE *THE DAILY WORKOUT* Y *FIT & LITE* EN *Lifetime* Television for Women®

RODALE®

Aviso

Este libro sólo debe utilizarse como referencia y no como manual de medicina. La información que se ofrece en el mismo tiene el objetivo de ayudarle a tomar decisiones con conocimiento de causa acerca de su salud, su alimentación, su condición física y su programa de ejercicio. No pretende sustituir las indicaciones que su médico o profesional en acondicionamiento físico puedan llegar a darle. Si sospecha que padece algún problema de salud, le exhortamos a que busque la ayuda de un médico competente. Al igual que con todos los programas de ejercicio, es necesario que consiga la autorización de su médico antes de comenzar.

Las menciones que se hacen en este libro de compañías, organizaciones o autoridades específicas no implica que cuenten con el respaldo de la casa editorial, al igual que las menciones que se hacen en este libro de compañías, organizaciones o autoridades específicas no implica que ellas respalden lo que se dice en el mismo.

Título original de la obra: *Shrink Your Female Fat Zones*
Publicado originalmente en inglés en 2003

Impreso en los Estados Unidos de América
Rodale Inc. hace el máximo esfuerzo posible por usar papel reciclado ♻ y libre de ácidos ∞.

Fotografías interiores © Mitch Mandel/Rodale Images, salvo: © Hilmar, páginas v, viii, 34, 92, 242 y 380. Las fotos de antes y después en las páginas 10, 14, 24, 32, 142, 182, 250 y 256 fueron proporcionadas por las personas que aparecen en las mismas.

Diseño del interior por Patricia Field

Library of Congress Cataloging-in-Publication Data

Austin, Denise.
   [Shrink your female fat zones. Spanish]
   Reduzca sus zonas de grasa femenina : pierda esas libras y pulgadas—¡rápidamente!—de su abdomen, caderas, muslos, y más / Denise Austin.
      p.   cm.
   Includes index.
   ISBN 1–59486–007–6 hardcover
   ISBN 1–59486–008–4 paperpack
   1. Weight loss.   2. Women—Health and hygiene.   3. Reducing diets.   4. Physical fitness.
5. Exercise—Health aspects.   I. Title.
   RM222.2.A92318   2004
   613.7'12—dc22   2004042782

Distribuido en las librerías por St. Martin's Press

2 4 6 8 10 9 7 5 3 1   tapa dura
2 4 6 8 10 9 7 5 3 1   rústica

*Para mi querido esposo Jeff
y nuestras preciosas hijas,
Kelly y Katie.*

Soy muy afortunada de tener una familia maravillosa y amistades estupendas. Todo lo que verdaderamente deseo es que todos estén saludables y felices.

Le estoy muy agradecida a mi esposo, Jeff, quien me deja ser *yo misma*. Este año estaremos celebrando nuestro vigésimoprimer aniversario de matrimonio y yo no podría sentirme más feliz. Todos los días le doy gracias a Dios por mis dulces y pequeñas hijas, Kelly y Katie, quienes están creciendo demasiado rápido.

Extraño tanto a mi madre. Ya han pasado tres años desde que falleció y no ha habido un solo día en que no piense en ella. Mi padre tiene 78 años de edad y sigue trabajando a tiempo completo. Gracias papá, por inculcarme una sólida ética de trabajo.

A mis tres hermanas y a mi hermano, quiénes han sido un gran apoyo para mí durante estos 25 años; siguen emocionándose cuando salgo en una revista o en un programa de televisión.

Quiero darles las gracias a todas las personas maravillosas con quienes trabajo en Rodale y en la revista *Prevention*. . . y un agradecimiento especial para Tami Booth y Mariska van Aalst.

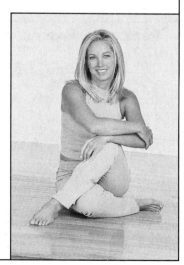

Gracias a Alisa Bauman y la nutrióloga Janis Jibrin, quienes verdaderamente hicieron posible este libro. . . de nuevo, muchas gracias.

Un agradecimiento especial para Michael Broussard y Jan Miller, mis agentes literarios. Los quiero mucho.

ÍNDICE

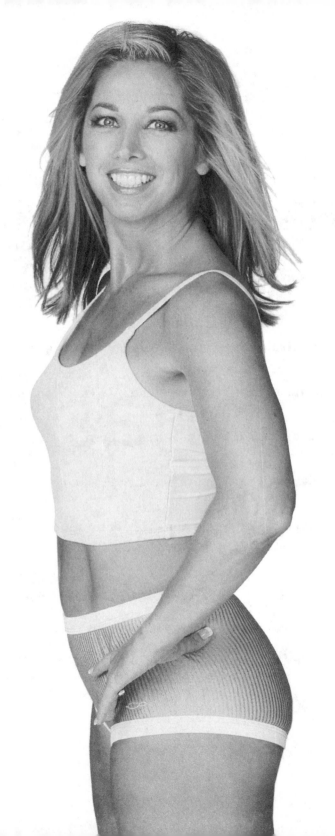

Primera Parte

¿Dónde quedan las zonas?

CAPÍTULO 1

La "genealogía" de la grasa femenina

¡Felicidades por tomar la decisión de reducir sus zonas de grasa femenina! Estoy emocionada de poder ofrecerle mi más nuevo programa para adelgazar, un programa que ha sido específicamente diseñado para ayudarle a obtener los máximos resultados en un mínimo de tiempo. Considérelo como un atajo hacia el mejor cuerpo que jamás ha tenido, un atajo hacia su nuevo yo.

Yo realmente creo que adentro de cada mujer que está fuera de forma, yace un cuerpo delgado y bien proporcionado.

El Programa Reduzca sus Zonas de Grasa Femenina le ayudará a identificar sus propias zonas problemáticas y, al mismo tiempo, a acelerar su metabolismo y disminuir su apetito. Usted le dará una nueva forma a su cuerpo, eliminando la grasa de las áreas que desea minimizar —su cintura, sus muslos, su vientre, su trasero, sus caderas, su espalda inferior y sus brazos— y no de las áreas que quiere acentuar.

¡Y lo mejor de todo es que se sentirá y lucirá de maravilla!

Todos los días recibo cartas de mujeres que me dicen que por más que han luchado, no parecen lograr reducir su cintura o sus muslos, levantar su trasero, aplanar su vientre o tonificar sus brazos. Ellas se quejan de depósitos de grasa testarudos que simplemente no quieren desaparecer. Me dicen que, a pesar de que comen menos, la grasa no disminuye. A menudo, son mujeres que incluso hacen ejercicio y que aparentemente están haciendo todo bien.

No obstante, después de indagar un poco más, generalmente descubro que no están haciendo los mejores tipos de ejercicio para eliminar la grasa y que no están comiendo los mejores alimentos para disminuir el apetito. ¡Tengo muy buenas noticias! Usted *puede* reducir sus zonas de grasa femenina sin sentirse hambrienta todo el tiempo, sin antojos por comer ciertos alimentos y sin sentirse cansada. De hecho, se sentirá con *más* energía y comerá alimentos deliciosos. ¡Se sentirá satisfecha y maravillosamente bien! Y todo esto con tan sólo de 15 a 60 minutos de ejercicio al día. Nunca tendrá que contar calorías. Y *nunca* se sentirá hambrienta, privada, culpable o apresurada.

¿Cuál es mi secreto? El Programa Reduzca sus Zonas de Grasa Femenina trabaja con los ritmos naturales del cuerpo femenino, alentando a sus células adiposas a que liberen su carga y a sus células musculares a que la quemen. (Por supuesto, "carga" es tan sólo el término coloquial que empleo para describir los ácidos grasos que viven en el interior de sus células adiposas. ¡Usted va a liberar esos ácidos grasos y va a quemarlos!).

Yo sé que funciona porque es el mismo programa que he usado para reducir mi zona de grasa personal: mis muslos. ¿Le sorprende que yo también tenga una zona de grasa? Cómo descubrirá un poco más adelante, todas las mujeres las tenemos. Y, al igual que yo, el primer lugar en donde la mayoría de las mujeres tienden a almacenar grasa y donde más trabajo les cuesta perderla es en las piernas.

Pero gracias al Programa Reduzca sus Zonas de Grasa Femenina, yo he podido mantener mis muslos delgados y tonificados aunque tengo 47 años de edad. Con este programa, usted puede lograr lo mismo, independientemente de que tienda a acumular grasa en las piernas, el abdomen o el tronco.

Este programa único de 6 semanas de duración que sirve para tonificar el cuerpo y bajar de peso incorpora las estrategias más recientes y eficaces para reducir su cintura, adelgazar sus muslos, levantar y moldear sus glúteos, aplanar su vientre, contornear sus hombros y tonificar sus brazos.

Y con gusto le digo que el Programa Reduzca sus Zonas de Grasa Femenina no incluye trucos dietéticos. En vez, he basado este plan de cuatro facetas

¿Cuál es su tipo de cuerpo?

PARA LOGRAR LOS MEJORES RESULTADOS en el Programa Reduzca sus Zonas de Grasa Femenina, es necesario que identifique el área de su cuerpo donde tiende a acumular grasa primero y donde le cuesta más trabajo perderla.

Para la gran mayoría de las mujeres, la zona más problemática comprende las caderas, los muslos y el trasero. Si la parte de arriba del bikini que usa es de menor talla que la parte de abajo, entonces esta es su zona de grasa. Si siempre ha tenido un abdomen plano pero siempre ha odiado el tamaño de sus muslos, entonces esta es su zona de grasa personal.

La mayoría de las demás mujeres dicen que el abdomen es su zona de grasa personal.

Si usted primero aumenta de peso en su abdomen y es el último lugar donde baja de peso, entonces esta es su zona de grasa. Si siempre ha tenido piernas delgadas y un trasero pequeño pero ha tenido que usar blusas extragrandes para cubrirse el abdomen, entonces esta es su zona de grasa.

Para un pequeño porcentaje de las mujeres, el tronco puede servir de depósito de grasa. Si tiene senos grandes y se le salen "lonjitas" alrededor de los tirantes del sostén y además tiene brazos gruesos, entonces esta es su zona de grasa personal.

Identificar su zona de grasa personal le ayudará a combinar de la mejor forma los ejercicios tonificantes y cardiovasculares más eficaces para usted.

para contornear la figura en los descubrimientos más recientes acerca de la ciencia y los orígenes de la grasa femenina.

Lo que pasa es que durante los últimos 20 años, los investigadores han estudiado a profundidad el motivo por el cual las mujeres tienden a acumular grasa en una de tres zonas de grasa predecibles: el tronco, el abdomen o las piernas. También han tratado de descifrar la razón por la cual las mujeres tienden a acumular más grasa que los hombres. . . y por qué nos cuesta más trabajo deshacernos de ella.

En la actualidad, después de cientos de estudios de investigación, los investigadores han revelado la fórmula secreta para acelerar su metabolismo, disminuir su apetito y reducir las áreas que quiere reducir y *no* las áreas que no quiere reducir. Esta fórmula incluye sesiones de ejercicio para tonificar zonas específicas del cuerpo, caminar y hacer estiramientos con regularidad y seis estrategias alimenticias importantes que le ayudarán a sentirse satisfecha con menos calorías.

A veces pienso que he pasado mi vida entera luchando contra mi propia zona de grasa. Siempre que como en exceso —postres, por ejemplo— puedo ver el resultado en mis muslos. A través de los años, he descubierto que para mantener delgados mis muslos, tengo que hacer ejercicio de una manera muy específica y estar más consciente de lo que como. Y gracias a descubrimientos recientes en la ciencia de la grasa femenina, he aprendido que puedo mantener mis muslos —así como el resto de mi cuerpo— tonificado y esbelto con sesiones leves pero constantes de ejercicio cardiovascular y tonificante y sin tener que hacer dieta alguna.

De hecho, como pronto descubrirá, si exagera y disminuye demasiado su ingesta calórica, ¡en realidad puede terminar por aumentar de peso! Es verdad.

Pero antes de hablar sobre eso, primero vamos a echarle un vistazo a la ciencia de la grasa femenina para averiguar por qué a las mujeres les cuesta más trabajo bajar de peso y mantenerse en su nuevo peso que a los hombres. Una vez que comprenda esta ciencia importante, podrá entender con más facilidad mi programa de cuatro facetas para atacar a la grasa femenina.

Un cuerpo diseñado para la supervivencia

¿Alguna vez se ha preguntado por qué los hombres parecen perder peso con más rapidez y facilidad que las mujeres? Quizá usted conozca a hombres que han sido capaces de reducir una enorme panza cervecera simplemente al disminuir su consumo de bebidas alcohólicas. Pero cuando usted intentó la misma estrategia, no le funcionó.

La respuesta radica en la genética particular del cuerpo femenino. Cuando se trata de las zonas de grasa, los hombres y las mujeres no fueron creados de igual manera. El cuerpo de las mujeres contiene, en promedio, un 10 por ciento más de grasa corporal que el cuerpo de los hombres. Nuestro cuerpo quema menos calorías en cualquier momento dado y nuestras hormonas hacen que se nos dificulte más quemar la grasa.

Para comprender por qué nuestro cuerpo se resiste a perder grasa, me gustaría llevarla por un recorrido a través de nuestro pasado, cuando hace miles de años, nuestras antepasadas necesitaban mucha —pero mucha— grasa para contar con una fuente constante de calorías durante hambrunas prolongadas. Nuestras antepasadas tenían que buscar los alimentos para sobrevivir. Ellas se mantenían vivas comiendo bayas, semillas y ocasionalmente, algún animal que pudieran cazar.

A veces se daban un festín. Otras veces, durante sequías prolongadas, comían muy poco o nada.

Estas hambrunas llegaban a durar meses o incluso hasta un año. Las mujeres que sobrevivían eran las que pasaban sus genes a sus hijos. Estos genes contenían instrucciones que alentaban al cuerpo femenino a escatimar y ahorrar cada caloría excedente, canalizando estas calorías hacia depósitos de grasa estratégicos ubicados en los muslos, el trasero, las caderas, los senos, el vientre y los brazos. Estos depósitos de grasa actuaban de manera muy similar a un banco de comida, uno que fomentaba los depósitos periódicos y pocos retiros. Hacían posible que nuestras antepasadas pudieran sobrevivir durante meses con poca o nada de comida.

Una mujer que tenía muchos kilos de grasa excedente podía sobrevivir una hambruna de 9 meses o más, lo suficiente para dar a luz a un bebé, amamantarlo y transmitir sus genes. Las mujeres cuyo cuerpo no era capaz de almacenar grasa con tanta eficiencia abortaban espontáneamente durante una hambruna. Por lo tanto, los genes de las mujeres delgadas no se transmitieron a las siguientes generaciones.

Miles de años después, la mayoría de nosotras hemos heredado los genes de nuestras antepasadas más gorditas. Estos genes programan a nuestro cuerpo de modo que se fomente el almacenamiento de grasa y se desaliente la quema de grasa. Por supuesto, en la época moderna, la comida nunca nos queda más lejos de lo que nos queda el supermercado más cercano. Ya no necesitamos esta programación genética eficiente. Pero por desgracia, la genética tarda mucho tiempo en cambiar.

Gracias a esta genética diseñada para la supervivencia, nuestras células de grasa femenina son más grandes que las de los hombres. El cuerpo de una mujer contiene aproximadamente el mismo número de células adiposas que el de un hombre —alrededor de 30 mil millones de células— pero nuestras células adiposas femeninas contienen más enzimas que ayudan a almacenar la grasa, mientras que las células adiposas masculinas contienen más enzimas que ayudan a quemar la grasa.

Sin embargo, hay buenas noticias al respecto. Usted puede engañar a su cuerpo para que active a las enzimas que queman grasa y desactive a las enzimas que la almacenan. Para reducir sus zonas de grasa femenina, aprovechará su programación genética femenina en lugar de luchar contra ella.

Para comprender cómo puede lograr esto, veamos la manera en que sus hormonas afectan el almacenamiento de grasa.

La conexión hormonal

Ya sabemos que ciertas enzimas ayudan a llenar nuestras células adiposas, mientras que otras ayudan a que estas células liberen la grasa que contienen. Ambos tipos de enzimas actúan como transportadores de grasa: la enzima llamada lipoproteína lipasa (*LPL* por sus siglas en inglés) transporta la grasa hacia el interior de sus células adiposas, y la enzima llamada lipasa sensible a hormonas (*HSL* por sus siglas en inglés) saca la grasa de sus células y la transporta a sus células musculares donde es quemada para producir energía.

Aunque tenga la misma cantidad total de células adiposas que su marido u otros amigos, usted tiene más enzimas LPL que almacenan grasa y menos enzimas HSL que la queman. Estas enzimas LPL que almacenan grasa se activan y florecen con la ayuda de la hormona femenina llamada estrógeno. En esencia, el estrógeno alienta a las células adiposas a que conserven la grasa para la supervivencia.

A lo largo de nuestra vida, pasamos por ciertas etapas en las que casi todas las mujeres experimentan un aumento repentino en la cantidad de grasa corporal. Es probable que usted haya notado este cambio por primera vez durante su adolescencia, cuando la oleada inicial de estrógeno hizo que usted comenzara a menstruar. Esta sacudida que causa el estrógeno es la que transforma a las niñas con cuerpo de palillo en mujeres con caderas y curvas.

Más tarde, de veinteañera, si fue de las mujeres que tomaron los anticonceptivos orales más antiguos y de mayor dosis, es posible que también haya acumulado más grasa durante esa etapa. A una dosis lo suficientemente alta, los suplementos de estrógeno hacen que las células adiposas sean capaces de almacenar grasa con aún más eficiencia. Estos cambios también podrían bajar su ritmo metabólico (el ritmo al cual usted quema calorías) hasta en un 10 por ciento. Si usted no compensó esto disminuyendo su ingesta calórica por un 10 por ciento (de 150 a 200 menos calorías al día), quizá el resultado haya sido una expansión de sus zonas de grasa.

Y por si las cosas no fueran ya lo suficientemente injustas, quizá también haya notado que tiende a aumentar de peso al comienzo de su ciclo menstrual. Durante esta época del mes, el estrógeno se encuentra en su nivel más alto, tratando de almacenar todavía más grasa para preparar al cuerpo para llevar un posible embarazo.

Y luego tenemos el embarazo. (No *sólo* se trata de que tengamos antojos de comer platones extragrandes de helado). Durante el embarazo, el estrógeno hace que se duplique la cantidad de enzimas LPL que almacenan grasa con el fin de que se rellenen sus senos para la producción futura de leche y también para que se rellenen sus demás zonas de grasa, de modo que le sirvan de colchón y apoyo al feto en crecimiento. La hormona progesterona también ayuda a expandir sus zonas de grasa al hacerla sentirse hambrienta, ayudándola así a que se decida a regresar al congelador para servirse el segundo plato de helado de vainilla con chispas de chocolate. (La progesterona también se eleva durante la segunda mitad de su ciclo menstrual, razón por la cual usted también tiende a hacer un mayor uso del cucharón para servir helado durante esa fase).

Después del embarazo, se eleva el nivel de la hormona prolactina para que comience la producción de leche. Al igual que el estrógeno, esta hormona alienta a las enzimas almacenadoras de grasa a que se mantengan ocupadas para que usted conserve ese suministro adicional de calorías que necesita para producir leche y para mantener a su bebé bien alimentado mientras lo esté amamantando.

¿Qué tiene que ver la edad?

En vista del hecho que el estrógeno la hace acumular grasa, quizá se esté preguntando por qué muchas mujeres aumentan aún más de peso después de la menopausia, cuando descienden los niveles de estrógeno.

¡Reduje mis zonas de grasa femenina!

Cambiarse a una rutina de ejercicios por la mañana le ayudó a Candy Hammond a tonificar sus áreas problemáticas con mayor eficacia.

Antes de que empezara a hacer las sesiones de ejercicio de Denise cada día, me di cuenta que había estado pasando cada vez más tiempo haciendo ejercicio y logrando cada vez menos resultados. Al combinar mi caminata de 20 a 30 minutos de cada mañana con la sesión de ejercicio de Denise, pude tonificarme y atacar específicamente todas las áreas de mi cuerpo de manera más eficaz.

Me encanta la diversidad de trabajar un área diferente del cuerpo cada día. También me encanta lo conveniente que me resulta. Ahora camino de 7:00 a 7:30 A.M. y llego a casa justo a tiempo para hacer la sesión de ejercicio de Denise. Así me es fácil comprometerme a hacerlo.

Yo trabajo como entrenadora de vida y para mí es muy importante predicar con el ejemplo. Yo he recomendado el programa de Denise a muchos de mis clientes. Ella me motiva mucho y también me ayuda el hecho de que Denise sea de mi edad. (No es una supermodelo de 20 años de edad, sino que es de mi edad y una mamá, igual que yo).

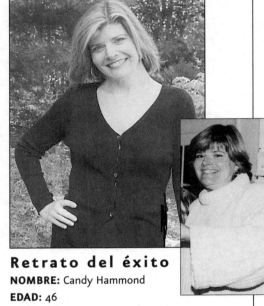

Retrato del éxito

NOMBRE: Candy Hammond
EDAD: 46
CIUDAD: Brewster, Massachusetts
OCUPACIÓN: entrenadora de vida, escritora
ACONDICIONAMIENTO FÍSICO LOGRADO: tonificó sus áreas problemáticas
OTROS LOGROS: más energía y felicidad

El secreto del éxito de Candy

"Aparte un tiempo para el ejercicio y conviértalo en un hábito. Tomarse un tiempo para usted no es un lujo, sino una necesidad. Haga que cuidarse a sí misma sea una prioridad. Entre mejor se sienta respecto a sí misma, más tendrá para darles a los que ama".

Esa es una buena pregunta, incluso una que yo me he planteado durante muchos años. Para encontrar la respuesta, yo acudí directamente a los expertos. Como miembro del Consejo de la Presidencia en Acondicionamiento Físico y Deportes, puedo ponerme en contacto con algunos de los investigadores y doctores más respetados de los Estados Unidos, quienes son los expertos más destacados en sus respectivos campos.

Ellos me dijeron que el cuerpo femenino contiene más de un tipo de estrógeno. Durante la menopausia, un tipo de estrógeno, llamado estrona, se mantiene al mismo nivel. Este tipo de estrógeno provoca que se haga más lento el metabolismo y fomenta el almacenamiento de grasa.

Al mismo tiempo, desciende rápidamente otro tipo de estrógeno llamado 17-beta-estradiol, que es el tipo más abundante de estrógeno producido por los ovarios. El estradiol hace que se mantenga elevado su nivel de energía, regula la presión arterial y ayuda a asegurar que la insulina transporte eficazmente la energía hacia el interior de sus células. Por lo tanto, no resulta sorprendente que usted se sienta cansada y malhumorada cuando baja drásticamente su nivel de estradiol.

Además de los niveles hormonales cambiantes, la menor actividad física hace que muchas mujeres pierdan masa muscular con la edad y esto, a su vez, hace que el metabolismo se vuelva drásticamente más lento. La menor masa muscular es una de las razones por las cuales las mujeres quemamos menos calorías que los hombres. El cuerpo de un hombre contiene casi el doble de músculo que el de una mujer que aún no ha llegado a la menopausia. Cada célula muscular contiene estructuras celulares llamadas mitocondrias, las cuales se dedican a quemar calorías. En este compartimiento celular, las mitocondrias queman grasa y azúcar para producir el combustible que usan los músculos para moverse y para su mantenimiento en general.

Tan sólo 1 libra (0.454 kg) de músculo quema de 35 a 50 calorías al día. Como consecuencia, entre más masa múscular haya en su cuerpo, más acelerado estará su metabolismo y más podrá comer sin aumentar de peso.

Si no tienen cuidado, la mayoría de las mujeres pierden de 1 a 2 libras (0.454 a 0.908 kg) de músculo por década a partir de los 20 años de edad. Para cuando cumplen los 75 años de edad, muchas mujeres ya han perdido hasta el 40 por ciento de su masa muscular, lo que provoca que su metabolismo sea más lento por más de 200 calorías al día. ¡Ya nos queda claro por qué ese puñado diario de galletitas se empieza a notar mucho más en las caderas!

La masa muscular disminuye drásticamente después de la menopausia, gracias a la caída en el nivel de la hormona testosterona. Quizá usted piense que la testosterona sólo es una hormona masculina, pero lo cierto es que todas las mujeres presentan cantidades pequeñas de esta hormona que ayudan a mantener su impulso sexual y a hacer crecer sus músculos. El nivel de testosterona desciende más o menos a la mitad durante la menopausia, lo que significa que tendrá que trabajar más arduamente para hacer crecer y conservar la masa muscular con el propósito de acelerar su metabolismo.

La combinación de todos estos factores ayuda a explicar por qué muchas mujeres aumentan 7 libras (3 kg) de peso cada década. Y también explica por qué, para cuando cumplen los 75 años de edad, la mayoría de las mujeres han duplicado sus zonas de grasa en comparación a cuando tenían 20 años de edad.

¡Pero no tire la toalla todavía! Por favor no se preocupe. Yo no dejaré que esto la desaliente, porque le tengo muy buenas noticias: ¡la grasa corporal no *tiene* que aumentar con la edad! Me emociona poder decirle que realizar una rutina sencilla para hacer crecer los músculos durante 15 minutos al día, cinco días a la semana, puede revertir la pérdida de músculo que típicamente acompaña al envejecimiento. El sencillo Programa Reduzca sus Zonas de Grasa Femenina le ayudará a acelerar su metabolismo permanentemente, por el resto de su vida. ¡Sencillamente son los 15 minutos más eficaces que jamás le dedicará a su cuerpo!

Su zona de grasa personal

Pareciera ser una de esas perversas leyes de la naturaleza. Cuando se pone a dieta, generalmente baja de peso donde *no* quiere —como en los senos— y no donde sí quiere, como en la cintura, el vientre, los muslos y el trasero.

En la mayoría de las mujeres, la hormona femenina estrógeno dirige el almacenamiento de grasa hacia la zona corporal inferior de grasa: las caderas, los muslos y el trasero. Esto hace que el cuerpo adquiera una forma de pera. Estas son las áreas donde la mayoría de las mujeres aumentan de peso primero y también las últimas donde lo pierden. Por supuesto, no todas las mujeres tienen una figura de pera. Esto se debe a que no todas heredamos los mismos genes de nuestros antepasados. Un pequeño número de mujeres tienen una figura con forma de triángulo invertido y sólo tienden a acumular grasa principalmente en la zona corporal superior de grasa: los senos y los brazos. Por último, algunas mujeres presentan una predisposición genética a almacenar grasa en la parte media del cuerpo: el abdomen y la espalda inferior, por lo que su cuerpo adquiere una forma redondeada, que también se conoce como forma de manzana.

Todos los cuerpos de las mujeres almacenan grasa predominantemente en una de estas tres zonas de grasa. Sin embargo, sus zonas de grasa no han sido grabadas en piedra. Pueden cambiar con la edad, principalmente después de la menopausia.

Como dije antes, recordaremos que el estradiol desciende a un nivel mucho más bajo después de la menopausia. Debido a que este tipo de estrógeno dirige el almacenamiento de grasa hacia la zona corporal inferior de grasa, la caída en el nivel de estradiol hace que cambie la forma de su cuerpo. Su cuerpo comienza a almacenar grasa como la almacena un hombre —en el abdomen— en vez de almacenarla en los muslos, el trasero y las caderas.

Por el lado positivo, debido a que las células adiposas abdominales son más pequeñas y se resisten menos a liberar su carga, a usted se le facilitará más perder la grasa excedente que tiene en el abdomen que la grasa adicional que tenía en los muslos. Sin embargo, muchos estudios han mostrado que la grasa abdominal es más peligrosa para su salud que la grasa corporal inferior.

Por ejemplo, unos investigadores de la Universidad de Minnesota midieron el índice de masa corporal (*BMI* por sus siglas en inglés), que es una comparación entre el peso y la talla, la circunferencia de la cintura y la circunferencia de la cadera, de 31,702 mujeres de 55 a 69 años de edad y luego les dieron seguimiento durante 12 años en un proyecto de investigación a gran escala que hizo historia, conocido como The Iowa Women's Health Study (El Estudio sobre la Salud de las Mujeres de Iowa). Después de analizar los datos, los investigadores encontraron que las mujeres que habían presentado la mayor circunferencia de cintura al inicio del estudio de investigación eran las que tenían la mayor probabilidad de fallecer a una edad temprana, independientemente de su BMI. Los científicos encontraron que una mayor cantidad de grasa abdominal también estaba relacionada con las enfermedades cardíacas, la diabetes y la presión arterial alta.

En otro estudio de investigación de 6,296 hombres y mujeres en Rotterdam, Holanda, los investigadores también encontraron que las personas con la mayor circunferencia de cintura eran las que presentaban la mayor probabilidad de morir a una edad temprana, sin importar su peso total.

La grasa abdominal representa un riesgo tan importante a la salud de las mujeres que los investigadores ya le han puesto nombre: el síndrome W. Las mujeres que padecen el síndrome W comparten las siguientes características comunes.

- Aumento de peso de más de 20 libras (9 kg) después de la edad madura

- Diagnóstico de presión arterial alta

- Presencia de células corporales que son resistentes a la hormona insulina (una afección prediabética)

- Presencia de niveles elevados de colesterol en la sangre

Aunque los investigadores no conocen con certeza el motivo por el cual la grasa abdominal eleva el riesgo de sufrir una muerte prematura, ellos han señalado que este tipo de grasa yace muy cerca de órganos críticos, como el corazón, y contribuye a que se obstruyan las arterias. También es posible que la grasa abdominal se metabolice de manera diferente en comparación con otros tipos de grasa, contribuyendo a niveles más elevados de colesterol, grasas en sangre y presión arterial, que son sólo unos cuantos incentivos más para poner manos a la obra y empezar a reducir esa zona de grasa.

Afortunadamente, usted sí puede cambiar la figura que Dios le dio. Independientemente de que tenga forma de manzana, pera o triángulo invertido, puede crear proporciones equilibradas. Puede perder el exceso de grasa y puede mejorar su salud. ¡Sí puede! Yo le enseñaré cómo en las páginas de este libro. Sin importar en cuál etapa de su vida se encuentre o cuál sea su estilo de vida, edad o conformación genética particular, usted puede darle una nueva forma a su cuerpo de pies a cabeza.

Conozca a los desaceleradores metabólicos

¡Realmente *puede* reducir sus zonas de grasa! ¿Sabe usted cuál es el descubrimiento más emocionante que se ha hecho en la ciencia de la grasa femenina? Que usted puede trabajar *con* su genética para perder grasa, hacer crecer sus músculos y darle una nueva forma a su cuerpo. Por eso he escrito este libro: para enseñarle a luchar con —y no en contra de— las tendencias genéticas de su cuerpo.

Demasiadas mujeres tratan de bajar de peso al luchar en contra de sus tendencias genéticas naturales. Por ejemplo, ¿alguna vez se ha puesto a dieta? Si lo hizo, entonces estuvo luchando en contra de su cuerpo y no junto con él.

Cuando se pone a dieta, es cierto que sí pierde grasa y peso, pero nadie puede estar a dieta para siempre. Y cuando empieza a comer normalmente otra vez, quizá haya notado que la grasa generalmente regresa, pero en cantidades mayores a las que tenía antes. Déjeme explicarle lo que sucede. Cuando usted restringe su consumo de calorías mientras está a dieta, sus células adiposas envían señales a su cerebro que le dicen: "¡Hambruna! Hay que entrar en la modalidad de supervivencia". Su cerebro responde al ordenar un aumento en la cantidad de enzimas que almacenan grasa. Eventualmente y pese a sus esfuerzos, usted se estanca en un mismo peso porque estas enzimas LPL que le mencioné antes hacen que a su cuerpo le sea cada vez más difícil liberar grasa.

Esta desaceleración metabólica inducida por las dietas ha sido documentada en un sinfín de estudios de investigación. En uno de los más renombrados, realizado en el Centro Médico Cedars-Sinai en Los Ángeles, se encontró que las mujeres obesas que seguían una dieta muy baja en calorías experimentaban una elevación drástica en sus niveles de enzimas LPL (que almacenan grasa), lo cual, según sospecharon los investigadores, haría que sus intentos futuros por perder peso fueran aún más difíciles.

Además de incrementar sus enzimas almacenadoras de grasa, las dietas también tienden a provocar que su cuerpo use la proteína muscular como combustible. Menos masa muscular equivale a un metabolismo más lento. De modo

¡Reduje mis zonas de grasa femenina!

Los pequeños cambios graduales en su estilo de vida ayudaron a Danielle Koerber a perder el peso que aumentó durante el embarazo.

Yo he hecho el programa de Denise de tres a cinco veces a la semana desde que nació mi hija. Este programa ha elevado mi nivel de energía y disminuido mi estrés. Gracias a su programa, pude volver al peso de 125 libras (57 kg) que tenía antes de mi embarazo en tan sólo seis meses.

Empecé lentamente, especialmente porque era todo lo que podía hacer después de dar a luz. Mi transformación fue gradual y no me dejé obsesionar sobre el peso que indicaba la pesa. Antes de lo esperado, bajé de peso y las personas empezaron a hacerme comentarios de lo bien que lucía.

Todas las rutinas de Denise tardan menos de 30 minutos y eso ha hecho que me sea más fácil incluir el ejercicio en mi horario en vez de encontrar excusas para saltarme mis sesiones de ejercicio.

Denise también me ha ayudado a cambiar mi alimentación. Ahora como al menos cinco frutas y verduras al día, bebo ocho vasos de agua al día y nunca como después de las 8:00 P.M. Sin dudas este toque de queda me ayudó a bajar de peso un poco más rápido.

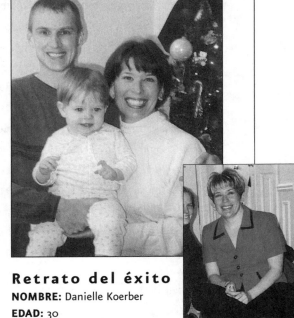

Retrato del éxito

NOMBRE: Danielle Koerber
EDAD: 30
CIUDAD: Allen Park, Michigan
OCUPACIÓN: Representante de servicio
PESO PERDIDO: 15 libras (7 kg)
OTROS LOGROS: mayor energía, menor estrés y se siente más motivada a moverse

El secreto del éxito de Danielle

"Haga que el ejercicio pase a formar parte de su rutina, igual que lavarse los dientes. Yo me levanto a la misma hora que mi esposo, a pesar de que él se tiene que levantar antes para llegar al trabajo, y entonces hago mi sesión de ejercicios. Llega un momento en que se vuelve un hábito y luego empiezas a extrañar esa parte del día si no lo haces".

que cuando rompe su dieta, su cuerpo ya está quemando menos calorías —incluso hasta 250 calorías menos al día— y tiene una mayor cantidad de enzimas que almacenan grasa.

También hay otro motivo por el cual su metabolismo se hace más lento. Cuando usted restringe su consumo de calorías, su cuerpo disminuye la activación de la hormona tiroidea. La hormona tiroidea regula su metabolismo. Su cuerpo en realidad está tratando de hacer que su metabolismo sea más lento para protegerla de la inanición.

Antes de ponerse a dieta, quizá haya podido ingerir 1,800 calorías al día sin aumentar de peso. Ahora, dado que su metabolismo ya es más lento, tal vez sólo pueda consumir 1,550 calorías. En efecto, en un estudio de investigación que se realizó en Holanda, se encontró que las personas que se ponían a dieta con la mayor frecuencia también eran las que presentaban una mayor probabilidad de recuperar el peso que habían perdido.

Entonces, usted termina atrapada en el círculo vicioso de las dietas, es decir, un proceso sin fin de reducir las calorías que consume, perder grasa, hacer que su metabolismo se haga más lento y recuperar aún más grasa. Cada vez que trate de perder peso, se le hará más difícil llegar a su meta. Por esto es que algunas mujeres se quejan de que tienen un metabolismo prácticamente inexistente.

Además de obstaculizar sus esfuerzos futuros por bajar de peso, el estar crónicamente a dieta también es dañino para su salud. Cuando usted baja de peso por ponerse a dieta, al menos una cuarta parte del peso que pierde proviene del agua, los músculos y los huesos. Sí, los huesos. Entre más rápido baja de peso, mayor es la cantidad de hueso que pierde. De hecho, los doctores han encontrado adolescentes anoréxicas con huesos tan porosos y frágiles como los que tienen las mujeres de 70 u 80 años de edad, todo por el simple hecho de hacer dietas muy estrictas.

Además de las dietas, el estrés crónico de tratar de ser una "supermamá" también puede fomentar el almacenamiento de grasa. Los estudios de investigación realizado por la Dra. Pamela Peeke, M.P.H., de los Institutos Nacionales de Salud, muestran que al estar bajo estrés, se eleva el nivel de las hormonas del estrés llamadas cortisol y adrenalina. El cortisol y la adrenalina trabajan para sacar azúcar del hígado y transportarla hacia el torrente sanguíneo, haciendo que haya energía fácilmente disponible para la respuesta de luchar o huir.

Percátese de su progreso

CONFORME VAYA AVANZANDO en el Programa Reduzca sus Zonas de Grasa Femenina, quiero que vaya llevando un registro de sus logros y que los celebre.

Para llevar un registro de sus resultados, la pesa (balanza) es sólo una manera de medir su avance. En mi programa, usted hará ejercicios tonificantes que harán crecer sus músculos, los cuales aceleran el metabolismo. Debido a que el músculo es más compacto que la grasa, también pesa más. Por lo tanto, es posible que la pesa no le indique una pérdida de peso tan pronunciada como esperaría, pero sí bajará de talla. Los estudios de investigación han mostrado que las mujeres que inician un programa de entrenamiento de fuerza pueden esperar bajar hasta tres tallas de ropa, incluso aunque sigan pesando lo mismo.

Si usted desea usar su pesa, adelante. De hecho, subirse a una pesa una vez por semana puede ayudar a algunas mujeres a mantenerse motivadas. Pero además de la pesa, me gustaría que usara uno de los métodos siguientes para llevar un registro de sus avances.

SUS MEDIDAS. Use una cinta métrica flexible para medir la circunferencia de su cintura, caderas, muslos y brazos. (Aunque esté tentada a hacerlo, ¡trate de no meter la panza mientras se esté midiendo! Respire profundamente, exhale y luego mídase). Anote estas medidas. Específicamente, observe si su medida de cintura es mayor que su medida de cadera. En este caso, trate de trabajar específicamente para invertir estas medidas, dado que tener una cintura gruesa eleva su riesgo de contraer enfermedades.

Si puede controlar su curiosidad, lo mejor es esperar las seis semanas completas para ver cuánto han encogido sus medidas, pero si es demasiada la tentación, puede medirse una vez por semana para que esto la ayude a mantenerse motivada.

SU TALLA DE ROPA. Probablemente sabe cuáles de las prendas que hay en su clóset le quedan demasiado apretadas o simplemente no le entran. Elija una prenda, quizá unos pantalones de mezclilla (mahones, pitusa, *jeans*) o un vestido negro entallado y use esta prenda como su medidor. Al cabo de seis semanas, ¡realmente podrá comprobar cuánto se ha encogido!

SU PORCENTAJE DE GRASA CORPORAL. No hace mucho tiempo, la única manera de averiguar su porcentaje de grasa corporal —es decir, el porcentaje de tejido adiposo en comparación con el tejido magro, como músculos y huesos— era en el consultorio de un doctor o en un gimnasio. Ahora, puede comprar una pesa económica, como la de la marca *Healthometer*, para medir su porcentaje de grasa corporal en su propio hogar. (Debido a que esta cifra puede variar en función de muchas variables, trate de esperar las seis semanas completas para que la medición de su porcentaje —y de cuánto ha reducido— sea lo más precisa posible).

Anote sus medidas iniciales bajo el primer día de su plan diario. Usted verá que este plan incluye un espacio para ir registrando sus avances, así como para llevar un registro de sus programas de caminatas, tonificación y estiramiento y para planear sus compras, lo que va a cocinar y los menús para cada día de las seis semanas que esté siguiendo el Programa Reduzca sus Zonas de Grasa Femenina.

Sin embargo, la mayoría de nosotras no experimentamos el tipo de estrés que se resuelve con calorías adicionales, como en el caso de nuestras antepasadas. En vez, la mayoría de nosotras experimentamos un estrés mental más que físico, pero nuestro cuerpo no sabe distinguir entre estos dos. Por lo tanto, una vez que ya no nos sentimos estresadas, nuestro cuerpo quiere reemplazar el azúcar que sacó de nuestro hígado. Para hacer esto, las hormonas del estrés hacen que se nos antoje comer dulces y que sintamos hambre, aunque nuestro cuerpo en realidad no necesite las calorías. Esto hace que comamos en exceso.

Por ejemplo, en un estudio de investigación que incluyó a más de 5,000 mujeres y hombres, se encontró que era más probable que las personas que comen por estrés comieran chorizo, hamburguesas, pizza, chocolate y alcohol. También eran los que presentaban la mayor probabilidad de tener sobrepeso.

El exceso de estrés también hace que se sienta fatigada, lo cual frustra hasta sus mejores intenciones por hacer ejercicio. (Es más difícil levantarse y echarse a andar en la mañana si su cuerpo aún no se ha recuperado del día anterior).

Si usted vive día a día bajo un estrés crónico, está exponiendo su cuerpo a niveles constantemente elevados de cortisol. Eventualmente, esto puede disminuir su inmunidad, alentar a su cuerpo a que almacene grasa abdominal para quemarla fácilmente cuando está bajo estrés, alterar sus patrones de sueño y hacer que se sienta hambrienta todo el tiempo.

Por último, el estrés también hace que su estrógeno descienda a niveles anormalmente bajos. La falta de estrógeno es tan nociva como el exceso del mismo. Los niveles bajos de estrógeno hacen que se eleve el riesgo que corre una mujer de sufrir enfermedades cardíacas a una edad prematura.

Entonces, ahora ya sabe qué es lo que *no* debe hacer (comer muy poco o estresarse demasiado) para ponerse en forma y adelgazar. Ahora, pasemos a lo que *sí* funciona.

Active los aceleradores metabólicos

Entonces, si no puede ponerse a dieta y no se puede estresar, ¿qué es lo que sí puede hacer para reducir sus zonas de grasa femenina?

Muchas cosas.

En el Capítulo 2, usted aprenderá acerca de una potente combinación de estrategias de alimentación y ejercicio que trabajarán junto con su cuerpo para acelerar su metabolismo y alentar a sus células adiposas para que liberen su carga. Este ataque de cuatro facetas para combatir la grasa incluye caminatas, estiramientos, ejercicios para tonificar los músculos y una alimentación saludable. Al combinar todo esto, la grasa desaparecerá. Pero nunca tendrá hambre.

Este programa de cuatro pasos ha sido diseñado para burlar la tendencia genética natural de su cuerpo de conservar la grasa. Rompe con el círculo vicioso de inanición/ahorro de grasa, dándole a su cuerpo la señal que necesita para que libere la grasa para siempre. Nunca sentirá hambre porque estará consumiendo las grasas saludables que apagan el apetito. También se llenará con alimentos ricos en fibra que ocupan mucho espacio en su estómago, haciéndola sentirse más satisfecha con menos calorías. La fibra también ayuda a regular sus niveles de insulina y azúcar en sangre. Esto también le ayudará a controlar su apetito.

Usted comerá las combinaciones correctas de los alimentos adecuados. Seguirá una dieta equilibrada. De eso se trata el programa Reduzca sus Zonas de Grasa Femenina: de equilibrio.

No quiero que se ponga la meta de quedar como un palillo. Quiero que aspire a crear un cuerpo proporcionado y equilibrado. Mi meta para usted es que se deshaga de esa grasa y nunca la vuelva a recuperar.

Este programa funciona. Yo lo sé porque es el método que personalmente he usado para no recuperar la grasa perdida y mantenerme delgada y tonificada a pesar de tener cuarentitantos años de edad. Yo lo he visto funcionar en cientos de mujeres —¡incluyéndome a mí!— y sé que también le funcionará a usted.

CAPÍTULO 2

¿DÓNDE QUEDAN LAS ZONAS?

Controle a sus células de grasa

Ahora que entiende cómo funcionan internamente las zonas de grasa femenina, está lista para armarse con las cuatro estrategias más eficaces para eliminar la grasa y jamás volverla a recuperar.

El Programa Reduzca sus Zonas de Grasa Femenina trabajará junto con las tendencias naturales de su cuerpo, convenciendo a la grasa para que salga de sus células, acelerando su metabolismo, aumentando su nivel de energía y disminuyendo su hambre. Usted reducirá sus células adiposas y hará que se mantengan así durante el resto de su vida. Hará una redistribución de su proporción de grasa a músculo, al incrementar el número y el tamaño de sus células musculares a medida que disminuye el tamaño de sus células adiposas.

El programa incluye dos tipos importantes de ejercicio —el ejercicio cardiovascular y el ejercicio tonificante— que alentarán a sus células adiposas a que liberen su carga, ayudándole a quemar grasa durante sus sesiones de ejercicio y después de la misma, y acelerando su metabolismo para que queme más calorías a lo largo de todo el día, incluso mientras duerme. Estos ejercicios también producirán cambios en la química de su cerebro, permitiéndole controlar naturalmente su alimentación sin contar calorías. Sentirá hambre cuando necesite comer y dejará de comer cuando su cuerpo ya no necesite calorías.

(continúa en la página 24)

Su programa particular

CUANDO LE ESTÉ APARTANDO un espacio para el ejercicio en su rutina diaria, elija la hora que mejor se adapte a su horario y gustos personales. Yo prefiero hacer ejercicio en la mañana, cuando tengo más energía y antes de que haya comenzando el trajín del día. Yo me levanto, hago mis estiramientos, salgo a caminar y regreso para hacer mi rutina de tonificación de 15 minutos para la zona de grasa elegida para ese día.

A continuación ofrezco algunas rutinas de muestra que puede seguir, según su zona de grasa personal. Sólo tenga presente que estas son rutinas de muestra. Siéntase en libertad de mezclar y combinar sus caminatas y sus sesiones de ejercicios tonificantes con base

en su propio horario. Tan sólo debe seguir estas cuatro reglas importantes:

- Siempre camine cuatro veces a la semana.
- Nunca trabaje la misma zona de grasa dos días consecutivos.
- Siempre trabaje su zona de grasa personal tres veces a la semana y cada una de sus zonas "no grasosas" una o más veces a la semana.
- Sin importar cuál sea su zona de grasa, haga sus estiramientos tres veces al día.

A continuación aparecen algunos horarios de muestra para las tres zonas de grasa distintas. (Por razones de espacio usamos "min" como abrieviatura de "minutos").

ZONA DE GRASA: TRONCO

Primera y Segunda Semanas

LUNES: caminata de 25 min, rutina de piernas, 15 min

MARTES: rutina de tronco, 15 min

MIÉRCOLES: caminata de 25 min, rutina abdominal, 15 min

JUEVES: rutina de tronco, 15 min

VIERNES: caminata, 25 min

SÁBADO: día libre

DOMINGO: caminata, 25 min, rutina de tronco, 15 min

Tercera y Cuarta Semanas

LUNES: caminata, 35 min, rutina de piernas, 15 min

MARTES: rutina de tronco, 15 min

MIÉRCOLES: caminata, 35 min, rutina abdominal, 15 min

JUEVES: rutina de tronco, 15 min

VIERNES: caminata, 35 min

SÁBADO: día libre

DOMINGO: caminata, 35 min, rutina de tronco, 15 min

Quinta y Sexta Semanas

LUNES: caminata, 45 min, rutina de piernas, 15 min

MARTES: rutina de tronco, 15 min

MIÉRCOLES: caminata, 45 min, rutina abdominal, 15 min

JUEVES: rutina de tronco, 15 min

VIERNES: caminata, 45 min

SÁBADO: día libre

DOMINGO: caminata, 45 min, rutina de tronco, 15 min

ZONA DE GRASA: ABDOMEN

Primera y Segunda Semanas

LUNES: caminata, 25 min, rutina abdominal, 15 min

MARTES: rutina de piernas, 15 min

MIÉRCOLES: caminata, 25 min, rutina de tronco, 15 min

JUEVES: rutina abdominal, 15 min

VIERNES: caminata, 25 min

SÁBADO: rutina abdominal, 15 min

DOMINGO: caminata, 25 min

Tercera y Cuarta Semanas

LUNES: caminata, 35 min, rutina abdominal, 15 min

MARTES: rutina de piernas, 15 min

MIÉRCOLES: caminata, 35 min, rutina de tronco, 15 min

JUEVES: rutina abdominal, 15 min

VIERNES: caminata, 35 min

SÁBADO: rutina abdominal, 15 min

DOMINGO: caminata, 35 min

Quinta y Sexta Semanas

LUNES: caminata, 45 min, rutina abdominal, 15 min

MARTES: rutina de piernas, 15 min

MIÉRCOLES: caminata, 45 min, rutina de tronco, 15 min

JUEVES: rutina abdominal, 15 min

VIERNES: caminata, 45 min

SÁBADO: rutina abdominal, 15 min

DOMINGO: caminata, 45 min

ZONA DE GRASA: PIERNAS

Primera y Segunda Semanas

LUNES: caminata, 25 min, rutina de tronco, 15 min

MARTES: rutina de piernas, 15 min

MIÉRCOLES: caminata, 25 min, rutina abdominal, 15 min

JUEVES: rutina de piernas, 15 min

VIERNES: caminata, 25 min

SÁBADO: día libre

DOMINGO: caminata, 25 min, rutina de piernas, 15 min

Tercera y Cuarta Semanas

LUNES: caminata, 35 min, rutina de tronco, 15 min

MARTES: rutina de piernas, 15 min

MIÉRCOLES: caminata, 35 min, rutina de abdomen, 15 min

JUEVES: rutina de piernas, 15 min

VIERNES: caminata, 35 min

SÁBADO: día libre

DOMINGO: caminata, 35 min, rutina de piernas, 15 min

Quinta y Sexta Semanas

LUNES: caminata, 45 min, rutina de tronco, 15 min

MARTES: rutina de piernas, 15 min

MIÉRCOLES: caminata, 45 min, rutina abdominal, 15 min

JUEVES: rutina de piernas, 15 min

VIERNES: caminata, 45 min

SÁBADO: día libre

DOMINGO: caminata, 45 min, rutina de piernas, 15 min

Además de los ejercicios cardiovasculares y de tonificación, también incorporará estiramientos a su rutina diaria, lo que le permitirá acabar con el estrés que a veces puede llevarla a comer en exceso y aumentar de peso, especialmente en el área de su vientre. Por último, usted aprenderá algunas estrategias alimenticias comprobadas que han sido diseñadas para dejarla sintiéndose satisfecha con menos calorías. No se preocupe, pues aún podrá comer todos sus alimentos favoritos. Simplemente aprenderá a tratar a esos alimentos con el respeto que merecen y a reservarlos para las ocasiones en que realmente pueda saborearlos y disfrutarlos.

Para comenzar, veamos la primera de las cuatro partes del programa de ejercicios y alimentación Reduzca sus Zonas de Grasa Femenina, que será su primera arma en la batalla contra la grasa femenina: el ejercicio cardiovascular.

Elimínela con movimiento

En el plan Reduzca sus Zonas de Grasa Femenina, usted caminará o hará algún otro tipo de ejercicio cardiovascular cuatro veces a la semana, comenzando incluso con tan sólo 25 minutos por sesión.

El ejercicio cardiovascular, como caminar, engaña a su cuerpo para que queme más combustible en forma de grasa.

Normalmente, su cuerpo quema una combinación de carbohidratos (almacenados en sus músculos) y grasa (almacenada en su hígado y células adiposas) mientras usted realiza sus tareas cotidianas. Sin embargo, a medida que usted mejora su salud cardiovascular, su cuerpo empieza a quemar más grasa y menos carbohidratos tanto durante el reposo como durante el ejercicio. El resultado final: usted pierde grasa y gana músculo. Debido a que el músculo es más compacto que la grasa, su cuerpo se reduce de tamaño.

Como mencioné en el Capítulo 1, su proporción de músculo a grasa es extremadamente importante cuando se trata de reducir sus zonas de grasa. Entre más músculo tenga, más calorías quemará a lo largo del día. Caminar con regularidad le ayudará a conservar sus músculos, especialmente a medida que vaya envejeciendo. Por ejemplo, unos investigadores de la Universidad de Colorado en Boulder compararon a mujeres posmenopáusicas sedentarias y activas con mujeres más jóvenes que tenían entre 20 y 40 años de edad. Las mujeres mayores que no hacían ejercicio presentaban un ritmo metabólico de reposo más bajo, lo que significa que quemaban menos calorías durante el reposo. Pero las mujeres mayores activas habían mantenido la tasa metabólica que presentaban en su juventud.

Y cuando unos investigadores de la Universidad de Carolina del Norte en Charlotte revisaron todos los estudios sobre ejercicio y metabolismo que estaban disponibles, ellos concluyeron que el ejercicio aeróbico puede ayudar a compensar la disminución en la tasa metabólica de reposo que generalmente se observa en las personas que se ponen a dieta.

He aquí otra buena razón para caminar con regularidad. ¿Recuerda las enzimas que almacenan y queman grasa que mencioné en el Capítulo 1? Con el tiempo, el simple hecho de caminar hará que aumente el número de enzimas que queman grasa y que disminuya el número de enzimas que la almacenan. Esto significa que su cuerpo quemará grasa con mayor facilidad.

Esta maravillosa ventaja se puede apreciar con mayor claridad si la miramos desde el punto de vista opuesto, como en el caso de personas que están en buena forma física y que *dejan* de hacer ejercicio. Unos investigadores del Centro Médico Cedars–Sinai en Los Ángeles les pidieron a 16 corredores activos que dejaran de correr durante dos semanas. Durante ese lapso, los investigadores midieron la actividad de la lipoproteína lipasa (*LPL* por sus siglas en inglés), que es una enzima que almacena grasa, en los músculos y las células adiposas. Cuando estos sujetos dejaron de hacer ejercicio, la actividad de la LPL aumentó en las células adiposas y disminuyó en las células musculares, indicando una tendencia a almacenar grasa en lugar de quemarla.

Este es el motivo por el cual es necesario que sea constante. Este es un programa que debe seguir el resto de su vida. Cuando se dé cuenta de lo divertido que es y el sinfín de beneficios que obtendrá al seguirlo, usted comenzará a caminar y seguirá caminando el resto de su vida. De hecho, yo quiero que usted se comprometa hoy mismo en hacer que el acondicionamiento físico pase a formar parte de su estilo de vida. Este compromiso ayudará a cimentar el éxito que va a alcanzar al seguir el Programa Reduzca sus Zonas de Grasa Femenina.

He aquí otra razón importante por la cual debe caminar. Su distribución de grasa también cambia cuando comienza a hacer ejercicio cardiovascular, dado que algo de grasa se empezará a almacenar en sus músculos para que esté más fácilmente disponible. De nuevo, esto hace que sea más fácil quemar la grasa, facilitando así la pérdida de peso. Pero no se confunda: la grasa y el músculo son dos tejidos diferentes. Cuando usted pierde peso, su grasa no se convierte en músculo; y cuando aumenta de peso, sus músculos no se convierten en grasa. A medida que vaya adquiriendo una mejor condición física, sus músculos crecerán y quemarán más grasa como combustible, lo cual a su vez hará que se encojan sus células adiposas.

¿Por qué ayuda el ejercicio cardiovascular a que su cuerpo queme grasa? Recordemos a nuestras antepasadas que vivieron hace miles y miles de años. Durante las épocas de abundancia, estas mujeres caminaban mucho para recolectar bayas, semillas y otros alimentos. Sus cuerpos sentían este movimiento y aprendieron a relacionar el ejercicio cardiovascular con la abundancia en vez de relacionarlo con la hambruna. A su vez, sus cuerpos empezaban a quemar grasa en lugar de conservarla.

En la actualidad, nos movemos poco en el curso normal de nuestra vida. Conducimos al supermercado para "forrajear" (es decir, comprar) alimentos. Pasamos la gran mayoría de nuestros días sentadas en vez de caminando. Esta falta de actividad les manda un mensaje a nuestras células adiposas para que se llenen, dificultando la pérdida de peso, a menos que engañemos a nuestro cuerpo al salir a caminar con regularidad.

Además de aumentar su capacidad para quemar grasa, las caminatas también hacen que su corazón se mantenga en buena forma física, lo suficientemente buena como para bombear oxígeno fresco por todo su cuerpo. Ese oxígeno llega a todas sus células, desde los dedos de sus pies hasta su cabeza, vigorizando a su cuerpo entero.

Hacer ejercicio cardiovascular con regularidad también puede producir cambios en la sutil bioquímica del cerebro, lo cual, a su vez, cambia su punto de resistencia, es decir, el punto al cual su cuerpo comienza a resistirse a bajar de peso. Sin el ejercicio, usted usualmente se sentirá hambrienta cuando disminuya su consumo de calorías. Pero el ejercicio disminuye el nivel de una sustancia química del cerebro llamada neuropéptido Y, la cual estimula el apetito. Una disminución en el nivel de esta sustancia química equivale a una disminución en el apetito.

El Plan de Caminatas Reduzca sus Zonas de Grasa Femenina le ayudará a quemar más de 640 calorías a la semana cuando esté haciendo ejercicio. Pero cuando no esté caminando, quemará aún más calorías de las que normalmente quema, dado que su metabolismo se acelerará y su nuevo nivel de energía la alentará a moverse más durante todo el día.

Libere tensión, libere grasa

Hacer estiramientos —además del ejercicio cardiovascular— es esencial para reducir sus zonas de grasa. En el Plan Reduzca sus Zonas de Grasa Femenina, usted se estirará durante tan sólo 3 a 5 minutos, tres veces al día: a primera hora de la mañana, a mediodía y justo antes de irse a acostar.

¿Recuerda cuando mencioné en el Capítulo 1 que el estrés puede alentar a su cuerpo a que almacene grasa abdominal? Bueno, los estiramientos ayudan a contrarrestar el estrés dado que la ayudan a darse un descanso. Durante ese descanso de cinco minutos que tomará para estirarse, sus pensamientos acelerados se calmarán y se ordenarán, ayudándola a tranquilizarse y a reevaluar sus sensaciones y emociones.

Además, cuando nos sentimos estresadas, tendemos a tensar los músculos. Los estiramientos eliminan suavemente esta tensión muscular, lo cual, a su vez, automáticamente nos ayuda a calmarnos.

Los estiramientos también le ayudarán a reducir sus zonas de grasa de otras maneras importantes. En primer lugar, los estiramientos alargan sus músculos, creando una apariencia larga y delgada. Cuando usted se estira, extiende los extremos de sus músculos, creando espacio para que el oxígeno fluya con mayor libertad. Por ejemplo, cuando se dobla hacia adelante, las articulaciones de su cadera se mueven hacia arriba, pero las articulaciones de sus rodillas se quedan en el mismo lugar. Esto hace que se estiren los extremos de los músculos del tendón de la corva, los cuales van desde su espalda hasta sus rodillas. Si se dobla hacia adelante con la suficiente frecuencia, los músculos se alargan permanentemente, dándole la apariencia alargada y delgada de una bailarina.

Hacer estiramientos con regularidad también hace que aumente su energía y fuerza. A medida que sus músculos se hacen más largos, van guardando

¡Reduje mis zonas de grasa femenina!

Las sesiones de ejercicio para trabajar todo el cuerpo fueron la solución al problema de grasa de Lori Gilbert.

¡Las sesiones de ejercicio de Denise me han ayudado a encoger cada área problemática de mi cuerpo! Uno de mis ejercicios favoritos es el arco (vea la página 226). Mi área problemática son mis piernas, de modo que trato de hacer el mayor número de arcos que puedo. Cuando hago ese ejercicio, puedo notar y sentir cómo se tonifican y adelgazan mis piernas.

El Programa Reduzca sus Zonas de Grasa Femenina de Denise es más eficaz que otros tipos de ejercicio que he probado en el pasado. En lugar de trabajar una sola área, Denise ataca específicamente cada parte del cuerpo a lo largo de la semana. Así tengo la oportunidad de trabajar específicamente todas las áreas de mi cuerpo y, ¡me siento muy bien al hacerlo!

¡En total, he bajado 80 libras (36 kg) y he pasado de una talla 20 a una talla 10! Me siento mejor con respecto a mí misma y también tengo más energía. ¡He logrado la meta que tanto anhelaba alcanzar y eso me hace sentir muy bien!

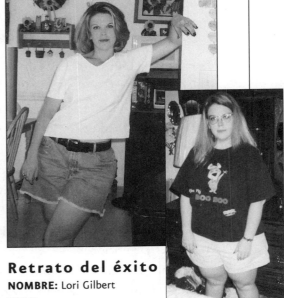

Retrato del éxito

NOMBRE: Lori Gilbert
EDAD: 25
CIUDAD: Raeford, Carolina del Norte
OCUPACIÓN: cajera en un banco
PESO PERDIDO: 80 libras (37 kg)
OTROS LOGROS: más seguridad en sí misma, más energía y mayor concentración

El secreto del éxito de Lori

"Comprométase con hacer un cambio en su vida. No espere a que la pérdida de peso y la buena forma física le caigan del cielo, sino que propóngase lograr ambas. Coma lo que quiera, pero vigile la cantidad de lo que come. No piense que está haciendo una dieta; piense que está mejorando su estilo de vida".

menos tensión y se van moviendo con mayor fluidez. Una de las mejores maneras en que los estiramientos trabajan junto con su programa de caminatas es que hacen que usted quiera ponerse en movimiento. Asimismo, los estiramientos bombean sangre hacia sus músculos y liberan la tensión que hay en ellos, lo cual generalmente la hará sentirse bien. Esta circulación ayudará a sanar su cuerpo, reparando cualquier lesión y calmando cualquier achaque o dolor.

Al hacer estiramientos, no sólo se sentirá mejor, ¡sino que también lucirá mejor! Esta mejor circulación también puede mejorar directamente su apariencia al prevenir tanto la celulitis como las venas varicosas. La celulitis es un tipo de grasa que pasa a través de puntos débiles en su tejido conectivo, creando una apariencia parecida a la cáscara de naranja. Los estiramientos aumentan la circulación hacia estas áreas, ayudando a que su cuerpo movilice y queme esta grasa durante sus sesiones de ejercicio.

Las venas varicosas se forman cuando los músculos de las venas de sus piernas no son capaces de empujar la sangre contra la gravedad para que llegue hasta su corazón. En vez, la sangre fluye en sentido inverso, haciendo que la vena se ensanche. Los estiramientos ayudan a fomentar la circulación apropiada de sangre, ayudando a que su sangre fluya en la dirección correcta.

Por último, hacer estiramientos antes de irse a acostar la puede ayudar a liberar cualquier tensión muscular que le quede, aclarar su mente acelerada y relajar profundamente todo su cuerpo. Yo siempre espero ansiosamente a que llegue esta hora del día: un momento de descanso sólo para mí. Yo sé que cuando hago estiramientos justo antes de irme a la cama, puedo conciliar el sueño con mayor rapidez, duermo más profundamente y despierto a la mañana siguiente sintiéndome más refrescada.

Tonifíquese y acelere su metabolismo

Con el Plan Reduzca sus Zonas de Grasa Femenina, usted se tonificará durante tan sólo 15 minutos, 5 días a la semana, trabajando su zona de grasa personal tres veces a la semana y sus dos zonas "no grasosas" una vez a la semana cada una.

Por ejemplo, mi zona de grasa personal son mis piernas. Por lo tanto, yo hago la sesión de ejercicios para piernas del Plan Reduzca sus Zonas de Grasa

Femenina tres veces a la semana. Además, hago la rutina para el tronco una vez a la semana y la rutina para el abdomen una vez a la semana.

Si su zona de grasa es su abdomen, entonces tendrá que hacer la rutina para el abdomen tres veces a la semana y las otras dos rutinas una vez a la semana. Si su zona de grasa es su tronco, entonces hará la sesión de ejercicios para el tronco tres veces y las rutinas para las otras zonas de grasa una vez a la semana. Este programa de cinco días a la semana para tonificar los músculos es el secreto para cambiar la forma de su cuerpo.

¿Qué es lo que distingue a este programa de otros programas que ya ha probado? En vez de ejercitar todo su cuerpo tan sólo dos o tres días a la semana, yo he acortado sus sesiones de ejercicio a tan sólo 15 minutos y le permito trabajar en una zona de grasa específica durante cada sesión. Usted distribuirá estas sesiones de ejercicio a lo largo de cinco días para que su metabolismo empiece a funcionar a alta velocidad.

¿Cómo funciona esto? De una manera muy sencilla: cuando usted hace una sesión de ejercicio para tonificar sus músculos, quema cierto número de calorías durante su rutina. Pero lo que es más importante, usted seguirá quemando calorías a una velocidad más alta de la normal *después* de que haya terminado su sesión de ejercicio a medida que su cuerpo se ponga a sintetizar proteína muscular.

Esta quema de calorías posterior al ejercicio puede durar hasta dos horas, según una investigación realizada en la Universidad Johns Hopkins y la Universidad Estatal de Arizona. Los investigadores de estas instituciones estudiaron a mujeres que realizaron una serie de ejercicios de resistencia y midieron su gasto de energía en reposo durante varias horas después. La mayoría de las mujeres siguieron quemando calorías a un mayor ritmo durante al menos dos horas después de haber terminado con su sesión de ejercicio.

En otras palabras, por tan sólo 15 minutos de ejercicio, usted gana hasta dos horas de un metabolismo elevado. ¿En qué otra situación puede conseguir un rendimiento tan bueno para su inversión? De hecho, si quisiera obtener resultados con mayor rapidez, podría agregar dos sesiones de ejercicio más a su itinerario, ejercitando cada una de sus zonas "no grasosas" una vez más a la semana y acelerando su metabolismo todos los días de la semana.

Pero esta mayor quema de calorías no para aquí. Quizá usted se pregunte por qué debe ejercitar sus zonas "no grasosas" además de su zona de grasa personal. Después de todo, ¿no sería mejor tonificar sólo sus muslos, glúteos y caderas? En este programa, usted entrenará a *todo* su cuerpo para que su metabolismo se eleve de manera permanente.

Una mujer común pierde ½ libra (227 gramos) de músculo cada año a partir de la veintena. Debido a que cada libra de músculo quema de 35 a 50 calorías al día, resulta evidente el motivo por el cual esta pérdida de músculo puede hacer que su metabolismo se haga drásticamente más lento con la edad. Además, muchas de nosotras estamos permanentemente a dieta. Pero como mencioné en el Capítulo 1, cuando una mujer ingiere muy pocas calorías, el metabolismo se hace más lento para conservarlas. Entonces, empieza a perder tejido muscular, así como la grasa, lo cual hace que su metabolismo disminuya aún más.

Aquí es donde interviene el entrenamiento de fuerza. Las sesiones de ejercicios del Plan Reduzca sus Zonas de Grasa Femenina le ayudarán a formar músculo magro en todo su cuerpo para revertir esta desaceleración metabólica.

En un estudio de investigación realizado en la Universidad de Rhode Island, levantar pesas marcó la diferencia entre las mujeres que perdieron un 2½ por ciento de grasa corporal y las que no perdieron grasa corporal en lo absoluto. En otro estudio de investigación realizado en la Universidad Tufts por la destacada experta en entrenamiento de fuerza, Miriam E. Nelson, Ph.D., las mujeres que participaron se pusieron a dieta o se pusieron a dieta y realizaron entrenamiento de fuerza. Las mujeres de ambos grupos perdieron el mismo número de libras en promedio, pero las que sólo se pusieron a dieta perdieron tejido muscular mientras que las que hicieron entrenamiento de fuerza perdieron grasa y formaron músculo, y *también* bajaron de peso.

En total, sus sesiones de ejercicio de 15 minutos le ayudarán a quemar una cantidad adicional de 300 calorías al día. ¡Usted estará logrando bastante en tan sólo 15 minutos! Según una investigación realizada por un reconocido experto en acondicionamiento físico, Wayne Westcott, Ph.D., en la South Shore YMCA en Quincy, Massachusetts, usted puede esperar perder 3½ libras (1.6 kg) de grasa por cada 1¾ libras (0.8 kg) de músculo que forme. Este músculo también es más compacto que la grasa, de modo que, si bien reemplaza cada libra de grasa que pierde por una libra de músculo, aun así reducirá el tamaño de su cuerpo.

El entrenamiento de fuerza también hace que aumente su fuerza en general hasta un 30 a 50 por ciento, lo cual le ayuda a aumentar el número de calorías que quema de muchas otras maneras. Más fuerza significa que aumentará su capacidad de cargar las bolsas del supermercado, jugar con sus hijos, trabajar en el jardín y hacer los quehaceres domésticos. Se sentirá con más energía y, como resultado, logrará hacer más cosas. Incluso puede que queme más calorías sin siquiera proponérselo: la Dra. Nelson encontró que las mujeres que hacían entrenamiento de fuerza aumentaban automáticamente la cantidad de ejercicio cardiovascular que hacían al subir más escaleras y al caminar con más frecuencia.

Al tener más fuerza gracias a las pesas, tendrá más energía y vitalidad en general. Cuando tenga que permanecer sentada durante largos períodos, no podrá evitar dar pequeños golpecitos con los pies o ajustar la posición de su cuerpo. Y es verdaderamente sorprendente la cantidad de calorías adicionales que se queman al hacer estos movimientos sutiles, que son típicos de las personas inquietas. De hecho, en un estudio de investigación realizado en la Clínica Mayo en Rochester, Minnesota, se encontró que los movimientos pequeños habituales como dar golpecitos con los pies, ajustar su postura y, en general, estar inquieta, pueden quemar hasta 700 calorías *al día*.

El entrenamiento de fuerza obra maravillas para su salud. Por encima de todo, hace que aumente su densidad mineral ósea hasta por un 13 por ciento, lo cual ayuda a prevenir la osteoporosis y las fracturas. También disminuye su riesgo de contraer diabetes, mejora sus niveles de colesterol y alivia los achaques y dolores. Ciertos estudios de investigación han demostrado que el entrenamiento de fuerza funciona tan bien como la terapia para aliviar los síntomas de depresión. ¡Un ejemplo más de cómo el cuerpo puede sanar la mente!

Lo mejor de todo es que usted formará un músculo delgado y compacto que actuará como una faja para encoger y definir su cintura, muslos, trasero y el resto de su cuerpo. Su cuerpo entero se tonificará. Les podrá decir adiós a los brazos o muslos de gelatina. Ya no se le saldrán "lonjitas" por encima y por debajo del sostén. Ya no tendrá llantitas (salvavidas, chichos) en la espalda inferior. Ya no tendrá chaparreras. Sólo tendrá curvas firmes y femeninas.

PARA LOGRAR EL MAYOR éxito en el Programa Reduzca sus Zonas de Grasa Femenina, necesitará un buen par de tenis para caminar y tres pares de mancuernas que pesen 3, 5 y 8 libras (1.5, 2 y 4 kg), las cuales están disponibles en la mayoría de las tiendas de artículos deportivos.

Aunque son opcionales, los artículos siguientes le ayudarán a alcanzar el mayor éxito posible.

- Una colchoneta acojinada
- Un pelota de estabilidad grande, llena de aire, la cual está disponible en la mayoría de las tiendas de artículos deportivos
- Una toalla
- Una almohada, una banca de aeróbicos o una banca de pesas
- Una silla estable
- Un par de zapatos para caminar
- Una botella de agua

Diseñe su cuerpo nuevo

La única manera de cambiar la forma de su cuerpo es entrenar a sus músculos. Los músculos en realidad son como la plastilina. Si no hace nada, se convertirán en una gran masa amorfa. Si los moldea con los ejercicios para tonificar las zonas de grasa, usted puede irles dando la forma y la estructura que desee.

Con el Programa Reduzca sus Zonas de Grasa Femenina, diseñará un cuerpo nuevo. Es cierto que no puede cambiar su estructura ósea. Tampoco puede cambiar los lugares en los que usted tiende a acumular grasa. No puede tonificar una sola área de su cuerpo al ejercitar un grupo de músculos una y otra vez.

Pero *sí* puede ejercitar una sola área de su cuerpo al rellenar una parte de su cuerpo y minimizar otra. Así es exactamente cómo vamos a darle una nueva forma a su cuerpo, al hacer que sus muslos, caderas, vientre y brazos adquieran su tamaño perfecto.

Usted puede *darle una nueva forma* a su cuerpo al acentuar algunas áreas y minimizar otras. Por ejemplo, la rutina para la zona de grasa del tronco les ayudará a las mujeres que tienen senos y brazos grandes a incrementar la fuerza en su espalda superior. Esto les ayuda a que echen para atrás los hombros y se enderecen. La mejor postura que adquirirán las hará lucir más delgadas.

Si usted tiende a acumular grasa en el abdomen, usted tonificará esa área además de contornear sus piernas ya delgadas, lo que hará que adquiera un par de piernas hermosas, largas y contorneadas que harán que no resalte tanto su abdomen. La sesión de ejercicio para la zona de grasa del tronco también le ayudará a mejorar su postura, lo cual alargará su abdomen y hará que luzca más delgada.

Si usted tiende a acumular grasa en los muslos, la rutina para la zona de grasa del tronco la ayudará a darles forma a su espalda superior y hombros, lo cual hará que sus piernas luzcan más delgadas. Ejercitar su abdomen le ayudará a lograr un vientre hermosamente plano, para que de ese modo pueda lucirlo y así quitarle la atención a sus piernas. ¡El resultado neto será un cuerpo bien proporcionado!

En todas las sesiones de ejercicio para las zonas de grasa, yo he escogido mis ejercicios favoritos a partir de mi amplia experiencia en levantamiento de pesas, Pilates, *Power Yoga* y ballet. He incluido sólo los ejercicios más eficaces, los que han demostrado su capacidad de dirigirse específicamente a los músculos que deseo trabajar. Créame, logrará resultados sorprendentes.

Cada dos semanas del programa, cambiará las rutinas para hacer una serie nueva de ejercicios. Cada ejercicio de cada rutina trabaja sus músculos de forma ligeramente diferente. Por ejemplo, algunos de los ejercicios de Pilates trabajan los músculos principalmente mientras se alargan, mientras que muchos ejercicios con mancuernas los trabajan mientras se contraen. Algunos otros ejercicios trabajan sus músculos de manera isométrica mientras mantiene una cierta posición, mientras que otros los trabajan de manera dinámica.

Una razón por la que comúnmente llegamos a estancarnos cuando estamos bajando de peso es porque seguimos las mismas rutinas durante demasiado tiempo. Por naturaleza, su cuerpo se adapta al ejercicio y aprende a hacerlo de manera eficiente, de modo que sus músculos no tengan que trabajar tan arduamente para hacer los mismos movimientos, y entonces termina por quemar menos calorías. Esta variedad constante ayudará a que su cuerpo no se "acostumbre" y a que su metabolismo siga quemando más calorías.

Hábitos alimenticios saludables

En el Plan Coma y Queme, usted se quedará justo por fuera del rango del radar "detectadietas" de su cuerpo. Nunca disminuirá su consumo de calorías lo suficiente como para que sienta hambre o se haga más lento su metabolismo.

Esta no es una "dieta" en el sentido tradicional de la palabra. La mayoría de las mujeres definen una dieta como algo "a lo que están" y a lo que eventualmente "ya no estarán". El Plan Coma y Queme le ayuda a hacer cambios que le darán tanta energía y la harán sentir tan bien que usted querrá seguir en lo mismo durante el resto de su vida. Usted se está embarcando en una nueva y maravillosa manera de comer alimentos saludables pero deliciosos y encoger la grasa en el proceso.

Es el mismo plan alimenticio que yo sigo y por eso sé a ciencia cierta que nunca se sentirá privada. Mi filosofía de vida es que la vida es demasiado corta y la comida es demasiado fabulosa como para ponerme a dieta.

Lo mejor de todo es que usted hará cambios sutiles en su alimentación que automáticamente le ayudarán a ingerir menos calorías. No extrañará sus alimentos favoritos y nunca sentirá hambre. Usted logrará el éxito al hacer seis cambios eficaces en sus hábitos alimenticios. Pero no se sienta agobiada, ya que no tendrá que hacer todos estos cambios a la vez. Yo diseñé este plan de modo que usted ya no tenga que estar adivinando. Sólo siga mi fácil y delicioso plan alimenticio y lentamente irá incorporando las seis estrategias dietéticas siguientes. Nunca se sentirá presionada por tener que hacer demasiadas cosas, demasiado pronto.

- **Primera Semana.** En esta semana, usted aprenderá a medir "a ojo de buen cubero" el tamaño de una *verdadera* porción. El Plan Coma y Queme empieza por enseñarle maneras simples de servir los alimentos en las cantidades correctas sin que tenga que contar calorías en lo absoluto. Si usted pasa esta primera semana midiendo, automáticamente comenzará a controlar sus porciones. Usted sabrá sólo con ver cuánto cereal o pasta o carne debe comer.

- **Segunda Semana.** ¡Usted descubrirá que la fibra es su mejor aliada para reducir sus zonas de grasa! Aprenderá a elevar su consumo de fibra al máximo para ayudar a estabilizar sus niveles de azúcar en sangre, lo cual, a su vez, suprimirá su apetito. La fibra también ayuda a mantener la hormona insulina bajo control, alentando a su cuerpo a que queme la grasa como combustible. La fibra se siente pesada en el estómago y la hace sentirse satisfecha con menos calorías. También elimina una pequeña cantidad de calorías del intestino antes de que su cuerpo las pueda absorber.

■ **Tercera Semana.** ¡Consumir ciertas grasas en realidad puede ayudarla a eliminar grasa! Esta semana, usted aprenderá a disfrutar de las cantidades indicadas de los tipos correctos de grasa. En mi plan alimenticio, el 24 por ciento de las calorías provienen de la grasa, lo cual le permite cocinar alimentos que saben deliciosos, le ayuda a sentirse satisfecha durante más tiempo y ayuda a eliminar esa sensación de privación. También maximizará las fuentes saludables de grasa, como la grasa que se encuentra en el pescado. Se ha demostrado que el pescado, en particular, hace que el cuerpo responda más a la leptina, que es la hormona responsable de la saciedad. Esto significa que es más probable que pare de comer cuando ya haya ingerido suficientes calorías.

■ **Cuarta Semana.** ¡Disfrute las frutas y verduras! Durante esta semana, usted elevará al máximo su consumo de frutas y verduras. Estas joyas le ayudan a sentirse llena con muy pocas calorías. También están repletas de fibra satisfaciente y son maravillosas para su salud. En mi plan alimenticio, estará comiendo de cinco a siete raciones al día y estará encantada con la idea. Las frutas y verduras le darán la nutrición que necesita para sentirse con más energía para realizar sus sesiones de ejercicio del Programa Reduzca sus Zonas de Grasa Femenina.

■ **Quinta Semana.** La mayoría de nosotras creemos que el hambre es nuestra enemiga, pero en la búsqueda por reducir sus zonas de grasa, realmente necesita convertirla en su aliada. Durante esta semana, usted aprenderá a comer sólo cuando verdaderamente tenga hambre. Esto es crucial, ya que muchas de nosotras comemos por un sinfín de razones diferentes, como por hábito, para celebrar, para aumentar nuestra energía o para consolarnos. Usted se conectará con su cuerpo y aprenderá a nutrirlo con los alimentos que necesita para que usted se sienta contenta y satisfecha.

▪ **Sexta Semana.** Por último, aprenderá a atacar a los que pueden ser los más grandes saboteadores de cualquier plan alimenticio nuevo: los antojos. Estas estrategias sencillas pero eficaces le enseñarán a realizar otras actividades para que pueda superar los antojos, llenándola de opciones no calóricas y no alimenticias pero que sí satisfacen el alma.

Este plan alimenticio no alterará su vida. Ha sido diseñado para *facilitarle* la vida, no para hacérsela más difícil. Por esta razón, he incluido una lista de compras, recetas fáciles y rápidas y cientos de sugerencias que le ayudarán a seguir el plan. Yo soy una mamá muy ocupada. Yo sé que la conveniencia es factor importante.

Comer de manera saludable nunca ha sido más fácil.

La combinación del éxito

Aquí lo tiene. Su fórmula antigrasa Reduzca sus Zonas de Grasa Femenina incluye:

▪ Caminar durante 25 a 45 minutos, cuatro días a la semana

▪ Estirarse durante 3 a 5 minutos, tres veces al día

▪ Tonificarse durante 15 minutos, cinco días a la semana

▪ Hacer un cambio dietético sencillo a la semana durante seis semanas

Cada pequeño pasito la llevará más cerca de lograr un cambio sustancial en su cuerpo. Sólo se trata de ir avanzando poco a poco. Al igual que en su plan alimenticio, en el cual incorporará un pequeño cambio cada semana, sus planes de ejercicio también irán aumentando de intensidad. Por ejemplo, los programas de caminatas y tonificación cambian cada dos semanas. Durante la Primera y la Segunda Semana, empezará al nivel de principiante, caminando durante tan sólo 25 minutos a la vez y haciendo ejercicios tonificantes sencillos.

¡Reduje mis zonas de grasa femenina!

Hacer ejercicio con regularidad ayudó a Silorn Pang a encontrar la energía que necesitaba para sus estudios.

Cuando empecé a hacer las sesiones de ejercicio de Denise hace un par de años, yo pesaba alrededor de 175 libras (80 kg). ¡Ella me ayudó a bajar 55 libras (25 kg) en alrededor de seis meses! Hasta ahora, he podido mantenerme en mi nuevo peso durante poco más de un año.

Yo comencé tan sólo con las sesiones diarias de 20 minutos de ejercicio cardiovascular. Después de unos cuantos meses, agregué las rutinas de entrenamiento de fuerza de Denise a mi programa. En cuanto hice esto, pude pasar rápidamente del peso donde me había quedado estancada. Después de tan sólo unas cuantas semanas, también noté que mis músculos estaban más tonificados, especialmente los de mis piernas.

También observé un aumento drástico en mi nivel de energía. Dejé de necesitar tomar una siesta en la tarde como solía hacerlo y ahora puedo conciliar el sueño con mucha facilidad en la noche.

¡Es maravilloso despertarme sintiéndome refrescada y lista para conquistar el mundo entero!

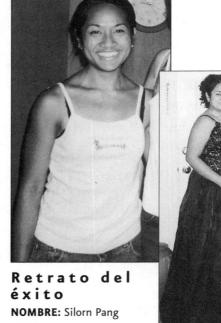

Retrato del éxito

NOMBRE: Silorn Pang
EDAD: 21
CIUDAD: Fresno, California
OCUPACIÓN: estudiante de tiempo completo
PESO PERDIDO: 55 libras (25 kg)
OTROS LOGROS: más energía, menos estrés, mejores hábitos de sueño

El secreto del éxito de Silorn

"¡Paciencia! Nunca se dé por vencida. Mi actitud positiva es lo que me impulsa a hacer ejercicio y alimentarme bien. El simple hecho de saber que estoy haciendo algo bueno por mí misma me sirve de motivación para levantarme y echarme a andar".

Ya cuando llegue a la Tercera y la Cuarta Semana, le agregará tiempo e intensidad a sus caminatas diarias. También elevará la intensidad de sus sesiones de ejercicios tonificantes y empezará a realizar una serie de ejercicios nuevos y ligeramente más desafiantes. Durante la Quinta y la Sexta Semana, nuevamente se harán más desafiantes sus caminatas y sesiones de ejercicios tonificantes.

Los cambios pequeños llegan a sumar grandes transformaciones. Para el final del programa de seis semanas, sus zonas de grasa indudablemente lucirán más pequeñas. Usted podrá ajustarse el cinturón unos cuantos hoyitos a su izquierda. Sus pantalones de mezclilla (mahones, pitusa, *jeans*) ya no le quedarán tan apretados. Habrá bajado de medidas en los muslos, las caderas, los brazos y la cintura. Usted se sentirá y lucirá de maravilla.

Lo que es más importante, usted habrá engañado a su cuerpo para que libere grasa para siempre. No más dietas que sólo resultan en subibajas de peso. Apéguese al programa y verá los resultados. ¡Nunca más tendrá que decir "estoy a dieta" otra vez!

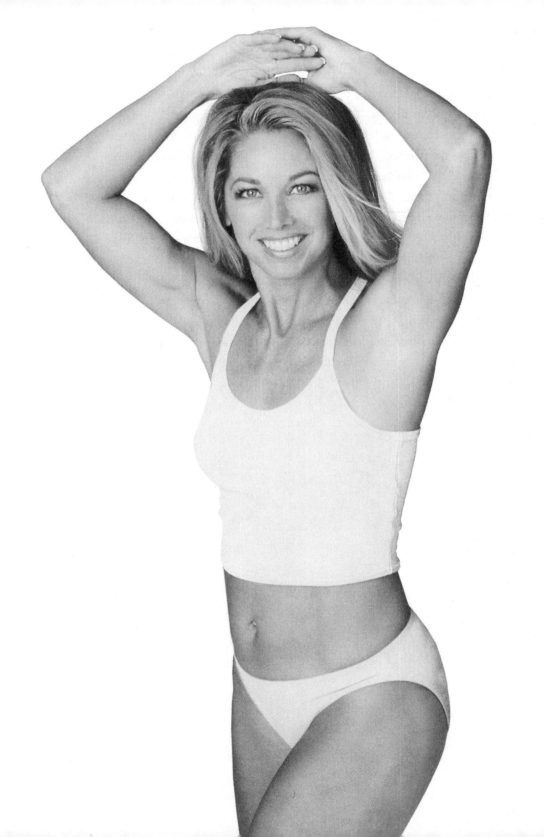

Segunda Parte

Mi Programa de Caminatas y Estiramientos

CAPÍTULO 3

MI PROGRAMA DE CAMINATAS Y ESTIRAMIENTOS

"Tonificamine"

A mí me encanta caminar. Es una manera fabulosa de hacer ejercicio. Caminar acelera el metabolismo y la hace estar de muy buen humor. Después de caminar, yo me siento vigorizada y me queda una maravillosa sensación de logro. He descubierto que es una de las mejores herramientas para bajar de peso de manera permanente. Además, es una forma excelente de tonificar sus músculos: de ahí el título de este capítulo.

Fíjese: al caminar, usted quema de 50 a 100 calorías cada 10 minutos; entre más rápido camine, más calorías quemará. Además, caminar le ayudará a reducir sus zonas de grasa de muchas formas que van más allá de las calorías que quema durante su caminata.

Por ejemplo, en un estudio de investigación reciente que incluyó a 40 mujeres con sobrepeso, un programa de caminatas combinado con una modesta restricción calórica resultó en una disminución del 8 por ciento en promedio en el peso corporal, una reducción del 17 por ciento en la masa grasa y una caída del 20 por ciento en la grasa abdominal. En términos globales, estas mujeres perdieron más peso de lo que podrían haber esperado perder si sólo hubieran restringido lo que comían.

Un calentamiento para conquistar colinas

MI AMIGA SUSAN SHAW, que vive en la misma calle que yo, a menudo me acompaña durante mi caminata matutina. Ella casi siempre camina rápidamente colina arriba desde su casa hasta la mía. Recientemente, ella se empezó a quejar del síndrome de estrés de la tibia medial. Yo le sugerí que primero calentara caminando sobre un terreno plano, por ejemplo, alrededor de la cuadra, antes de subir por la colina para llegar a mi casa. Este cambio sencillo en su rutina hizo posible que desapareciera su dolor.

Las colinas son excelentes para una buena sesión de ejercicio, particularmente para tonificar el trasero. Pero no es una buena idea que empiece sus caminatas subiendo por una colina. Las colinas hacen que su pie se tenga que flexionar, sometiendo a las tibias anteriores y los músculos de la espinilla a un esfuerzo excesivo y alargando demasiado sus músculos de la pantorrilla si no los ha calentado adecuadamente.

Procure no subir por colinas sino hasta después de haber caminado cinco minutos sobre alguna superficie plana. De esa forma, sus piernas estarán listas.

Los investigadores atribuyen esta pérdida de grasa adicional a las calorías que se queman durante cada caminata, sumadas al aumento en la capacidad aeróbica inducido por las caminatas. La capacidad aeróbica se refiere a la eficiencia con la que los músculos usan el oxígeno y convierten la grasa en combustible. Entre mejor sea su capacidad aeróbica, mayor será la eficiencia con la que su cuerpo queme la grasa, tanto durante la caminata como a lo largo del resto del día.

Además de incrementar su capacidad aeróbica, caminar también hace que disminuya su nivel de una enzima llamada lipoproteína lipasa (*LPL* por sus siglas en inglés). Esta enzima les dice a las células adiposas que están en sus caderas, muslos, trasero y abdomen que se llenen de grasa. Entre menor sea el número de enzimas LPL que tenga en su cuerpo, será más probable que su cuerpo queme grasa en esas áreas en lugar de almacenarla. Tampoco resulta sorprendente que un menor nivel de esta enzima también se haya relacionado con un menor riesgo de contraer enfermedades cardíacas.

Caminar con regularidad también le ayudará a ingerir menos calorías y hará que le sea más fácil apegarse al Plan Coma y Queme. Los estudios de investigación muestran que hacer ejercicio cardiovascular con regularidad (cualquier tipo de ejercicio que eleve su frecuencia cardíaca y respiratoria) ayuda a regular el apetito, disminuyendo la probabilidad de que coma en exceso. Además, numerosas encuestas han demostrado que las mujeres que empiezan un programa de acondicionamiento físico automáticamente eligen alimentos más saludables. El ejercicio aeróbico puede ayudar al alterar muchas señales corporales que intervienen en producir las sensaciones de hambre y saciedad, ayudándola a sentirse satisfecha con menos calorías.

Caminar con regularidad también fortalece el corazón, expande su capacidad pulmonar y mejora la circulación sanguínea. Todo esto le da la energía y resistencia que necesita para la vida diaria. En términos sencillos, cuando se siente mejor, usted se mueve con más frecuencia, lo cual le ayuda a quemar más calorías a lo largo de todo el día.

En mi experiencia, caminar le funciona prácticamente a cualquier mujer de cualquier edad. Aunque otros tipos de ejercicio como correr o andar en bicicleta también queman grasa y ayudan a regular su apetito, desafortunadamente estos tipos pueden causar daños a sus articulaciones, rodillas y espalda. A mí me fascina correr y sigo haciéndolo un par de veces a la semana. Sin embargo, yo sé que no puedo correr todos los días, especialmente ahora que ya estoy en la cuarentena. . . pero sí sé que podré seguir caminando durante el resto de mi vida.

Camine para siempre

Además de quemar grasa, caminar también es maravilloso para la salud.

Caminar es una forma de ejercicio cardiovascular, es decir, un tipo de ejercicio que fortalece el músculo cardíaco y disminuye la presión arterial y la acumulación de colesterol, reduciendo su riesgo de contraer enfermedades cardíacas en un 40 por ciento.

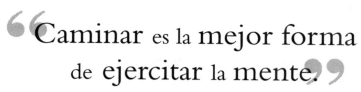

"Caminar es la **mejor forma** de **ejercitar** la **mente."**

—*Ralph Waldo Emerson*

Caminar con regularidad también estimula el ritmo natural del intestino, ayudando a mejorar la digestión y la regularidad intestinal. Además, normaliza los niveles de azúcar en sangre, ayudando a prevenir la diabetes y la resistencia a la insulina.

Caminar también puede aliviar la depresión y levantar su estado de ánimo. Mientras camina, su cerebro secreta sustancias químicas parecidas a los opiáceos que alivian los achaques y dolores y generan una sensación de euforia. Por lo tanto, no sorprende el hecho que caminar aprisa puede despejarle la mente y calmar sus nervios. Siempre que se sienta ansiosa, tensa, triste o deprimida, salga a caminar y deje atrás sus problemas. Caminar puede causar adicción, pero se trata de una adicción positiva.

Lo mejor de todo es que caminar funciona para todo el mundo. En un día soleado, puede salir a caminar y llenarse de sol, aire fresco y una vista hermosa. En un día muy caluroso o lluvioso, puede caminar bajo techo, ya sea sobre una estera mecánica o en un centro comercial de su localidad. Cuando se sienta agobiada, puede salir sola a caminar para alimentar su alma y meditar. Cuando quiera reunirse con sus amistades, puede hacer una caminata social y conversar mientras quema calorías.

Algunas de las conversaciones más profundas, reflexivas y llenas de espíritu que he tenido con mis hermanas y amigas han sido durante nuestras caminatas. El movimiento parece lubricar no sólo nuestras articulaciones, sino también nuestros cerebros, permitiéndonos sacar todo a medida que nos movemos. También me encanta salir a caminar con mi esposo, Jeff. Fortalecemos nuestro lazo conyugal al mismo tiempo que hacemos algo que es saludable para ambos.

Una vez que sienta la "intoxicación del caminante" (esto no les está reservado sólo a los corredores) y empiece a ver los resultados (una cintura más delgada, piernas tonificadas), simplemente le encantará.

Su programa

Es fácil personalizar su programa de modo que se adapte a su horario, personalidad y estilo de vida. Usted puede caminar prácticamente dónde sea y a cualquier hora. Lo único que necesita es un buen par de tenis y calcetines (medias) para avanzar por el camino que la llevará a reducir sus zonas de grasa.

El Programa de Caminatas Reduzca sus Zonas de Grasa Femenina incluye cuatro tipos específicos de caminatas: la caminata larga básica, la caminata atacazona, la caminata quemadora y la caminata combinada. ¿Cuál es la razón para que haya tantos tipos diferentes de caminatas? Entre más variedad le ponga a su repertorio de caminatas, más motivada se sentirá. La variedad hace que nuestros músculos sientan un reto constante, lo cual le ayudará a quemar más calorías durante cada sesión de ejercicio. Además, cuando "varía", también mantiene su metabolismo acelerado, evitando así estancarse en un punto donde ya no baje más de peso.

Para cada una de sus caminatas (en las páginas 58 y 59), usted irá incrementando gradualmente su duración hasta que llegue a caminar durante un total de 45 minutos, empezando con 25 minutos durante la Primera y la Segunda Semana y agregando 10 minutos cada dos semanas. Su meta es caminar cuatro veces a la semana.

Ahora bien, aunque puede caminar a cualquier hora del día que mejor le acomode en su horario, yo le recomiendo que pruebe caminar a primera hora de la mañana. Los estudios de investigación muestran que es más probable que una persona aparte un tiempo para el ejercicio en la mañana que más tarde en el día. Levántese de la cama, póngase su ropa para caminar, haga sus estiramientos de la mañana y sus estiramientos para antes de caminar y échese a andar. Hágalo como mejor le acomode, pero hágalo.

Para asegurarme de salir a caminar cuatro veces a la semana, yo llamo a mis amigas cada domingo para preguntarles qué van a hacer los próximos días. Así, hago citas para ir a caminar con varias amigas y anoto las citas en mi calendario, junto con todas las demás "cosas" importantes que tengo que hacer en mi vida.

Además de sus caminatas programadas de 25 a 45 minutos, cuatro veces a la semana, le recomiendo que trate de caminar lo más que pueda durante el día. Haga que caminar se convierta en un hábito para usted. Por ejemplo, yo camino con mis hijas a la escuela todas las mañanas y luego camino con ellas de regreso a casa todas las tardes. Aunque su escuela sólo queda a unas cuantas cuadras de nuestra casa, todo, por poquito que sea, cuenta. Mis hijas, mi esposo

¿Dolor en las espinillas? Pruebe esto

LOS MÚSCULOS DEL ARCO DE LOS PIES tienden a deteriorarse con la edad, haciéndonos más propensas al síndrome de estrés de la tibia medial, el cual nos produce un dolor que corre a lo largo de la espinilla cuando caminamos. Si usted tiene el arco caído o los pies planos, puede tonificar sus arcos y pantorrillas con este ejercicio, que consiste en jalar una toalla.

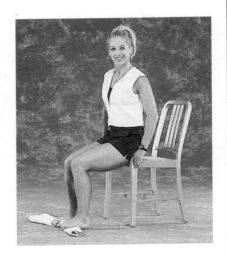

Con los pies descalzos, siéntese en una silla. Coloque una toalla enrollada justo frente a los dedos de sus pies. Agarre la toalla entre los dedos y la parte anterior de sus pies y desenróllela, flexionando los arcos de los pies al mismo tiempo. Esto previene el dolor en las pantorrillas al desarrollar sus tibias, arcos y músculos de las espinillas. Trate de hacerlo durante 15 a 30 segundos cada tercer día.

---

y yo también sacamos a pasear a nuestra perra, Madonna, casi todas las noches después de la cena. Paso todo el día esperando a que llegue la hora de nuestra caminata nocturna porque es un momento en que realmente me vuelvo a conectar con mi familia.

¿Quiere otras sugerencias para lograr que caminar se convierta en un hábito? Trate de no depender tanto de su carro. Por ejemplo, vaya caminando al banco, a la tienda de la esquina o al correo. Haga de cuenta que no existen los elevadores, las escaleras eléctricas ni las andaderas eléctricas, y en vez opte por usar la energía de sus propios pies en vez de usar la energía eléctrica y los cables. Camine a la casa de su vecina en lugar de llamarle por teléfono. Salga a caminar durante sus descansos en el trabajo en lugar de ir a tomar café o a comerse una merienda (refrigerio). Yo incluso camino por mi casa mientras hablo por teléfono.

Eventualmente, estas minicaminatas pasarán naturalmente a formar parte de su día.

Dónde caminar

Usted puede realizar sus caminatas prácticamente en cualquier lugar. A mí me fascina caminar al aire libre siempre que puedo, porque me encanta el olor del aire fresco y me fascina estar en contacto con la naturaleza. Además, el simple hecho de estar afuera me refresca.

Pero a veces no puedo salir a caminar. En tal caso, mi estera mecánica me sirve de respaldo. Y esa es la verdadera ventaja de este ejercicio. Usted puede caminar en miles de lugares, desde centros comerciales hasta gimnasios o parques. A continuación encontrará una lista de las diferentes ubicaciones y los beneficios que le brindan todos los lugares donde puede caminar. Se acabaron las excusas. Usted puede caminar donde sea.

- **La estera mecánica.** A mí me encanta caminar en mi estera mecánica. Siempre está ahí, esperándome, de modo que puedo caminar a las 5:00 A.M. o en la noche, cuando ya está oscuro afuera. También me permite caminar cuando está lloviendo o nevando, o en momentos en que sería incómodo o inseguro salir a caminar. Yo he colocado mi estera mecánica de modo que vea hacia la ventana de un cuarto que está en el segundo piso de nuestra casa. Por esa ventana puedo ver todo el jardín de atrás, y así puedo vigilar a mis hijas mientras están jugando afuera. También he puesto un televisor frente a mi estera mecánica de modo que pueda ver las noticias o mis programas favoritos mientras quemo grasa.

- **El centro comercial.** Si no tiene una estera mecánica y tampoco tiene acceso a una en un gimnasio, el centro comercial es la segunda mejor opción para caminar bajo techo durante los días de mal clima o sólo por diversión. Muchos centros comerciales abren temprano para los caminantes. Llame al centro comercial de su localidad para ver si ofrecen horarios para ir a caminar al centro comercial. Una ventaja adicional es que conocerá a otras personas que gustan de caminar y podrá convertir sus caminatas en una actividad social que disfrute. ¡Además podrá ir viendo todo lo que está en exhibición en los escaparates!

Las minisesiones son maravillosas

NO SOY UNA FANÁTICA DEL EJERCICIO, simple y sencillamente porque no puedo serlo. Tengo una profesión de tiempo completo y dos hijas. Sólo hago de 30 a 45 minutos de ejercicio "oficial" al día. Pero le saco el mayor provecho a cada minuto al hacer minisesiones de ejercicio a lo largo del día.

Estar inquieta funciona. Se han hecho estudios de investigación que lo demuestran. En un estudio de investigación realizado en la Clínica Mayo en Rochester, Minnesota, un grupo de voluntarios de 20 a 35 años de edad ingirieron 1,000 calorías adicionales al día durante ocho semanas. Al final del estudio de investigación, algunos participantes habían aumentado hasta 16 libras (7 kg) de peso, mientras que otros tan sólo habían aumentado 2 libras (1 kg). Las personas que menos aumentaron de peso tendían a ser inquietas, constantemente poniéndose de pie y estirándose, cambiando de posición en su silla o golpeteando el piso con las puntas de los pies.

Incluso los movimientos pequeños queman calorías que de otro modo se almacenarían en forma de grasa.

Al levantarse y moverse también mejora su circulación, especialmente a través de la parte inferior de su cuerpo y sus piernas, donde la sangre tiende a quedarse estancada. Esto le puede elevar instantáneamente su nivel de energía, combatir el letargo y permitirle estar más alerta.

Yo nunca desaprovecho una oportunidad para moverme. A continuación le muestro algunas de las estrategias que uso personalmente para quemar calorías adicionales a lo largo del día.

1. Yo camino rápidamente por mi casa. En lugar de arrastrar los pies por el pasillo, doy pasos más grandes y bombeo mis brazos doblados con fuerza, aunque sólo esté yendo de la cocina a mi oficina.

■ **La playa.** Si va de vacaciones o tiene la suerte de vivir cerca de una playa, salga a caminar a la playa y aproveche la hermosa vista, la brisa del mar y el fantástico olor del aire salado. Caminar sobre la arena quema más calorías que caminar sobre una superficie pavimentada porque tiene que trabajar más arduamente para impulsarse en cada paso que da. También le ayudará a tonificar sus pantorrillas y tobillos. Yo uso tenis cuando camino en la playa y me gusta caminar justo por donde llega el agua, donde la arena está un poco mojada. La arena más compacta y húmeda hace que sea más fácil caminar más aprisa.

2. Camino mientras hablo por el teléfono inalámbrico. Trato de no quedarme sentada mientras hablo por teléfono.

3. Cuando subo las escaleras, las subo de dos en dos escalones, y así fortalezco los músculos de mis piernas.

4. Siempre que tengo cinco minutos de sobra, hago algún ejercicio tonificante, como abdominales. O simplemente hago el movimiento de algún ejercicio de entrenamiento de fuerza, como *curls* de bíceps o extensiones de tríceps, pero sin usar las pesas. También hago algunos estiramientos durante estos ratos libres, lo cual me ayuda a concentrarme y a elevar mi nivel de energía.

5. Siempre que estoy atorada en el tráfico o haciendo fila, hago contracciones de glúteos y "metederas" del abdomen. Jalo mis músculos abdominales hacia adentro y hacia arriba, como si estuviera cerrando la cremallera (zíper) de un corsé y luego mantengo la contracción isométrica durante aproximadamente cinco segundos.

6. Camino en cada oportunidad que se me presenta, usando mis dos pies para ir a la tienda, ir a la escuela a recoger a mis hijas o lo que sea.

Usted puede encontrar sus propias maneras de "estar inquieta". Quizá no sienta como que es algo que se le dé naturalmente. No hay problema. A mí tampoco se me dio naturalmente. Tuve que entrenarme. Pero entre más movimientos hacía, más me movía. Eventualmente se vuelve algo automático.

▪ **Las veredas.** A mí me encanta caminar por las veredas de los parques y colinas que están cerca de mi casa. A menudo voy sola, sin la distracción de la música o el ruido, porque me gusta sumergirme en todo lo que la naturaleza me ofrece. Conforme camino sobre el terreno suave, pienso en mi día y despejo mi mente mientras observo las flores, los arbustos y los árboles. Estas caminatas en las que entro en contacto con la naturaleza siempre me levantan el ánimo porque veo cosas que no notaría si pasara por el mismo lugar en mi carro. A veces mis amigas y yo conducimos hasta un lugar donde hay una vereda maravillosa y pasamos toda la mañana caminando por ella, a veces hasta durante dos horas. Estas excursiones me agradan especialmente durante el otoño, cuando el paisaje se llena de colores hermosos y vibrantes.

El carácter sinuoso de las veredas de los parques hacen que nuestras caminatas sean más terrenales e interesantes. La suavidad del suelo ayuda a absorber el impacto al que sometemos a nuestros pies, rodillas y espalda. (Nota: si usted tiene tobillos débiles, evite las veredas donde haya muchas raíces y rocas para evitar torcérselos).

■ **Su barrio (colonia).** Si en su barrio hay aceras (banquetas), entonces usted ya tiene una ruta maravillosamente segura para caminar por donde no pasan carros. A mí me fascina salir a caminar por mi barrio con mis vecinas. Estas caminatas nos ayudan a conocer a otros vecinos cuando pasamos frente a su casa. Siempre hablamos sobre las casas y los jardines que más nos gustan, lo cual es una buena manera de sacar ideas para hacerles mejoras a los jardines de nuestras propias casas. Además, es divertido enterarse quién se está yendo o mudando y quién le está haciendo alguna remodelación a su casa.

(continúa en la página 59)

"El mal clima no es una excusa para saltarse una caminata. A las células adiposas no les importa si hay lluvia o sol."

La anatomía de unos buenos **tenis**

Los tenis para caminar permiten que el pie ruede uniformemente de talón a punta y la mayoría incluyen palmillas acojinadas, las cuales aligeran el impacto que tienen que absorber sus articulaciones. Cada mujer tiene una forma y tipo de pie diferente, de modo que los tenis correctos depende en gran medida de cómo sea su propio pie. Los mejores tenis son los que le queden cómodos.

Comience por comprar tenis de la talla correcta. Pida que le midan el pie mientras esté parada, ya que los pies se expanden cuando están soportando peso. Asimismo, compre los tenis en la tarde, cuando los pies se han ensanchado y alargado al máximo. Pruébeselos y camine con ellos. Si uno de sus pies es más grande que el otro, cómprese los tenis de la talla que le quede bien al pie más grande. Debido a que sus pies pueden crecer después del embarazo, asegúrese de volverse a medirlos periódicamente. He aquí algunas sugerencias para encontrar los tenis perfectos para usted.

PARTE SUPERIOR: Los tenis deben quedarle ajustados al amarrarse pero no demasiado apretados. Si las agujetas están muy cortas, tendrá que jalarlas y apretarse demasiado los tenis para amarrarlas, lo que creará presión en el empeine. Si son muy largas, puede que no las apriete lo suficiente para evitar que vayan arrastrando por el piso. Los tenis mal amarrados no están lo suficientemente apretados como para mantener el talón en su lugar.

TALÓN: Asegúrese de que el área del talón "abrace" su pie mientras camina, en vez de permitir que su talón se deslice al moverse. Si su pie se desliza hacia adentro y hacia afuera de los tenis, genera fricción y puede causar ampollas en el talón.

PUNTA: Los tenis que tienen muy poco espacio en la punta tienden a desfigurar las uñas y hacer que le duelan los pies. Asegúrese de que la parte más ancha de su pie tenga mucho espacio. No debe sentir los pies aplastados contra los tenis y los dedos deben poder moverse dentro de estos.

SUELA: Al comprar, siempre pruébeselos y camine con ellos. Asegúrese de que la suela se doble en el mismo lugar donde su pie se dobla naturalmente, permitiéndole rodar el pie del talón hacia la punta sin esfuerzo.

SOPORTE DEL ARCO: El arco del pie tiende a aplanarse con la edad, por lo que volteemos los pies hacia adentro al caminar y esforzamos a nuestras espinillas y rodillas. Un buen soporte para el arco ayudará a evitar esto. Palpe la parte interna de uno de los tenis para ver si tiene un soporte para el arco. Si no lo tiene, no se lo pruebe. Cuando meta su pie al tenis, asegúrese de que el soporte apoye al arco y no a alguna otra parte del pie.

ACOJINADO: Los tenis deben hacerla sentirse cómoda al caminar. No debe poder sentir el pavimento. La mayoría de los tenis nuevos están lo suficientemente acojinados, pero el acojinado se desgasta con el tiempo, así que debe comprar tenis nuevos al menos dos veces por año, si camina tres veces a la semana.

Su horario

Camine al menos cuatro veces a la semana. Elija los días que mejor le acomoden. A mí me gusta caminar los lunes, miércoles y viernes. Luego, en dependencia de lo que mi familia tenga planeado para el fin de semana, hago mi cuarta caminata el sábado o el domingo. A veces camino los dos días del fin de semana. A diferencia del entrenamiento con pesas, el cual sólo lo debe hacer cada tercer día, usted puede caminar en días consecutivos y recuperarse fácilmente para su próxima caminata. Trate de caminar en la mañana, ya que es más probable que a esa hora encuentre el tiempo para hacerlo.

Primera y Segunda Semanas

N°1	Caminata larga: 25 minutos	**SUGERENCIA:** Conduzca en su carro a diversos lugares en su barrio (colonia) y use el odómetro para medir la distancia a los distintos lugares. Trace una ruta de 1 milla (1.6 km), pero también mida otras distancias en caso de que quiera caminar más.
N°2	Caminata larga: 25 minutos	**SUGERENCIA:** Si camina por la misma ruta día tras día, su motivación irá desvaneciéndose con bastante rapidez. Trate de caminar por rutas diferentes lo más que pueda, incluso aunque camine por la misma ruta en sentido inverso.
N°3	Caminata larga: 25 minutos	**SUGERENCIA:** Camine con una amiga, un familiar o un colega del trabajo. Conversar mientras camina hace que se vaya más rápido el tiempo y evita que esté volteando a ver su reloj. Hacer varias cosas al mismo tiempo —por ejemplo, ponerse al corriente con sus amistades mientras hace su sesión de ejercicio— a la larga le ahorrará tiempo. Asimismo, cuando se compromete a ir a caminar con una amistad, es menos probable que cancele su caminata.
N°4	Caminata larga: 25 minutos	**SUGERENCIA:** Mantenga la cabeza erguida y vea el paisaje. ¡Hay cosas maravillosas allá afuera! Observe los jardines, absorba los colores, escuche el cantar de los pájaros y sienta la brisa.

Tercera y Cuarta Semanas

N°1	Caminata larga: 35 minutos	**SUGERENCIA:** Manténgase hidratada. La deshidratación hace que disminuya el volumen de sangre, haciéndola más viscosa y causando que el flujo sanguíneo se haga más lento. Esto, a su vez, acaba con su energía. Yo tengo pomitos de agua por todas partes en mi casa para acordarme de tomar pequeños sorbos de agua a lo largo de todo el día con el fin de mantener elevado mi nivel de energía.
N°2	Caminata atacazona: 35 minutos	**SUGERENCIA:** Felicítese por cada uno de sus logros. Enfóquese en sus éxitos y no en sus fracasos y así se mantendrá más motivada para seguir con sus caminatas.

N°3	Caminata larga: 35 minutos	**SUGERENCIA:** Caminar con pasos más cortos y rápidos le ayudarán a acelerar el ritmo. Alterne estos pasos cortos y rápidos con pasos más largos para tonificar sus glúteos y muslos, y también porque la variedad despertará su interés.
N°4	Caminata quemadora: 35 minutos	**SUGERENCIA:** No salga a caminar vestida con la ropa más vieja que tenga. Cómprese un conjunto de colores brillantes sólo para cuando salga a caminar. En esos días en que no se sienta muy motivada, ¡su conjuntito *sexy* le rogará que se lo ponga y que lo saque a pasear!

Quinta y Sexta Semanas

N°1	Caminata larga: 45 minutos	**SUGERENCIA:** Lleve un registro de su consistencia marcando el calendario en los días que camine. Así, podrá constatar fácilmente la frecuencia con la que ha caminado y se podrá felicitar por sus logros.
N°2	Caminata combinada: 45 minutos	**SUGERENCIA:** Respire profundamente mientras camina, usando su vientre para inhalar y exhalar. Estas respiraciones profundas le darán más energía, ayudándole a acelerar el paso.
N°3	Caminata quemadora: 45 minutos	**SUGERENCIA:** Durante su caminata, trate de notar una cosa nueva que no haya notado antes. Así, olerá las flores, escuchará el ruido que hacen las hojas secas y sentirá el viento o la luz del Sol contra su piel, haciendo que el tiempo que pase caminando, pase volando.
N°4	Caminata combinada: 45 minutos	**SUGERENCIA:** Convierta su carro en un guardarropa de atuendos para caminar. Siempre lleve en el maletero (cajuela) un par de tenis para caminar y calcetines (medias), e incluso un conjunto y un pomo de agua, sólo por si acaso tiene un tiempito para ir a caminar.

"**¿Cuántas calorías quemo al caminar?**" Muchas de nosotras queremos saber el número de calorías que estamos quemando cuando nos movemos. Esto nos da ese impulso que necesitamos para caminar una vez más alrededor de la cuadra o para caminar un poco más aprisa.

Para averiguar cuántas calorías quema durante sus caminatas, utilice esta práctica tabla, la cual detalla el número de calorías que quema con base en su peso, el tiempo que camina (basado en períodos) y la velocidad (intensidad). En general, cuando camina aprisa, usted quema alrededor de 4 calorías por minuto. Eso equivale a alrededor de 120 calorías por caminata durante la Primera y la Segunda Semana del programa, 140 calorías durante la Tercera y la Cuarta Semana y 160 durante la Quinta y la Sexta Semana. Sin embargo, el número exacto de calorías que quemará durante estas caminatas depende de su peso y velocidad. Entre más rápido camine, mayor será el número de calorías que queme.

Asimismo, entre más pese, mayor será el número de calorías que queme, dado que sus músculos deben trabajar más para mover un cuerpo más pesado a través del espacio.

(Nota: 2 millas por hora o *mph* por sus siglas en inglés, que equivale a 3 kilómetros por hora o *kph*, equivale a un paso muy lento; 3 mph/5 kph equivale a un paso de lento a moderado; 3.5 mph/5.5 kph equivale a un paso moderado; 4 mph/6 kph equivale a un paso rápido y 4.5 mph/7 kph equivale a un paso extremadamente rápido —o casi a correr— o a caminar a un paso de moderado a rápido colina arriba o subiendo escaleras).

PESO: 120 LIBRAS (55 KG)

TIEMPO CAMINADO	2 MPH	3 MPH	3.5 MPH	4 MPH	4.5 MPH
25 min	75	81	99	126	141
35 min	105	113	139	176	197
45 min	135	146	178	227	233

PESO: 140 LIBRAS (64 KG)

TIEMPO CAMINADO	2 MPH	3 MPH	3.5 MPH	4 MPH	4.5 MPH
25 min	87	95	116	146	165
35 min	122	132	162	205	230
45 min	157	169	208	265	296

PESO: 160 LIBRAS (73 KG)

TIEMPO CAMINADO	2 MPH	3 MPH	3.5 MPH	4 MPH	4.5 MPH
25 min	93	108	132	168	188
35 min	129	151	185	235	263
45 min	166	194	238	302	338

PESO: 180 LIBRAS (82 KG)

TIEMPO CAMINADO	2 MPH	3 MPH	3.5 MPH	4 MPH	4.5 MPH
25 min	112	122	149	189	211
35 min	157	170	208	245	296
45 min	202	219	266	340	381

PESO: 200 LIBRAS (91 KG)

TIEMPO CAMINADO	2 MPH	3 MPH	3.5 MPH	4 MPH	4.5 MPH
25 min	125	135	165	210	235
35 min	175	189	231	294	329
45 min	225	243	297	378	423

PESO: 220 LIBRAS (100 KG)

TIEMPO CAMINADO	2 MPH	3 MPH	3.5 MPH	4 MPH	4.5 MPH
25 min	137	149	181	231	259
35 min	192	208	254	323	362
45 min	247	267	327	416	465

PESO: 240 LIBRAS (109 KG)

TIEMPO CAMINADO	2 MPH	3 MPH	3.5 MPH	4 MPH	4.5 MPH
25 min	150	162	198	252	282
35 min	210	227	277	353	395
45 min	270	292	356	454	508

PESO: 260 LIBRAS (118 KG) O MÁS

TIEMPO CAMINADO	2 MPH	3 MPH	3.5 MPH	4 MPH	4.5 MPH
25 min	162	175	214	273	305
35 min	227	246	300	382	428
45 min	292	316	386	491	550

Lo que debe **usar**

Lo que use durante su caminata puede marcar la diferencia entre sentirse cómoda o sentirse acalorada, pegajosa y fatal, así que siempre lleve lo siguiente al salir.

UNA CHAQUETA: Quizá sienta un poco de frío al comenzar, pero a medida que empiece a moverse, se calentará rápidamente. A mí me gusta vestirme "en capas", con una playera sin mangas, una camiseta de manga corta o larga y luego una chaqueta (chamarra). Al caminar me quito las capas y me las amarro las prendas alrededor de la cintura. En un día lluvioso, considere usar un impermeable o una chaqueta deportiva impermeable de *Gore-Tex*. Algunas tienen ventilación debajo de los brazos y en otras partes del cuerpo, que puede abrir para dejar escapar el calor sin que entre la lluvia.

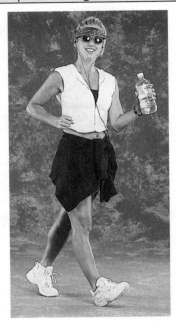

ROPA SINTÉTICA: El algodón absorbe el agua, haciéndola sentirse pegajosa durante los días calurosos de verano. Elija las telas sintéticas como *Lycra*, *CoolMax* y otras marcas. Estas chupan el sudor y se secan rápido, lo que le ayudará a sentirse fresca y seca.

UN POMO DE AGUA: Siempre llévelo y trate de tomar una taza cada 30 minutos mientras camina. La ayudará a mantener su energía, dado que la deshidratación hace que la sangre se haga más espesa, lo que a su vez causa que su corazón tenga que latir más duro para mover la sangre a través de su cuerpo. ¡El simple hecho de respirar por la boca hace que usted pierda agua! Yo también bebo agua antes de salir a caminar y bebo otro vaso más cuando llego a casa.

UN TOCACINTAS PORTÁTIL: Si no voy a salir a caminar con mis amigas, siempre llevo un radio o tocacintas portátil y escucho mi música favorita mientras camino. No hay nada como una canción con buen ritmo para ayudarme a acelerar el paso.

FILTRO SOLAR: Apliquese un gel a prueba de agua con un factor de protección solar de 30 sobre su rostro para prevenir las arrugas y los daños que causa el sol. El gel se absorbe más rápido que las cremas o las lociones. Así, sus ojos le arderán menos al sudar.

UN SOMBRERO O VISERA: Siempre uso un sombrero o visera para proteger mi rostro y frente del sol.

ANTEOJOS OSCUROS: El sol es dañino para los ojos, ya que eleva su riesgo de contraer cataratas y degeneración macular, la causa principal de ceguera. Además, la obliga a entrecerrar los ojos. Use lentes para el sol que tengan un 100 por ciento de protección contra los rayos ultravioleta. Además, los anteojos evitarán que sus lentes de contacto se sequen en esos días en que haga mucho viento y que los insectos entren en sus ojos en los días calurosos y húmedos.

CALCETINES: Olvídese de los calcetines (medias) de algodón, particularmente en los días calurosos. El algodón absorbe agua, pierde su forma después de varias lavadas y se hace bolas, haciendo más probable que le salgan llagas o ampollas. Compre calcetines sintéticos y asegúrese de que le queden bien entallados.

TENIS: No use cualquier par de tenis viejos que encuentre tirado en su clóset. Los tenis que han sido específicamente diseñados para caminar asegurarán que sus pies rueden suavemente del talón a la punta con total comodidad. Cómprese unos nuevos cada seis meses, dado que estos perderán el acojinado y le brindarán menos soporte con el tiempo. Considere comprarse un par de plantillas que le brinden mayor acojinado y soporte para el arco.

UN RELOJ: Si usted mide el tiempo de sus caminatas, necesitará un reloj deportivo con cronómetro para medir el tiempo.

UN PODÓMETRO: Por supuesto, este artículo es opcional, pero estos dispositivos baratos le ayudarán a llevar la cuenta de cuantos pasos da durante todo un día. ¡Yo quedé realmente sorprendida cuando vi que di 10,000 pasos en un sólo día!

■ **La pista de atletismo de la escuela.** A veces cuando me quiero motivar a caminar más aprisa o caminar y correr a intervalos, me dirijo a la pista de atletismo de la escuela y me tomo el tiempo. Camino 1 milla (1.6 km), que equivale a cuatro vueltas alrededor de la pista, a un paso moderado y luego trato de caminar o correr la siguiente milla lo más aprisa que pueda. Luego camino la última milla a un paso más lento, hasta que le he dado 12 vueltas a la pista. Si tiene hijos, la pista de atletismo es un lugar excelente para que camine mientras sus hijos juegan en el campo, bajo su supervisión. A mis hijas les encanta. A veces traemos sus bicicletas, sus palos de *lacrosse* o su balón de fútbol sóccer para que se mantengan activas mientras todas quemamos lo que acabamos de almorzar.

Cuatro tipos de caminatas que queman

Durante las próximas seis semanas, usted caminará cuatro veces a la semana, aumentando la duración de sus caminatas hasta que llegue a caminar un total de 45 minutos cada vez. Antes de cada caminata, no olvide estirarse (vea "Estiramientos: Las llaves para el comienzo" en la página 62). Si usted es una principiante o está extremadamente fuera de forma, comience con cuatro caminatas de 10 minutos durante la Primera Semana. Ya para la Segunda Semana, agregue 10 minutos para que cada una de sus cuatro caminatas dure 20 minutos. Para la Tercera Semana, estará lista para comenzar con la Primera Semana de este programa de caminatas.

Si le gusta correr, puede hacer las mismas sesiones de ejercicio que describo a continuación corriendo en vez de caminando. Sólo agregue 10 minutos por sesión.

¿No puede caminar durante 25 a 45 minutos a la vez? En los días en que esté muy ocupada, camine durante períodos de 10 ó 15 minutos, dos o tres veces al día. Pero trate de hacerlo todo de un jalón, porque así es como obtendrá los máximos beneficios mentales. Caminar de manera continua también es mejor para su corazón, ya que le ayuda a combatir las enfermedades cardíacas de manera más eficaz.

Durante las próximas seis semanas, usted realizará los cuatro tipos siguientes de caminatas.

■ **Caminata larga básica.** Caliente sus músculos durante cinco minutos caminando lentamente, a un paso cómodo. Si está caminando sobre una estera mecánica, ajuste la velocidad de modo que esté caminando de 2.5 a 3.2 millas (4 a 5.1 km) por hora. Esto hará que se calienten sus músculos, aflojará sus articulaciones y preparará a su corazón para el ejercicio. Luego, incremente la velocidad, moviendo los brazos y usando los glúteos para impulsar su cuerpo hacia adelante. Camine a un paso que pueda mantener durante los próximos 15 a 35 minutos (dependiendo de la duración designada para la caminata de ese día). Luego enfríese caminando más lento durante cinco minutos.

■ **Caminata atacazona.** Caliente sus músculos durante cinco minutos caminando lentamente a un paso cómodo. Si está caminando sobre una estera mecánica, ajuste la velocidad de modo que esté caminando de 2.5 a 3.2 millas (4 a 5.1 km) por hora. Esto hará que se calienten sus músculos, aflojará sus articulaciones y preparará a su corazón para el ejercicio. Luego, incremente la velocidad, caminando a un paso que pueda mantener durante los próximos 15 a 20 minutos (dependiendo de la duración designada para la caminata de ese día). Durante los próximos 10 minutos, haga ejercicios para atacar sus zonas de grasa personales (vea las páginas 70 a 82). Si está caminando sobre una estera mecánica, baje la velocidad a 1.5 millas (2.4 km) por hora. Haga arcos al andar (vea la página 80 para una descripción de este ejercicio), golpes o contracciones abdominales. Incluso puede hacer estos ejercicios en la comodidad de su hogar o jardín. Luego enfríese caminando más lento durante cinco minutos.

■ **Caminata quemadora.** Caliente sus músculos durante cinco minutos caminando lentamente a un paso cómodo. Si está caminando sobre una estera mecánica, ajuste la velocidad de modo que esté caminando de 2.5 a 3.2 millas (4 a 5.1 km) por hora. Esto hará que se calienten sus músculos, aflojará sus articulaciones y preparará a su corazón para el ejercicio. Luego, incremente la velocidad. Si se siente con ganas, incluso puede correr. Mantenga esta velocidad durante cinco minutos. Luego, reduzca la velocidad y recupérese durante cinco minutos. Vuelva a incrementar nuevamente la velocidad durante cinco minutos, luego reduzca la velocidad y recupérese. Siga alternando entre cinco minutos de caminar aprisa y cinco minutos de caminar a una velocidad moderada durante un total de 25 a 35 minutos (en dependencia de la duración designada para la caminata de ese día) y luego enfríese caminando más lento durante cinco minutos.

■ **Caminata combinada.** Caliente sus músculos durante cinco minutos caminando lentamente a un paso cómodo. Si está caminando sobre una estera mecánica, ajuste la velocidad de modo que esté caminando de 2.5 a 3.2 millas (4 a 5 km) por hora. Esto hará que se calienten sus músculos, aflojará sus articulaciones y preparará a su corazón para el ejercicio. Luego, incremente la velocidad. Si se siente con ganas, incluso puede correr. Mantenga esta velocidad durante cinco minutos. Luego, reduzca la velocidad y haga sus ejercicios atacazonas durante 10 minutos. (Si está caminando sobre una estera mecánica, baje la velocidad a 1.5 millas/2.4 km por hora antes de empezar a hacer los ejercicios). Vuelva a acelerar el paso durante cinco minutos. Luego, reduzca la velocidad y haga sus ejercicios durante 10 minutos. Acelérese para hacer un último intervalo intenso de cinco minutos y luego enfríese caminando más lento durante cinco minutos.

ESTIRAMIENTOS: LAS LLAVES PARA EL COMIENZO

Todas sus caminatas deben iniciarse con unos cuantos estiramientos específicos. Mientras espero a que lleguen mis amigas para salir a caminar en la mañana, yo hago los siguientes estiramientos para preparar mi cuerpo para el movimiento.

Estirar las pantorrillas le ayudará a prevenir el síndrome de estrés de la tibia medial, es decir, ese dolor que corre a lo largo de la espinilla. Los estiramientos también le ayudarán a alargar los músculos de sus muslos, espalda y torso, permitiéndole guardar una mejor postura al caminar. Además, estirarse es delicioso y mejora su circulación, ayudándola a calentar su cuerpo para la caminata.

Esta secuencia de estiramientos me lleva sólo tres minutos pero me ayuda a sentirme mucho mejor durante mi caminata.

> ➤ ESTIRA LA PARTE TRASERA DE LAS PIERNAS   ➤ ESTIRA LOS TENDONES DE AQUILES

Estiramiento de pantorrilla

Párese de frente a una pared y coloque su pie izquierdo más o menos a 12 pulgadas (30 cm) de la pared y su pie derecho alrededor de 2 ó 3 pies (60 ó 90 cm) por detrás de su pie izquierdo. Coloque sus manos sobre la pared a la altura de los hombros. Inhale y luego exhale e inclínese hacia adelante, doblando su rodilla izquierda y manteniendo ambos talones sobre el piso, como se muestra. Debe sentir el estiramiento a lo largo de la pantorrilla de la pierna derecha. Mantenga esta posición durante 20 segundos. Luego pase al estiramiento del tendón de Aquiles.

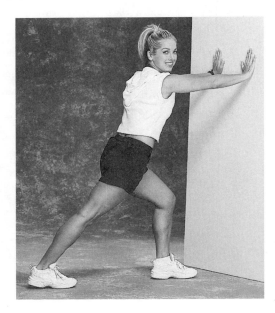

Estiramiento del tendón de Aquiles

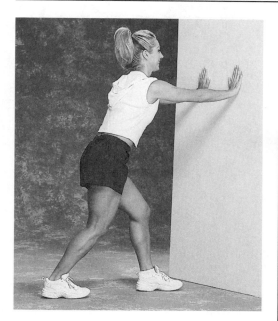

Después de hacer el estiramiento de pantorrilla, doble ahora su rodilla derecha. Esto hará que ahora se estire el tendón de Aquiles. Mantenga esta posición durante 20 segundos. Luego, cambie de pierna y repita ambos estiramientos.

MEJORES RESULTADOS	Menos Tiempo
Usted puede estirar otros músculos además del músculo de su pantorrilla al hacer presión hacia atrás con su talón trasero, colocándolo en diferentes posiciones. Por ejemplo, trate de colocar más peso sobre la esquina izquierda de su talón y luego sobre la esquina derecha del mismo. Usted sentirá cómo el estiramiento se mueve del lado izquierdo al lado derecho de su pantorrilla. Respire normalmente mientras mantiene el estiramiento.	

"Está comprobado. Caminar es una manera fácil de bajar de peso."

Estiramiento del cuadríceps

Párese con la mano izquierda contra la pared para equilibrarse y con los pies alineados debajo de las caderas. Inhale y luego exhale al mismo tiempo que dobla su pierna derecha, levantando su pie derecho hacia su glúteo derecho. Tome su pie con la mano derecha y suavemente jale su talón hacia su glúteo, como se muestra, con la rodilla derecha apuntando hacia el piso. Respire normalmente mientras mantiene el estiramiento.

Mantenga esta posición durante 20 segundos. Luego, cambie de lado y repita lo mismo con la otra pierna.

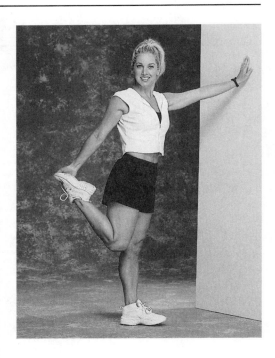

MEJORES RESULTADOS	Menos Tiempo
Para hacer un estiramiento más profundo, presione su muslo hacia abajo al mismo tiempo que aprieta los abdominales inferiores. Esto hará que su pelvis se incline ligeramente hacia atrás, alargando sus cuadríceps.	

Giro de cintura

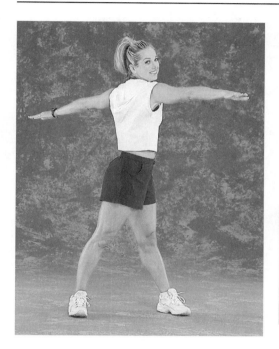

Párese colocando los pies a una distancia ligeramente mayor que el ancho de sus hombros. Levante los brazos hacia los lados de modo que queden a la altura de los hombros.

Gire su torso hacia la derecha mientras exhala. Luego gire hacia la izquierda, como se muestra. Siga girando de derecha a izquierda durante 20 segundos, moviéndose al ritmo de su respiración.

MEJORES RESULTADOS	Menos Tiempo
Trate de mantener los huesos de la cadera al mismo nivel y apuntando hacia adelante mientras gira, aislando el movimiento en su vientre, costados y espalda.	

Estiramiento de glúteos y muslos

Párese de frente a una pared. Ponga sus manos contra la pared para equilibrarse. Descanse el peso de su cuerpo sobre su pie izquierdo y doble ligeramente su rodilla izquierda. Eleve su pie derecho y coloque su tobillo derecho encima de su rodilla izquierda, dejando que su rodilla derecha se abra hacia su lado derecho.

Inhale y luego exhale mientras dobla aún más su rodilla izquierda, como se muestra, inclinándose hacia adelante desde la cintura y manteniendo la rodilla derecha abierta hacia el lado. Deberá sentir este estiramiento en su glúteo y muslo derechos. Mantenga esta posición durante 20 segundos y luego repita el estiramiento del otro lado.

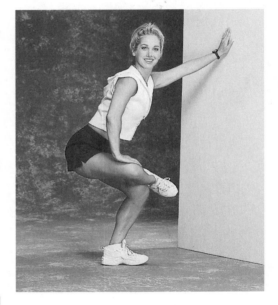

MEJORES RESULTADOS	Menos Tiempo

Conforme se esté doblando hacia adelante desde la cintura, mantenga la espalda recta y alargada. Procure no dejar que su columna se curvee.

Estiramiento de piernas y espalda

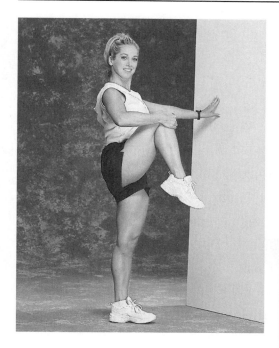

Párese cerca de una pared o silla, usándola para equilibrarse. Coloque el peso de su cuerpo sobre su pie izquierdo mientras eleva su pierna derecha, llevando su muslo y rodilla derechos hacia su pecho. Inhale y luego exhale mientras se toma de la rodilla derecha con la mano derecha, jalando suavemente su muslo un poco más hacia su abdomen y pecho. Mantenga esta posición durante 20 segundos y luego suelte su pierna. Repita lo mismo con su pierna izquierda.

MEJORES RESULTADOS	Menos Tiempo

Enfóquese en su espalda inferior mientras mantiene este estiramiento. Imagine que se abre y alarga a medida que los músculos se van calentando. Debe sentir que su coxis desciende a medida que su pelvis se relaja.

Estiramiento del tendón de la corva

Extienda su pierna izquierda hacia el frente y ponga su pie izquierdo sobre el asiento de una silla. Manteniendo la pierna derecha recta, inhale y luego exhale a medida que se dobla hacia el frente desde la cintura y trata de alcanzar su pie izquierdo, como se muestra. Mantenga esta posición durante 20 segundos y luego repita lo mismo con su pierna derecha.

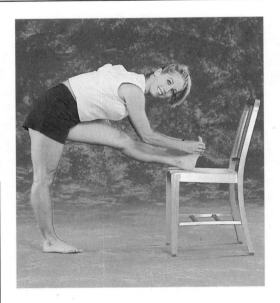

MEJORES RESULTADOS	Menos Tiempo

Cuando se esté doblando hacia adelante desde la cintura, mantenga la espalda recta y alargada. Procure no dejar que su columna se curvee, ya que esto hará que se estire su espalda inferior y no sus muslos.

66 Me gusta hacer este estiramiento incluso después de que llego a casa de mi caminata. 99

Camine así

Una vez que haya hecho sus estiramientos para prepararse para caminar, literalmente estará lista para echarse a andar. Aunque probablemente ha estado caminando desde que usaba pañales, es posible que necesite ajustar un poco su técnica para que pueda quemar más calorías, eliminar las molestias y acelerar naturalmente el paso. Aplique las siguientes sugerencias para lograr que sus caminatas sean más eficaces.

BRAZOS: Sostenga los brazos a un ángulo de 90 grados y bombéelos mientras camina. Esto le ayudará a tonificar los músculos de su tronco, a quemar más calorías y a acelerar la marcha. También ayudará a evitar que se le hinchen las manos. Bombee esos brazos mientras camina. Entre más músculos use, más calorías quemará.

PIES: Al caminar, trate de rodar su pie de talón a punta, con los pies y los dedos de los pies apuntando hacia el frente. Si escucha un palmetazo cuando camina, entonces no está rodando sino que está caminando con los pies planos. Debe caminar ligeramente. Si tiene dificultades para rodar el pie de talón a punta, quizá necesite comprarse otros tenis. Es posible que las suelas de sus tenis no se doblen lo suficiente en el lugar donde su pie se dobla naturalmente.

TRASERO: Apriete los glúteos periódicamente, como si tratara de sostener una moneda entre ellos. (¡Recuerde, si usted no los aprieta, nadie más lo hará por usted!) Apretar la parte trasera de sus muslos superiores y los glúteos mientras camina le ayudará a quemar más calorías con cada paso,

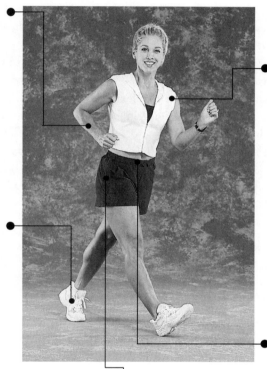

además de que le ayudará a levantar y tonificar estos músculos.

HOMBROS: Relaje sus hombros. No permita que se suban hacia sus orejas. Revíselos periódicamente tensándolos, es decir, elevándolos lo más alto que pueda y luego soltándolos con una exhalación vigorosa. Ruédelos hacia atrás y hacia abajo, abriendo su pecho. Esto le ayudará a inhalar más aire, dándole a su cuerpo más oxígeno y como consecuencia, más energía. Además, así eliminará la tensión en el cuello y los hombros.

VIENTRE: Meta esa pancita. No permita que se le salga. Jálela hacia adentro y mantenga la contracción. Imagine que está cerrando la cremallera (cierre) de un corsé, jalando su vientre hacia adentro y hacia arriba para alargar y levantar su torso. Esto le ayudará a mantener la pelvis en una posición neutral, lo que a su vez mantendrá relajada su espalda inferior. También le ayudará a caminar con más potencia y a mantener una mejor postura en general. Además, así desarrollará músculos abdominales duros como piedras y un abdomen plano.

EJERCICIOS ATACAZONA MIENTRAS CAMINA

Entre más músculos use mientras camine, mayor será el número de calorías que quemará. Los ejercicios siguientes le ayudarán a tonificar esas áreas problemáticas específicas, además de que la mantendrán entretenida durante sus caminatas. Debido a esa combinación de caminar y, al mismo tiempo, tonificar distintos músculos del cuerpo, le puse el nombre "tonificaminar" a esta parte de mi programa; de ahí el nombre de este capítulo: "Tonificamine".

Dos de los cuatro tipos de caminatas del programa incluyen estos ejercicios. Elija los que ataquen específicamente su zona de grasa personal y hágalos durante los últimos 10 minutos de su caminata atacazona (vea la página 58).

Elija una sección de su caminata durante la cual poca gente la esté viendo. A mí me gusta hacerlos durante la última parte de mi caminata —particularmente los ejercicios de piernas— como un último "jalón" antes de pasar al enfriamiento. Si cuenta con una estera mecánica, estos ejercicios son ideales para hacerlos bajo techo. Aunque quizá le parezca muy difícil hacerlos sobre una superficie en movimiento, yo pude llegar a dominarlos sobre mi estera mecánica, entonces estoy segura de que usted también podrá. Simplemente baje la velocidad a la estera mecánica a 1.5 millas por hora (2.4 km por hora) antes de intentar hacerlos. Debido a que su frecuencia cardíaca ya se habrá elevado, sólo respire con la mayor naturalidad posible mientras esté haciendo estos ejercicios. Haga lo que haga, no aguante la respiración.

"Camine para elevar su energía.
Camine para bajar su presión arterial.
Camine para deshacerse del estrés.
Camine para usted."

➤ TRONCO: ATACA LOS BRAZOS

Tonificador de tríceps

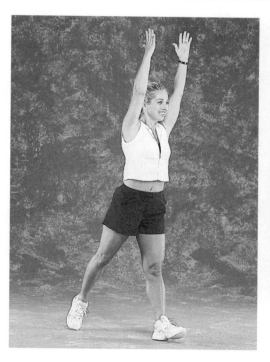 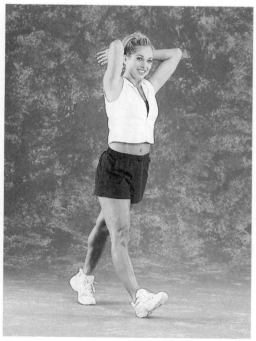

A. Mientras esté caminando, eleve sus brazos por encima de su cabeza de modo que queden a ambos lados de la misma, estirando los dedos hacia el cielo y las palmas de las manos de frente una a la otra.

B. Doble los codos, bajando las manos por detrás de su cabeza mientras mantiene los brazos estacionarios y los codos apuntando hacia arriba. Extienda nuevamente los brazos. Siga bajando y extendiendo durante dos minutos.

MEJORES RESULTADOS	Menos Tiempo

Este es un ejercicio en que la música puede ser de gran ayuda. Haga los tonificadores de tríceps al compás de su canción favorita.

Tijeras

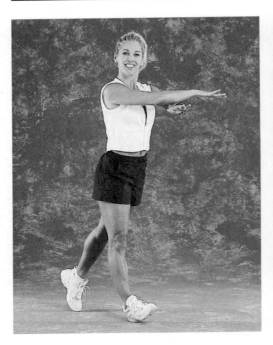
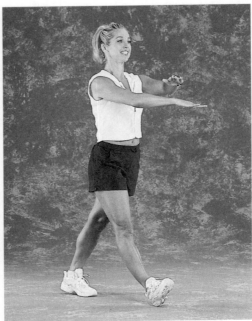

A. Mientras esté caminando, extienda sus brazos enfrente de su pecho con las palmas de las manos hacia abajo, de modo que sus brazos estén paralelos al piso.

Acerque sus brazos, permitiendo que su brazo izquierdo pase por debajo del derecho imitando el movimiento de unas tijeras.

B. Regrese a la posición inicial y luego repita, permitiendo esta vez que su brazo derecho pase por debajo del izquierdo. Siga alternando el movimiento de tijera durante dos minutos, pero cambie el ángulo, haciéndolo con los brazos elevados al nivel de los ojos, del pecho, de las costillas y del ombligo.

Tijeras traseras

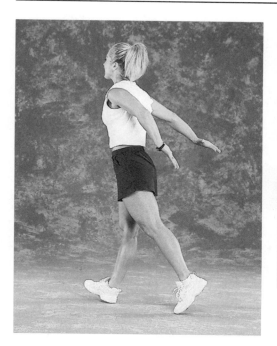

Extienda sus brazos detrás de su cuerpo y haga las tijeras permitiendo primero que su brazo izquierdo pase por debajo del derecho y luego que su brazo derecho pase por debajo del izquierdo. Siga haciendo las tijeras, pasando por los diferentes movimientos, durante dos minutos.

MEJORES RESULTADOS	Menos Tiempo
No permita que sus hombros se eleven hacia sus oídos mientras esté haciendo las tijeras. Mantenga su cuello alargado y relajado y los omóplatos hacia abajo.	

"Antes de que se dé cuenta, esos kilitos y centímetros de más habrán desaparecido."

Círculos con los brazos

Mientras esté caminando, eleve sus brazos hacia los lados hasta que lleguen a la altura de sus hombros. Coloque las palmas de las manos hacia abajo y dibuje círculos pequeños, llevando las manos hacia adelante, abajo, atrás y arriba. Siga dibujando círculos durante un minuto.

Ahora dibuje los círculos en sentido inverso, hacia atrás, abajo, adelante y arriba. Siga dibujando círculos durante un minuto.

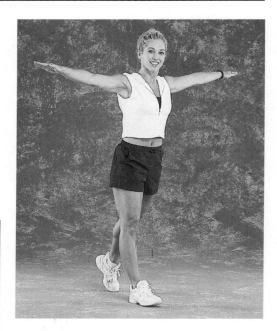

MEJORES RESULTADOS	Menos Tiempo

Para que pueda mantener los hombros relajados mientras los tonifica, doble ligeramente sus codos e imagine que el peso de sus brazos descansa sobre sus omóplatos en lugar de descansar sobre la parte superior de sus hombros. Esta visualización sencilla le ayudará a seguir dibujando círculos con los brazos durante más tiempo antes de que se empiece a sentir fatigada.

> “Camine por el sendero hacia la buena forma física y toda una vida de buena salud.”

Puñetazos

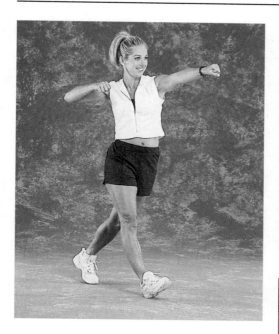

Mientras esté caminando, doble sus brazos, llevando los puños justo por encima del nivel del pecho, como si se estuviera preparando para pelear. Dé el puñetazo hacia adelante desde su pecho con el brazo izquierdo, como se muestra. Vuelva a llevar el puño hacia su hombro a la altura del pecho y luego dé un puñetazo con su brazo derecho.

Luego cambie el ángulo, dando puñetazos al nivel de la barbilla, luego de los ojos y luego de vuelta al nivel de la barbilla, el pecho, las costillas y el ombligo. Siga alternando entre los diferentes puñetazos durante dos minutos.

MEJORES RESULTADOS	Menos Tiempo

Cuando dé un puñetazo, trate de no extender el codo demasiado, dado que esto eventualmente puede causarle molestias y dolor. Mantenga su codo ligeramente doblado en todo momento. Para dar un puñetazo correctamente al principio, quizá tenga que detener un poco el movimiento, haciéndolo lentamente. Sin embargo, con el tiempo empleará automáticamente la técnica correcta para dar puñetazos y podrá acelerar el ritmo.

Curl de bíceps

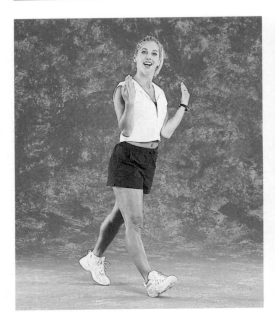
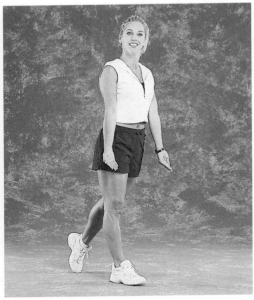

A. Mientras esté caminando, doble sus brazos, llevando los antebrazos y manos hacia sus brazos, manteniendo los brazos cerca de sus costados y las manos abiertas con las palmas hacia arriba.

B. Luego baje las manos. Una vez que sus brazos estén completamente extendidos, lleve nuevamente las manos hacia los hombros y repita este movimiento durante dos minutos.

MEJORES RESULTADOS	Menos Tiempo
Es fácil hacer este ejercicio de manera descuidada. Preste atención al movimiento, asegurándose de que los codos se mantengan cerca de sus costados durante todo el movimiento y elevando y bajando las manos de manera lenta y metódica.	

➤ ABDOMEN: TONIFICA LOS LADOS DEL ABDOMEN Y
REDUCE LAS LLANTITAS EN LA ESPALDA INFERIOR

Giro abdominal

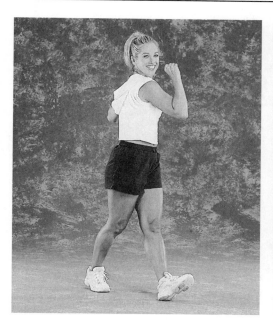 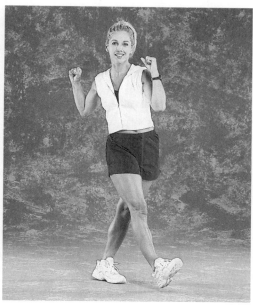

A. Mientras esté caminando, contraiga los músculos abdominales, meta el ombligo y jale la cabeza hacia arriba para alargar su columna. Luego, gire a la izquierda, manteniendo los brazos doblados hacia arriba a un ángulo de 90 grados.

B. En sucesión rápida pero controlada, gire a la derecha. Siga alternando de izquierda a derecha durante dos minutos.

MEJORES RESULTADOS	Menos Tiempo
Trate de no encorvarse mientras gira, dado que esto puede colocar presión sobre la espalda inferior. Imagine que un hilo que sale desde su corona la jala hacia arriba, ayudándola a alargarse desde la cadera hasta la cabeza.	

Abdotonificador

Mientras esté caminando, jale la cabeza hacia arriba para alargar su columna y luego apriete sus músculos abdominales, presionándolos hacia adentro y hacia arriba, como si alguien le estuviera poniendo un corsé imaginario, apretando su vientre hacia adentro y hacia arriba.

Mantenga esta contracción isométrica durante un máximo de cinco segundos y suelte la contracción cuando necesite descansar, para luego volver a apretar sus músculos abdominales.

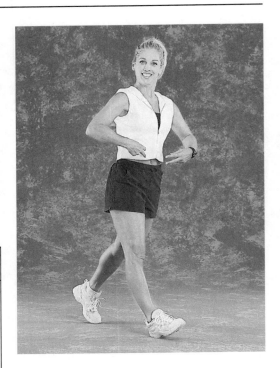

MEJORES RESULTADOS	Menos Tiempo

Mientras esté manteniendo la contracción en su abdomen, es necesario que todavía pueda respirar. Imagine que el aire entra por su boca y expand sus costillas y espalda superior. Esto le ayudará a respirar de manera más profunda mientras esté caminando.

"¡Convierta esa caminata en una sesión eliminagrasa!"

Glutonificador

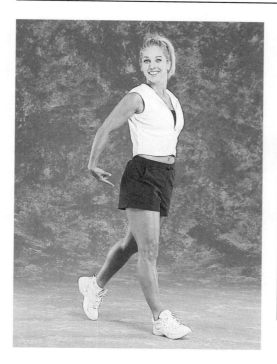

Periódicamente apriete los glúteos. Recuerde, entre más músculos use, más calorías quemará. Manténgalos apretados durante cinco segundos. Suelte la contracción y luego vuelva a contraer los glúteos.

MEJORES RESULTADOS	Menos Tiempo
Es fácil distraerse con otras cosas y dejar de apretar los glúteos. Cuando estoy caminando con mis amigas o hermanas, a menudo digo, "Aprieten los glúteos" en voz alta, para que todas nos acordemos de seguir haciendo este movimiento. Puede decirse esas palabras en voz baja, para alentarse a mantener la contracción.	

" Nadie sabrá que está haciendo este ejercicio, pero es asombrosamente eficaz. "

Arcos al andar

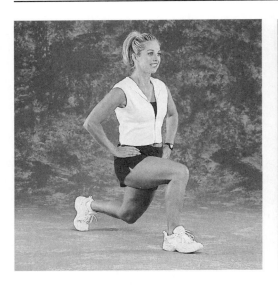 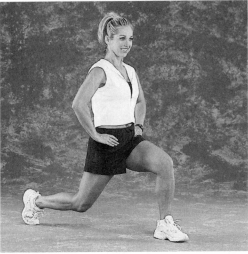

A. Dé un paso gigante hacia adelante con su pie derecho, plantándolo alrededor de 2½ a 3 pies (75 a 90 cm) por delante de su cuerpo. Doble su rodilla derecha hasta 90 grados y deje que su rodilla izquierda casi llegue a tocar el piso.

B. Luego, sin pausar, haga presión sobre su pie derecho, llevando el pie izquierdo hacia adelante y plantándolo de 2½ a 3 pies por delante de su cuerpo y haciendo el arco con esa pierna. Siga caminando haciendo arcos hacia adelante durante dos minutos.

MEJORES RESULTADOS	Menos Tiempo

Los arcos al andar son un ejercicio maravilloso y divertido para hacer con niños pequeños. En vez de llamarlos arcos, sólo llámelos "pasos gigantes". Usted y su hijo pequeño se divertirán dando estos pasos gigantes por todo su jardín después de su caminata.

Caminata con patadas

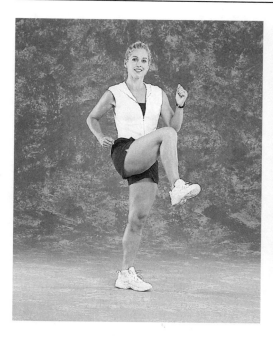 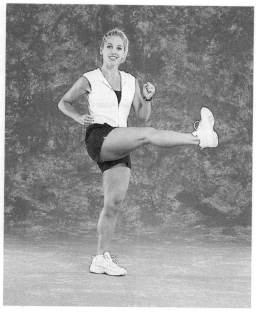

A. Mientras esté caminando, eleve su rodilla derecha a nivel del abdomen.

B. Luego, dé una patada con el pie y extienda su pierna hacia el frente, como si fuera un soldado marchando durante el cambio de guardia. Doble y baje su pierna y repita lo mismo con su pierna izquierda, alternando con una y otra pierna durante dos minutos.

MEJORES RESULTADOS	Menos Tiempo
Aunque quizá se sienta rara al principio, eventualmente encontrará un ritmo uniforme que le permitirá sentir que lo hace con la gracia de una bailarina.	

Elevación trasera de pierna

Mientras esté caminando, levante la pierna derecha extendida hacia atrás, usando la parte trasera del muslo y glúteo para elevar su muslo derecho hacia atrás y hacia arriba.

Baje su pierna, dé unos cuantos pasos hacia adelante y repita lo mismo con su pierna izquierda. Continúe alternando con las piernas derecha e izquierda durante dos minutos, dando la cantidad de pasos que necesite para mantener el equilibrio entre cada elevación trasera de pierna.

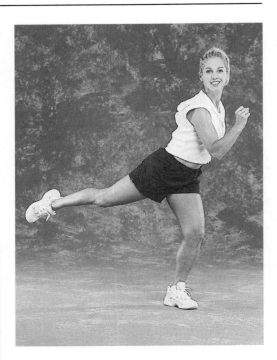

MEJORES RESULTADOS	Menos Tiempo

Yo he descubierto que puedo mantener un ritmo más constante si cuento los pasos que doy cuando camino. Por ejemplo, me digo en silencio, "Uno, dos, tres, eleva. Uno, dos, tres, eleva".

"Entre más **músculos** utilice, más calorías quemará."

CAPÍTULO 4

Mi estiramiento diario

Yo me siento de maravilla cuando me estiro, incluso aunque sólo me estire durante un minuto. A medida que aumenta mi circulación sanguínea, siento casi instantáneamente cómo se eleva mi nivel de energía y como se desvanece cualquier tensión muscular que pueda tener.

Estirarse —junto con los ejercicios cardiovasculares y de tonificación— es esencial para reducir sus zonas de grasa. Si bien es cierto que los estiramientos no queman tantas calorías como una caminata, sí ayudan a eliminar la grasa al:

- **Cambiar la forma de su cuerpo.** Imagine que sus músculos son ligas de goma (hule). Cuando usted estira una liga, la hace más larga. Una vez que deja de estirarla, la liga recobra su forma original. Sin embargo, si usted estira la liga con suficiente frecuencia, la liga eventualmente perderá algo de tensión y se quedará permanentemente alargada.

Lo mismo ocurre con sus músculos. Cuando usted se estira, usted hace que los extremos de sus músculos se alejen entre sí. Por ejemplo, cuando se dobla hacia adelante, las articulaciones de su cadera se mueven hacia arriba, pero las articulaciones de las rodillas se quedan en el mismo lugar. Esto jala los extremos de los músculos del tendón de la corva, los cuales van desde las caderas hasta las rodillas, alejándolos entre sí y alargando los músculos. Si se dobla hacia adelante con suficiente frecuencia, estos músculos se quedan permanentemente alargados, creando la apariencia más larga y delgada de una bailarina o gimnasta.

■ **Incrementar su energía y fuerza.** A medida que sus músculos se vayan alargando, retendrán menos tensión, se moverán con mayor fluidez y estarán menos rígidos. Los músculos flexibles usan el oxígeno con más eficiencia que los músculos cortos y tensos. Esta mayor eficiencia le ayuda a aumentar la intensidad de sus caminatas sin llegar a sentirse agotada. Los músculos flexibles también pueden contraerse más que los músculos tensos, lo cual hace que aumente su fuerza.

Además, el acto de estirarse hace que se bombee sangre hacia sus músculos y libera la tensión que hay en ellos, lo cual generalmente la hará sentirse bien. En cualquier momento que necesite elevar naturalmente su nivel de energía, simplemente dése un descanso para estirarse. Esa es una de las razones por las que me gusta estirarme a primera hora de la mañana. *Siempre* me dan ganas de ponerme a hacer ejercicio cuando termino mis estiramientos.

■ **Aumentar la productividad.** ¿Alguna vez ha tenido uno de esos días en que está pensando en veinte cosas a la vez, haciéndola sentirse tan agobiada que lo único que logra es que la preocupación acabe con su energía? En esos días —los mismos días en que piensa que no tiene tiempo— es cuando necesita estirarse más que nunca. Estirarse le ayuda a darse un descanso. Du-

> "La respiración profunda aumenta naturalmente su energía. ¡Tómese descansos para respirar en vez de descansos para tomar café!"

"¡Cuándo se estira y se relaja, usted alarga sus músculos, lo cual la hará lucir hasta cinco libras más delgada y una pulgada más alta en tan sólo unos cuantos minutos!"

rante ese descanso de cinco minutos, su mente deja de ir a mil por hora, permitiéndole ordenar sus pensamientos y ayudándole a lograr más después de haberse dado ese descanso para estirarse. Cuando ya pueda lograr más en el trabajo, entonces le quedará más tiempo libre para hacer ejercicio.

Estirarse también la ayuda a *sentirse* mejor, lo cual la ayuda a trabajar más arduamente. Por ejemplo, hace poco una de mis hermanas (que trabaja de técnica dental) se estaba quejando de molestias en el cuello y los hombros porque su trabajo requería estar inclinada la mayor parte del día. Yo le sugerí que probara mi rutina de estiramientos del mediodía. Ella empezó a tomar recesos para estirarse antes de recibir a su siguiente cliente y sus dolores y tensión se desvanecieron. Ella logró sentirse mejor todo el día y también con más energía cuando llegaba a casa en la noche. De vez en cuando, ella se salta sus estiramientos y no sólo regresa la tensión, sino que se le convierte en un dolor de cabeza.

- **Mejorar la circulación.** Los estiramientos mejoran la circulación de sangre hacia sus músculos. Esta circulación es la que ayuda a sanar su cuerpo, reparando cualquier lesión y calmando los achaques y dolores. Una menor cantidad de achaques y dolores equivale a poder caminar y hacer sus ejercicios tonificantes con más vigor.

La mejor circulación también puede mejorar directamente su apariencia al prevenir tanto la celulitis como las venas varicosas. La celulitis es un tipo de grasa que se sale a través de los puntos débiles de su tejido conectivo, creando una apariencia de cáscara de naranja. Estirarse incrementa la circulación hacia estas áreas, ayudando a que su cuerpo movilice y queme esta grasa durante sus sesiones de ejercicio.

Las venas varicosas se forman cuando los músculos de sus piernas no son capaces de impulsar la sangre hacia arriba, en contra de la gravedad, hacia su corazón. En vez, la sangre fluye de regreso, ensanchando la vena. Cuando una de mis hermanas empezó a desarrollar estas venas torcidas, yo le sugerí que probara mi rutina de estiramientos para la noche, la cual incluye una serie de estiramientos que promueven el flujo de sangre de regreso al corazón. Después de unas semanas de hacer esta nueva rutina de estiramientos, ella me comentó que sus venas estaban empezando a desaparecer.

■ **Mejorar el sueño.** Estirarse antes de irse a dormir puede ayudarla a hacer la transición de estar corriendo todo el día a relajarse para poder conciliar el sueño. Le ayuda a liberar cualquier tensión muscular que todavía le quede, a despejar su mente y a relajar profundamente todo su cuerpo. Estírese justo antes de irse a la cama y podrá conciliar el sueño con mayor rapidez, dormir más profundamente y despertar a la mañana siguiente sintiéndose más refrescada.

Lo que debe y no debe hacer al estirarse

Para conseguir un nivel de energía, flexibilidad, sueño y resultados óptimos, trate de estirarse al menos tres veces al día. Comience su primera sesión de estiramientos tan pronto como despierte en la mañana. Levántese de la cama e inicie su día vigorizando su cuerpo y mente con mis Estiramientos Despertadores, los cuales le llevarán sólo cinco minutos. Tómese su siguiente descanso para estirarse durante el día de trabajo y haga mis Estiramientos Eliminatensiones del Mediodía,

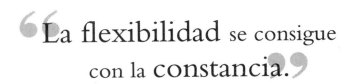

"**La flexibilidad** se consigue con la **constancia**."

"Cuando alarga y estira sus músculos, usted mejora su circulación y elimina la tensión."

los cuales sirven para aliviar la rigidez y el dolor en el cuello, hombros y espalda. Luego, cierre con broche de oro con mi Rutina de Relajación de la Noche, la cual ha sido diseñada para calmar su cuerpo y mente de modo que pueda descansar mientras duerme pacíficamente.

Al estirarse, tenga presente lo que debe y no debe hacer.

LO QUE SÍ DEBE HACER. . .

- **Estirarse cada día, muchas veces al día.** Entre mayor sea la frecuencia con la que se estire, mejor. Yo a menudo me estiro siempre que necesito un descanso. Me ayuda a ordenar mis pensamientos y a liberar cualquier tensión que haya acumulado, permitiéndome regresar a mi trabajo o a mis hijas con más energía.

- **Mantener cada estiramiento durante alrededor de 20 segundos.** Entre más tiempo mantenga un estiramiento, más se relajarán sus músculos.

- **Repetir los estiramientos cuantas veces lo necesite.** Si está realmente tensa, quizá necesite hacer su rutina de estiramientos más de una vez antes de sentirse relajada y rejuvenecida. Yo a menudo hago mis estiramientos de la mañana y del mediodía varias veces, pasando con fluidez de un estiramiento al siguiente y repitiendo toda la secuencia hasta que me siento concentrada y relajada.

- **Respirar.** Trate de respirar lenta y profundamente, moviéndose al ritmo de su respiración. Esto le ayudará a prestar más atención a sus estiramientos, permitiéndole relajar su mente al mismo tiempo que relaja su cuerpo. Esto también hará que su cuerpo se llene de oxígeno vigorizante. Nunca aguante la respiración mientras se esté estirando. Es necesario que el oxígeno llegue al área que está estirando. Por lo tanto, respire naturalmente, tan naturalmente como le sea posible.

LO QUE NO DEBE HACER. . .

- **Apresurarse.** Si se siente tentada a hacer sus estiramientos rapidito porque tiene muchas cosas qué hacer, recuerde que al estirarse, *crea* tiempo. Cuando usted se estira, se da un descanso que le ayuda a rejuvenecer su mente, preparándola para enfrentar todo lo que tiene que hacer en el día.

- **Rebotar.** Adopte la posición del estiramiento lentamente y luego mantenga esa posición una vez que llegue a su máximo nivel de estiramiento. No trate de estirar más rebotando o jaloneando su cuerpo. Esto podría causar que sus músculos se rasguen, lo que la dejará sintiéndose peor en vez de mejor.

- **Esforzarse.** Estirarse debe ser algo placentero. Debe poder sentir cómo se calientan, se alargan y se relajan sus músculos. Sin embargo, no debe de sentir dolor, particularmente alrededor de sus articulaciones. Si siente dolor, entonces probablemente se está estirando demasiado.

ESTIRAMIENTOS DESPERTADORES

Yo me estiro tan pronto como me levanto de la cama. Estirarme me ayuda a despertar, a adoptar la actitud correcta y a deshacerme de cualquier rigidez mañanera. Es un gran regalo que yo me doy y que me lleva menos de cinco minutos.

La rutina de estiramientos que aparece en las páginas siguientes es la rutina exacta que yo hago cada mañana. Pruebe esta secuencia cuantas veces lo necesite para sentirse caliente, relajada y flexible.

Esta rutina hará que se despierte su columna y calentará su cerebro y sus músculos. También echará a andar su circulación, ayudándola a moverse más durante todo el día y a quemar más calorías como resultado del mayor movimiento. Es una manera maravillosa de "arrancar", una manera perfecta de comenzar el día.

> CALIENTA SU ESPALDA Y COLUMNA > ALARGA SU COLUMNA

Estiramiento para tocar el cielo

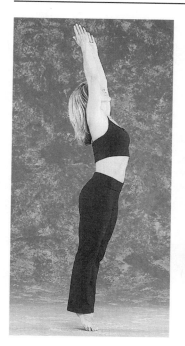

Párese de modo que sus pies queden alineados con sus caderas y con las manos a los lados. Inhale profundamente y eleve lateralmente sus brazos, con las palmas de las manos hacia arriba. Estire los brazos lo más que pueda para abrir su pecho y espalda superior.

Exhale y siga elevando los brazos hasta que estén por encima de su cabeza, como se muestra, parándose de puntas como si estuviera tratando de alcanzar el cielo. Respire profundamente mientras estira todo su cuerpo, manteniendo el estiramiento hasta que sienta cómo se alarga y calienta su columna. Luego regrese a la posición inicial y pase al estiramiento para una espalda saludable.

MEJORES RESULTADOS	Menos Tiempo

Mientras esté estirando sus manos hacia el cielo, mantenga el cuello alargado y los omóplatos abajo. Trate no de subir los hombros hacia sus orejas.

Estiramiento para una espalda saludable

Después de hacer el estiramiento para tocar el cielo, baje los talones al piso pero mantenga los brazos estirados por encima de su cabeza con las palmas de frente una a la otra. Entrelace los dedos de sus manos, con los dedos índice juntos apuntando hacia arriba en forma de templo.

Inhale profundamente y luego exhale a medida que estira las manos hacia la derecha, doblando todo su torso hacia la derecha, como se muestra, y sintiendo un estiramiento profundo a lo largo de su costado izquierdo. Inhale mientras regresa al centro y luego repita el estiramiento hacia el otro lado, manteniéndolo hasta que haya exhalado completamente. Alterne de lado a lado cuatro veces y luego regrese a la posición inicial para hacer círculos con los hombros.

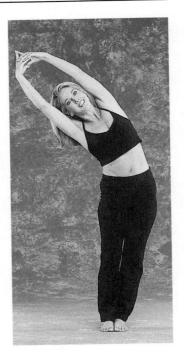

MEJORES RESULTADOS	Menos Tiempo

Muchas mujeres redondean la espalda hacia adelante durante este estiramiento, lo cual hace que se comprima el pecho y dificulta la respiración. Mientras se esté estirando hacia el lado, mantenga los omóplatos presionados hacia atrás, abriendo su pecho hacia el techo. También puede ser de ayuda voltear la cabeza para mirar hacia arriba. Mirar hacia arriba automáticamente la alentará a que la parte superior de su torso permanezca en la posición correcta.

"Vamos a despertar a la columna."

➤ ESTIRA Y CALIENTA SUS HOMBROS Y SU PECHO
➤ ELIMINA LA TENSIÓN EN EL CUELLO Y LOS HOMBROS

Círculos de hombros

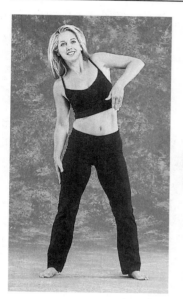

A. Regrese al inicio después de terminar el estiramiento para una espalda saludable y baje sus brazos de modo que queden a sus costados. Abra sus pies de manera que queden a una distancia de unas cuantas pulgadas más que el ancho de su cadera. Inhale profundamente. Exhale mientras dobla su brazo izquierdo y levanta su codo y antebrazo izquierdos, como se muestra.

MEJORES RESULTADOS	Menos Tiempo
Respire profundamente mientras se esté moviendo, dado que esto le ayudará a oxigenar completamente sus pulmones, lo cual elevará aún más su nivel de energía. Haga este estiramiento cada vez que se sienta cansada o somñolienta.	

(continúa)

Círculos de hombros (continuación)

B. Siga exhalando mientras lleva su codo izquierdo hacia arriba y hacia atrás, dibujando un gran semicírculo, dejando que su mano izquierda cuelgue hacia abajo. Inhale cuando necesite hacerlo y siga el movimiento hasta que haya dibujado un círculo completo. Repita lo mismo con su codo derecho, respirando profundamente y alternando el hombro izquierdo y derecho hasta que haya hecho este estiramiento cinco veces de cada lado. Luego pase al estiramiento de gato.

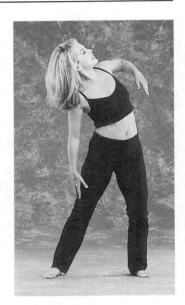

Estiramiento de gato (de pie)

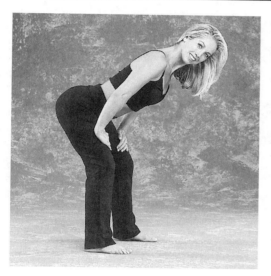

A. Doble ligeramente sus rodillas. Inclínese hacia adelante desde la cintura y coloque las palmas de las manos sobre sus muslos, justo por encima de sus rodillas. Presione ligeramente sus muslos para alargar su columna, haciendo que su coxis se aleje lo más posible de su corona. Inhale y levante lentamente la vista hacia el techo, eleve su coxis y baje su ombligo, formando una curva cóncava con su columna, como se muestra.

(continúa)

Estiramiento de gato
(de pie) *(continuación)*

B. Exhale e invierta el estiramiento, metiendo el ombligo hacia su columna y redondeando su espalda para que la corona de su cabeza y el coxis se acerquen entre sí, arqueando la espalda hasta hacer el estiramiento de gato. Alterne entre ambos estiramientos cinco veces, moviéndose al ritmo de su respiración.

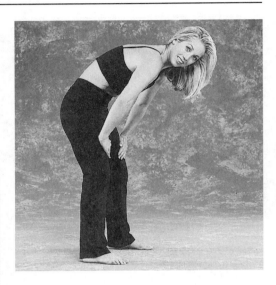

MEJORES RESULTADOS	Menos Tiempo
¿Alguna vez ha visto cómo los gatos arquean el lomo? El objetivo de este estiramiento es lograr el mismo arco, estirándose entre cada vértebra de su columna. Meta la barbilla para alargar su cuello y jale el coxis hacia abajo para que se estire cada una de las articulaciones que hay desde su coxis hasta su cabeza.	

Inclinación hacia adelante

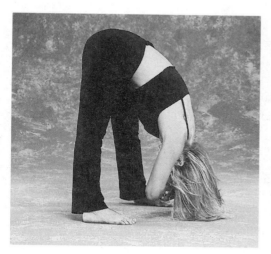

Desde el estiramiento de gato parado, inhale y luego exhale mientras se dobla hacia adelante, poniendo las manos sobre las rodillas a medida que vaya bajando lentamente. Debe sentir que se alarga la parte trasera de sus muslos y su espalda inferior. Permita que su cabeza y sus hombros se relajen y que caigan por acción de la gravedad.

Mantenga esta posición durante 20 segundos, respirando normalmente, y luego levántese lentamente con la espalda redondeada, una vértebra a la vez, volviendo colocar sus manos sobre sus muslos para equilibrarse.

MEJORES RESULTADOS	Menos Tiempo
Si tiene la presión arterial baja, quizá no pueda doblarse completamente hacia adelante a primera hora de la mañana sin marearse. En ese caso, deje siempre las manos sobre los muslos para mayor seguridad y sólo dóblese hasta donde le sea cómodo.	

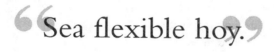

"Sea flexible hoy."

La mayoría de nosotras subconscientemente acumulamos tensión, a menudo en el cuello y los hombros, siempre que estamos concentradas, nerviosas, asustadas o ansiosas.

También podemos acumular tensión simplemente por pasar la mayor parte del día sentadas detrás de un escritorio. Incluso aunque mantengamos una buena postura mientras estemos sentadas, la presión del asiento de la silla contra el trasero y la falta de flujo sanguíneo desde las piernas hacia el tronco impide que haya una buena circulación de sangre. Si esto lo sumamos a la típica postura encorvada que la mayoría de nosotras adoptamos detrás del escritorio o cuando sostenemos el teléfono con el hombro, el resultado es tensión en el pecho, el cuello y la cadera.

Aquí es donde nos sirve estirarnos, dado que los estiramientos hacen que los músculos tensos se relajen. También mejoran la circulación de la sangre, ayudándola a sentirse con más energía durante y después del trabajo. Los estiramientos contrarrestan cualquier rigidez que pueda resultar de la mala postura y los músculos cansados.

> LIBERA LA TENSIÓN EN SU CUELLO Y SUS HOMBROS ➤ ALARGA LOS MÚSCULOS DEL CUELLO QUE ESTÁN RÍGIDOS POR SOSTENER EL TELÉFONO CON EL HOMBRO O POR SENTARSE CON LA ESPALDA ENCORVADA

Liberación de cuello y hombro

Siéntese derecha con los hombros relajados y el cuello extendido. Baje ambos brazos, permitiendo que cuelguen hacia el piso. Inhale profundamente. Exhale y baje su oreja izquierda hacia su hombro izquierdo. Levante su mano izquierda y úsela para jalar ligeramente su cabeza hacia su hombro, como se muestra, aumentando así el estiramiento. Respire profundamente, sintiendo cómo se relaja su cuello cada vez que exhala. Mantenga el estiramiento durante 20 segundos. Regrese al centro y repita lo mismo hacia la derecha, llevando su oreja derecha hacia su hombro derecho.

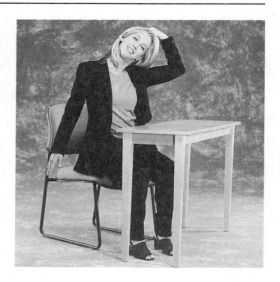

➤ ABRE SU PECHO PARA FACILITAR LA RESPIRACIÓN ➤ ESTIRA SU ESPALDA SUPERIOR
➤ ELIMINA LA TENSIÓN EN SUS HOMBROS

Relajador de hombros y pecho

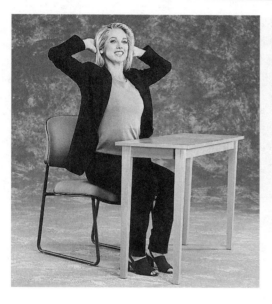
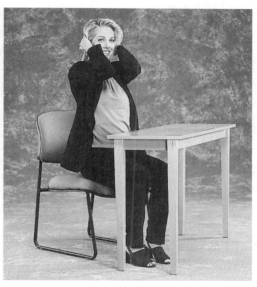

A. Entrelace los dedos de sus manos detrás de la nuca. Inhale profundamente y abra los codos hacia atrás, llevándolos lo más atrás de su cabeza como pueda. Levante su esternón, mire hacia arriba y sienta cómo se abre su pecho.

B. Exhale y junte los codos hacia el frente, al mismo tiempo que deja caer el esternón, redondea su espalda superior y contrae su pecho, tratando de formar una pelota con su tronco para estirar su espalda superior. Suelte el estiramiento y luego alterne entre ambos estiramientos cinco veces.

MEJORES RESULTADOS	Menos Tiempo

Cuando esté estirando su pecho, imagine que alguien está jalando suavemente sus codos por detrás de su torso, permitiendo que sienta el estiramiento desde el esternón hasta sus axilas e incluso sus brazos.

Extensión con un brazo

Siéntese derecha con las manos a los lados. Inhale y eleve su brazo derecho hacia el lado hasta que esté a la altura del hombro. Exhale lentamente y lleve su brazo derecho hacia el frente y ligeramente hacia abajo dibujando un enorme círculo, como si quisiera abrazar una pelota muy grande. Redondee la espalda superior mientras lleva el brazo hacia el frente, permitiendo que su omóplato derecho se abra. Luego, con su mano izquierda, jale suavemente su muñeca derecha, como se muestra, para que el estiramiento sea más profundo. Mantenga el estiramiento durante 20 segundos y luego relaje el brazo. Repita lo mismo con su brazo izquierdo.

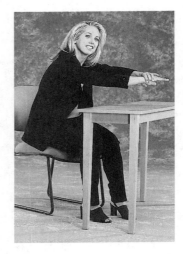

MEJORES RESULTADOS	Menos Tiempo

El secreto de este estiramiento está en su omóplato. Manténgalo presionado hacia atrás y sentirá un estiramiento maravilloso justo en esa área de su espalda donde siempre le pide a sus amigas o esposo que le den un masaje. Además, trate de levantar el hombro del lado del cuerpo que esté estirando y de bajar el hombro opuesto para abrir más el tórax y lograr un estiramiento más profundo.

> "A menudo siento tensión entre mis omóplatos, y este estiramiento realmente da en el clavo."

➤ MEJORA LA CIRCULACIÓN   ➤ AYUDA A PREVENIR LAS VENAS VARICOSAS
➤ ESTIRA SUS CADERAS, ESPALDA INFERIOR Y GLÚTEOS

Abridor de caderas

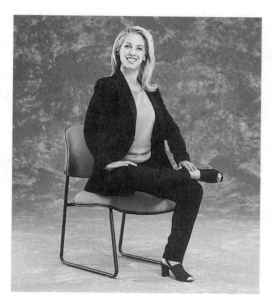

A. Siéntese en la orilla de una silla. Inhale, levante su rodilla derecha y coloque su tobillo derecho sobre su muslo izquierdo, justo por encima de la rodilla. Con la mano derecha, presione suavemente su rodilla derecha hacia abajo para que su pierna derecha doblada quede paralela con respecto al piso.

(continúa)

➤ MEJORA LA CIRCULACIÓN   ➤ AYUDA A PREVENIR LAS VENAS VARICOSAS
➤ ESTIRA SUS CADERAS, ESPALDA INFERIOR Y GLÚTEOS

Abridor de caderas (continuación)

B. Exhale e inclínese hacia adelante desde la cintura, manteniendo la espalda recta y sintiendo un estiramiento fabuloso a lo largo de su espalda inferior y caderas. Mantenga el estiramiento durante 20 segundos y luego repita lo mismo del otro lado.

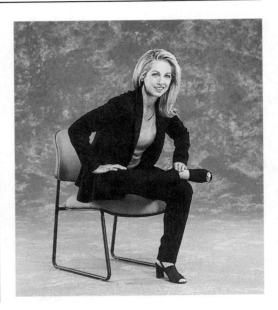

MEJORES RESULTADOS	Menos Tiempo
Mantenga la rodilla presionada hacia abajo mientras se inclina hacia adelante. Esto abrirá su cadera y aumentará el estiramiento. Asimismo, extiéndase hasta la corona mientras se inclina, alargando su espalda desde el coxis hasta la corona.	

RUTINA DE RELAJACIÓN DE LA NOCHE

A mí me encanta estirarme justo antes de irme a acostar. Me ayuda a relajarme y dejar de lado mi lista mental de "cosas por hacer", permitiéndome pasar suavemente del ajetreo del día a una sensación de calma y de descanso. Yo he descubierto que es una manera maravillosa de terminar el día pacífica y tranquilamente, ya que me ayuda a dormir profundamente y despertar al día siguiente sintiéndome refrescada.

Los siguientes estiramientos ayudan a preparar su cuerpo para el sueño. Algunos de mis estiramientos favoritos son los de la serie para la circulación en las piernas, ya que ayudan a drenar el líquido que tiende a acumularse en las piernas durante un día largo en que haya tenido que estar de pie o sentada durante mucho tiempo. También le ayuda a relajarse profundamente.

Necesitará una pared para hacer muchos de estos estiramientos, así que utilice una pared de su casa donde no tenga cuadros colgados u otros estorbos. Asimismo, asegúrese de que sus pies estén limpios para que no deje marcas en su pared. Respire profundamente mientras se esté estirando. Trate de exhalar suspirando en voz alta e imagine que con cada exhalación también está dejando ir el ruido mental, la ansiedad o los pensamientos inquietantes.

➤ ABRE SU PECHO ➤ ESTIRA SUS HOMBROS, ESPALDA Y PIERNAS

Estiramiento de espalda contra la pared

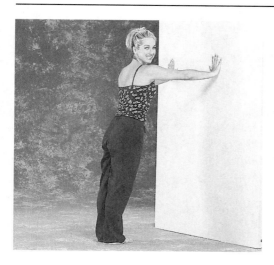

A. Párese frente a una pared a una distancia tal que pueda colocar las manos sobre la misma con los brazos extendidos. Eleve los brazos a la altura del pecho, con las palmas de las manos hacia la pared.

(continúa)

Estiramiento de espalda contra la pared
(*continuación*)

B. Exhale e inclínese hacia adelante, tocando la pared con las palmas de las manos. Ponga las palmas sobre la pared y hunda la espalda, como se muestra, permitiendo que se abran su pecho y axilas. Si es necesario, dé un paso hacia atrás, manteniendo los pies alineados debajo de sus caderas. Extienda y presione hacia atrás a través de sus caderas. Respire profundamente mientras se relaja, manteniendo el estiramiento durante 20 segundos.

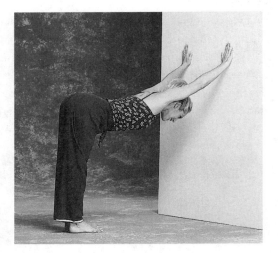

MEJORES RESULTADOS	Menos Tiempo
Alargue su columna, llevando su coxis lejos de la pared. Asimismo, sienta cómo se estira su pecho hacia adelante a través de sus brazos a medida que se van abriendo sus axilas.	

➤ ESTIRA SUS CADERAS Y GLÚTEOS

Abridor de cadera sobre la pared

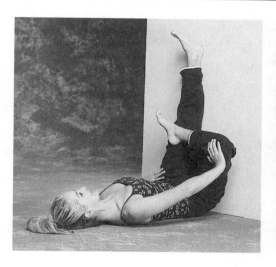

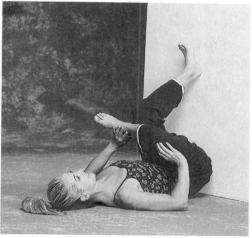

A. Acuéstese sobre el piso y arrime su trasero de modo que quede pegado a la pared. Inhale y extienda su pierna izquierda sobre la pared al mismo tiempo que dobla su pierna derecha, colocando su tobillo derecho contra la parte inferior de su muslo izquierdo y abriendo su rodilla derecha hacia la pared.

B. Exhale y doble lentamente su pierna izquierda, sintiendo un estiramiento profundo en sus caderas. Mantenga este estiramiento durante 20 segundos, luego suéltelo y cambie de pierna.

MEJORES RESULTADOS	Menos Tiempo
Probablemente no tendrá que doblar mucho su pierna para sentir este estiramiento. Use una mano para hacer una presión ligera contra la rodilla de la pierna que esté estirando, empujando esa rodilla hacia la pared. Esto abrirá su cadera y hará que el estiramiento sea más profundo.	

➤ ALIVIA LA TENSIÓN MUSCULAR EN SUS PIERNAS Y ESPALDA
➤ ELIMINA LA HINCHAZÓN DE SUS PIERNAS   ➤ RELAJA SU MENTE Y SU CUERPO

Serie para la circulación de las piernas

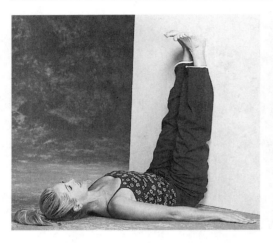 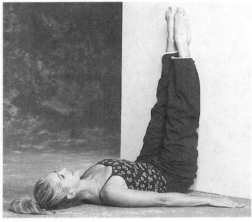

A. Al terminar el abridor de caderas, eleve ambas piernas y gire su cuerpo de modo que la parte trasera de ambos muslos descanse contra la pared, formando un ángulo de 90 grados con respecto a su torso.

B. Respire normalmente al mismo tiempo que flexiona y hace punta con los dedos de los pies durante 20 segundos, alternando entre la posición flexionada y la posición en punta.

MEJORES RESULTADOS	Menos Tiempo
Permita que su cuerpo se entregue a estos estiramientos. Deje que el peso de sus piernas se hunda en sus caderas. Sienta cómo su cuerpo hace presión contra el piso.	

"Respire profundamente, relajándose más y más con cada exhalación."

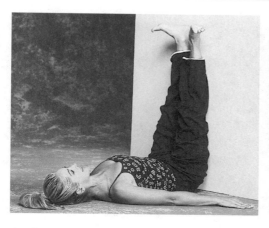

C. Dibuje círculos con los dedos gordos de sus pies, estirando sus tobillos en todas direcciones. Dibuje círculos en el sentido de las manecillas del reloj y en sentido inverso, durante 20 segundos.

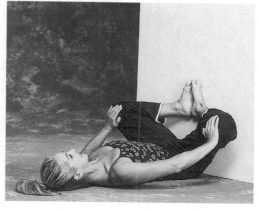

D. Exhale al deslizar sus pies por la pared hacia su pelvis y abra sus rodillas hacia la pared, juntando las plantas de los pies. Mantenga esta posición durante 20 segundos, respirando profundamente.

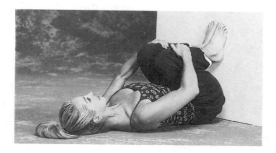

E. Inhale y vuelva a juntar los tobillos. Doble las rodillas hacia su pecho, poniendo los pies planos sobre la pared. Exhale y mantenga esta posición durante 20 segundos, respirando normalmente.

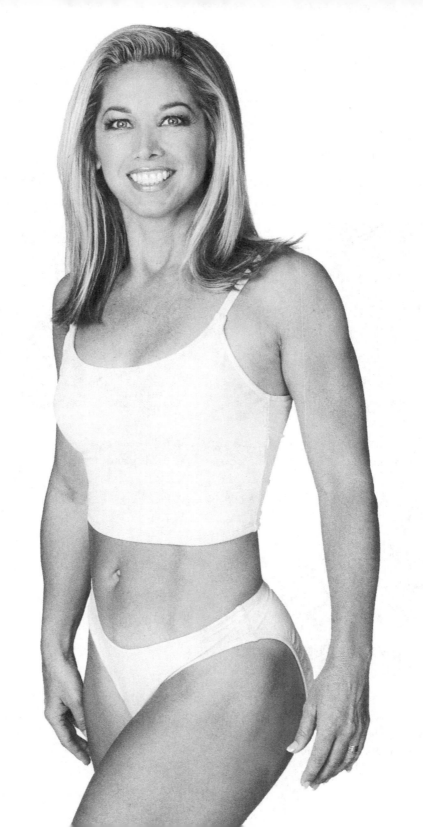

TERCERA PARTE

Ejercicios
eliminagrasa

CAPÍTULO 5

EJERCICIOS ELIMINAGRASA

Tronco

Algunas mujeres olvidan tonificar la parte superior de su cuerpo. A veces me dicen que prefieren enfocarse exclusivamente en sus áreas problemáticas, como por ejemplo, su abdomen y sus muslos. O me dicen que no quieren lucir fuertes y musculosas.

Lo cierto es que estas excusas son razones infundadas para no acondicionar su tronco. El entrenamiento con pesas puede hacer cosas asombrosas por mejorar su apariencia y es crucial para reducir sus zonas de grasa. Al tonificar su tronco, especialmente con los ejercicios que he incluido en las rutinas para la zona de grasa del tronco, usted tonificará y les dará forma a sus músculos.

Pero sus músculos *no* se volverán grandes y abultados. Muy pocas mujeres poseen el potencial genético necesario para desarrollar los músculos enormes en los brazos y hombros que tiene un jugador de fútbol o un fisiculturista. Simplemente no contamos con los altos niveles de la hormona testosterona que tienen los hombres.

Así que no se preocupe. Debido a que el músculo ocupa menos espacio que la grasa, lo más probable es que se reduzca de tamaño a medida que forme más músculo. El entrenamiento con pesas tonificará y contorneará sus músculos, haciéndolos lucir más delgados y más definidos.

Como ventaja adicional, los ejercicios que tonifican su tronco le ayudarán a minimizar sus áreas problemáticas inferiores. Por ejemplo, los hombros débiles y encorvados puede hacer que sus piernas luzcan más anchas. Sin embargo, si usted tonifica sus hombros y tronco con mis rutinas para la zona de grasa del tronco, usted ayudará a crear la forma de un triángulo invertido, permitiendo que el ancho de los hombros vaya disminuyendo gradualmente hasta llegar a una cintura y cadera delgadas. La tonificación del tronco le ayuda a lograr tener una mejor proporción corporal.

Yo considero que la razón más convincente para incluir ejercicios para el tronco en su rutina es que hará que el resto de su vida sea más fácil. Usted desarrollará la fuerza que necesita en los brazos, el pecho, los hombros y la espalda para cargar a sus hijos, las bolsas del supermercado y las maletas con facilidad. Gracias a que he mantenido mi tronco tonificado y fuerte, he podido seguir haciendo, a mis 47 años de edad, todas las cosas que solía hacer cuando estaba en la preparatoria. Cuando mis hijas quieren hacer ruedas de carro en el parque, yo también puedo hacerlas junto con ellas. Cuando quieren pasar por el pasamanos, también las acompaño. Incluso hacemos concursos para ver quién puede durar más tiempo parada de manos. . . ¡y casi siempre les gano!

Esta mayor fuerza les quitará presión a su cuello y hombros, evitando la tensión que tiende a acumularse en esas áreas y haciéndola sentir mejor todo el día.

La anatomía de un tronco firme

Mis rutinas para la zona de grasa del tronco delinearán y contornearán todos los músculos de la parte superior de su cuerpo y eliminarán la grasa excedente, haciéndola lucir hermosa y delgada cuando se ponga un vestido tipo *halter* o un bikini. Ninguna parte de su cuerpo se "desbordará".

Usted reafirmará las partes flácidas que tiene debajo de los brazos, esas partes que quizá le tiemblan como gelatina cada vez que dice adiós con la mano. Tonificará y levantará sus senos y ayudará a formar más músculo en el pecho para poder usar escotes más atrevidos y lucir más *sexy*. El simple hecho de fortalecer su espalda superior y hombros le ayuda automáticamente a pararse derecha y una mejor postura la ayudará a lucir más delgada, alta y segura de sí misma. ¡Además, al tonificar su espalda superior, notará que se le dejarán de salir esas "lonjitas" alrededor de los tirantes del sostén!

Las tres rutinas de 20 minutos que aparecen a continuación ejercitarán lo siguiente:

- **Espalda superior.** Usted ejercitará el trapecio —un músculo grande en forma de rombo que inicia en la nuca, se extiende hacia los hombros y luego se extiende hacia abajo hasta la mitad de su espalda— y otros músculos más pequeños de la espalda superior, incluyendo el teres menor y el infraespinoso. También ejercitará el latísimo dorsal, el cual también se encuentra en la espalda, pero ligeramente más abajo. Juntos, estos músculos son los que la mantienen erguida, ayudándola automáticamente a dejar de encorvarse. Ejercitar esta área también ayuda a crear la ilusión de una cintura más estrecha y caderas más delgadas.

- **Brazos.** Usted trabajará específicamente los bíceps, que corren a lo largo de la parte frontal de los brazos, así como sus tríceps, que son los músculos del cuerpo que menos usamos. Corren a lo largo de la parte trasera de los brazos. Usamos los bíceps para cargar las bolsas del supermercado, pero casi nunca usamos los tríceps, los cuales nos sirven para empujar.

- **Pecho.** Usted ejercitará el pectoral mayor. Este músculo levanta y les da forma a los senos. Desarrollar los músculos del pecho le ayuda a crear un espacio entre ambos senos, dado que los lados de los pectorales se unen justo por encima de sus senos. El pectoral mayor yace debajo del tejido del seno, por lo que levantará sus senos, ayudándole a contrarrestar los efectos de la gravedad.

- **Hombros.** Trabajar los músculos deltoides que corren por la parte frontal, superior y trasera de sus hombros le ayudará a eliminar los hombros caídos, haciéndola lucir más segura de sí misma, juvenil y llena de energía. Usted desarrollará "hombreras" naturales, creando una apariencia fuerte y *sexy*.

Lo que debe y no debe hacer al ejercitar el tronco

Los ejercicios que forman parte de mis rutinas para la zona de grasa del tronco trabajarán los músculos del tronco desde todos los ángulos, ayudando a darle forma a todo su tronco. Usted se está embarcando en un plan de tonificación de 6 semanas de duración que irá siendo más desafiante cada dos semanas. Hará la primera rutina durante la Primera y la Segunda Semana, la segunda rutina durante la Tercera y la Cuarta Semana y la última rutina durante la Quinta y la Sexta Semana. Cada rutina le exige más y, a cambio, le da mejores resultados. Durante la Primera y la Segunda Semana, usted aprenderá las alternativas para principiantes de algunos ejercicios estándar, como las planchas (lagartijas). Durante las semanas posteriores, empezará a hacer la versión más difícil de esos mismos ejercicios, ¡e incluso llegará a dominarlos!

Asimismo, durante la Primera y la Segunda Semana, hará muchos ejercicios que trabajan un solo lado de su cuerpo a la vez. Esto le ayudará a concentrarse en hacer correctamente el movimiento. Sin embargo, en las semanas siguientes, aprenderá a ejercitar ambos lados al mismo tiempo, lo que le permitirá completar más ejercicios en menos tiempo.

Si su zona de grasa personal es el tronco, haga estas rutinas tres veces a la semana junto con sus otras sesiones de ejercicio eliminagrasa, sus estiramientos y sus caminatas.

LO QUE SÍ DEBE HACER. . .

- **Usar mancuernas.** Use una pesa lo suficientemente ligera como para que pueda hacer el ejercicio en la forma apropiada y en un sólo movimiento fluido y uniforme, pero lo suficientemente pesada como para que llegue al punto de fatiga muscular en 15 repeticiones. Quizá necesite usar pesas de diferentes tamaños para distintos grupos de músculos, dado que los músculos más grandes como los de su pecho y su espalda son más fuertes que los músculos de sus brazos y sus hombros. La guía que doy en "Repita según sea necesario" le ayudará a encontrar el peso correcto para usted.

- **Esforzarse.** Debe aumentar el peso de sus mancuernas cuando llegue a un punto en que pueda hacer 15 repeticiones y las últimas dos o tres le sean muy fáciles. Si puede hacer la rutina completa sin sentirse fatigada, entonces necesitará agregar más peso. Debe sentir que verdaderamente está haciendo un esfuerzo en sus últimas dos o tres repeticiones.

- **Hacerlos lentamente.** Trate de no aprovechar la inercia. Los estudios de investigación han mostrado que entre más lento levante las pesas, más músculo incorporará al movimiento, haciendo que el ejercicio sea más eficaz.

- **Respirar.** Exhale cuando contraiga los músculos (generalmente durante la parte más difícil del ejercicio) e inhale cuando suelte la contracción. Respirar le ayuda a enfocarse en el movimiento. También le da más energía.

LO QUE NO DEBE HACER. . .

- **Blanquear los nudillos.** Sostenga las pesas con la suficiente firmeza como para que no se le caigan, pero no las apriete tanto que le empiecen a doler las manos.

- **Tensar su cuello y hombros.** Mantenga estos músculos relajados mientras sube y baja los brazos durante los diversos ejercicios. Siempre mantenga el cuello alargado y los hombros abajo, lejos de sus orejas.

- **Esforzarse excesivamente.** Estas rutinas incluyen descansos para hacer estiramientos. Pero en cualquier momento que necesite un descanso adicional, tómeselo, especialmente para estirar su cuello.

Repita según sea necesario

Las tres rutinas para la zona de grasa del tronco incluyen los ejercicios más eficaces para tonificar y moldear su pecho, espalda, hombros y brazos. Cada dos semanas, comenzará a hacer una serie de ejercicios nuevos, lo que le ayudará a fortalecer, tonificar y contornear la parte superior de su cuerpo.

Su nivel actual de condición física determinará cuántas repeticiones podrá hacer de cada ejercicio. Escuche a su cuerpo. Independientemente de que esté ejercitando sus tríceps, pecho u hombros, preste atención a cómo se sienten esos músculos mientras los mueve. Cuando le empiecen a doler y se empiecen a fatigar, haga dos repeticiones más y luego pase al ejercicio siguiente.

Estas son unas cuantas reglas prácticas para determinar el número correcto de repeticiones y el peso que debe usar a medida que vaya avanzado en este programa de tonificación de seis semanas de duración.

Primera y Segunda Semanas. La mayoría de las mujeres pueden empezar con pesas de 2 a 3 libras (1 a 1.4 kg). Si tiene duda, opte por pesas más ligeras en lugar de elegir las más pesadas. Esto protegerá sus articulaciones y le permitirá hacer más repeticiones, lo cual le ayudará a moldear y tonificar sus músculos en lugar de que se le hagan grandes y abultados. Fíjese la meta de lograr hacer de 10 a 15 repeticiones de cada ejercicio.

Tercera y Cuarta Semanas. Probablemente podrá empezar a usar pesas de 5 libras (2 kg), completando 15 repeticiones de cada ejercicio.

Quinta y Sexta Semanas. Trate de empezar a usar pesas de 8 libras (4 kg), completando 15 repeticiones de cada ejercicio.

■ **Ignorar los estiramientos.** Todas estas rutinas le llevan 20 minutos o menos. No trate de acortarlas aún más saltándose los estiramientos sugeridos. Estos estiramientos le permiten sacarle el mayor provecho a sus ejercicios para el tronco, al permitir que se recupere entre los ejercicios, y ayudándole a realizar cada movimiento al máximo de su potencial.

■ **Trabar sus articulaciones.** Incluso cuando sus brazos estén extendidos durante un ejercicio, siempre mantenga los codos suaves y ligeramente doblados para evitar ejercer presión sobre las articulaciones de sus codos.

Durante sus primeras dos semanas de ejercicios para la zona de grasa del tronco, usted aprenderá muchos ejercicios de entrenamiento de fuerza que irá aumentando de intensidad durante las semanas siguientes. Por ejemplo, empezará a hacer planchas, pero no deje que eso la asuste. He modificado la plancha normal para que cualquier principiante, incluyéndola a usted, pueda hacerla.

Durante estas primeras dos semanas, también hará muchos ejercicios que trabajan sólo un lado de su tronco a la vez. Si bien esto le llevará un poco más de tiempo, le permite concentrarse más en el músculo que está ejercitando, asegurándose así de que lo esté haciendo de la forma correcta.

> ➤ TONIFICA LOS LADOS DE SU PECHO
> ➤ EVITA QUE LE CUELGUEN "LONJITAS" POR LOS LADOS DE LA PARTE DE ARRIBA DE SU BIKINI

Cristo de pecho

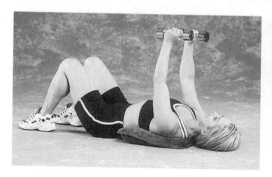 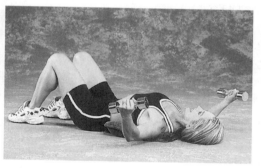

A. Recuéstese boca arriba sobre una almohada. Doble las rodillas y mantenga los pies planos sobre el piso. Sostenga una mancuerna en cada mano y coloque los brazos ligeramente doblados y extendidos por encima de su pecho.

B. Baje lentamente los brazos hacia los lados mientras inhala, manteniéndolos ligeramente doblados al mismo ángulo a lo largo de todo el movimiento. Exhale lentamente y apriete los músculos de su pecho para juntarlos, mientras regresa las mancuernas a la posición inicial, como si quisiera abrazar una pelota grande. Mantenga el vientre apretado y la espalda inferior plana a lo largo de todo el movimiento. Haga de 10 a 15 repeticiones. (Para quemar más grasa, haga dos series de 10 a 15 repeticiones cada una).

Extensión del latísimo dorsal

A. Recuéstese boca arriba sobre una banca de aeróbicos, una banca de pesas, una almohada o una pelota de estabilidad. Doble sus rodillas colocando los pies planos sobre el piso y sostenga una mancuerna con ambas manos, con los brazos extendidos por encima de sus ojos. Inhale mientras lleva la mancuerna hacia atrás, de modo que quede a una distancia de alrededor de 1 pie (30 cm) por detrás de su cabeza.

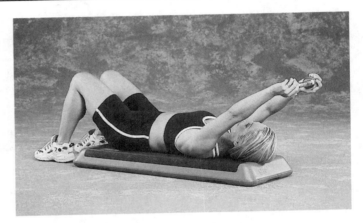

MEJORES RESULTADOS	Menos Tiempo

Si hace este ejercicio correctamente, probablemente podrá completar sólo de 5 a 10 repeticiones antes de fatigarse. ¡Yo empiezo a temblar cuando lo hago! Sin embargo, si lo hace incorrectamente, no sentirá nada. Para que el movimiento sea lo más eficaz posible, mantenga los omóplatos presionados hacia abajo, como si tuvieran imanes que los jalaran hacia el centro de la tierra. Además, imagine que la mancuerna está atada a una polea y que usted tiene que jalar en contra de esta polea para levantar la mancuerna.

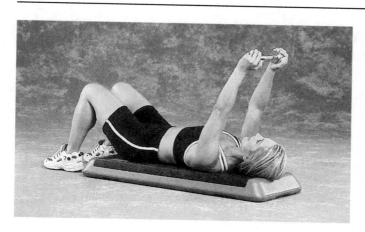

B. Imagine que alguien está empujando su mancuerna hacia abajo, haciendo que sus omóplatos se retraigan y hagan presión contra la superficie sobre la cual usted está recostada. Siga presionando sus hombros hacia abajo mientras exhala y lleva sus manos hacia adelante hasta que lleguen al nivel de sus ojos. No deje que su espalda se levante y mantenga las costillas abajo. Inhale mientras baja la mancuerna nuevamente a la posición inicial. Haga de 10 a 15 repeticiones. (Para quemar más grasa, haga dos series de 10 a 15 repeticiones).

Plancha para principiantes

A. Arrodíllese sobre su colchoneta y ponga las manos sobre una banca de aeróbicos o sobre el escalón de una escalera. Sus manos deben quedar por debajo de sus hombros. Levante los pies y espinillas de modo que sólo esté equilibrada sobre las manos y las rodillas, con el torso alargado y recto.

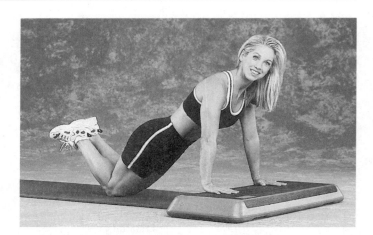

B. Con la espalda recta y el abdomen apretado, doble lentamente sus codos al mismo tiempo que inhala y baja su pecho hacia la colchoneta. Baje lo más que pueda, pero sólo hasta un punto donde todavía pueda empujarse de regreso a la posición inicial. Exhale mientras va enderezando los codos y empujándose hacia arriba, manteniendo el cuello alargado y relajado. Repita esto hasta que se fatigue. Haga de 10 a 15 repeticiones. (Para quemar más grasa, haga dos series de 10 a 15 repeticiones cada una).

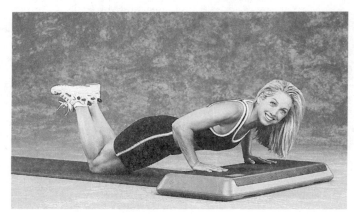

MEJORES RESULTADOS	Menos Tiempo

No deje que las planchas (lagartijas) la asusten. Quizá sólo pueda hacer una repetición la primera vez que lo intente. Sólo haga su mejor esfuerzo y enfóquese en los músculos de su pecho, usándolos para empujarse hacia arriba.

DESCANSO PARA ESTIRARSE

Expansión de pecho

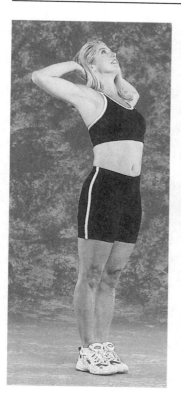

Párese con los pies alineados a sus caderas y los brazos a los costados. Coloque sus manos detrás de su cabeza, con los codos abiertos hacia los lados. Inhale y extiéndase hasta su corona para alargar la columna y enderezar la espalda. Exhale mientras lleva los codos lo más atrás que pueda, como se muestra, para abrir el pecho. Mantenga esta posición durante 20 segundos, respirando normalmente, relájese y repita el estiramiento una vez más.

MEJORES RESULTADOS	Menos Tiempo
Si ha pasado años trabajando detrás de un escritorio, lo más probable es que tenga el pecho rígido y los hombros redondeados, por lo que quizá no pueda jalar mucho sus codos hacia atrás. No se preocupe. El secreto de este estiramiento es mantener los hombros abajo, lejos de sus orejas y dejar que su esternón se eleve.	

> " Haga este estiramiento cada día para mejorar su postura y aumentar su oxigenación y capacidad pulmonar. ¡Más oxígeno significa más energía! "

Curl de bíceps (de pie)

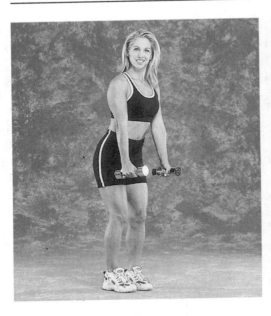 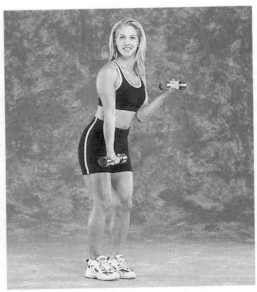

A. Póngase de pie y sostenga un par de mancuernas a sus costados, con las palmas de las manos de frente una a la otra y con los pies separados a una distancia ligeramente mayor que el ancho de su cadera. Extiéndase hasta la corona, relaje los hombros, apriete sus músculos abdominales y enderece su espalda.

B. Exhale a medida que lleva lentamente su mano izquierda hacia su hombro izquierdo, manteniendo su codo cerca de su torso. Gire la palma de su mano hacia adentro mientras levanta su mano hacia el hombro, apretando su bíceps. Inhale al bajar la mano y luego repita con la mano derecha. Siga alternando lados hasta que haya hecho de 10 a 15 repeticiones con cada mano. (Para quemar más grasa, haga dos series de 10 a 15 repeticiones cada una).

MEJORES RESULTADOS	Menos Tiempo

Usted puede hacer *curls* casi en cualquier lugar, incluso durante sus caminatas. Yo a veces los hago mientras estoy hablando por teléfono o cocinando para hacer parte de mi sesión de ejercicio mientras hago otra cosa.

VARIANTE DEL *CURL* DE BÍCEPS (SENTADA)

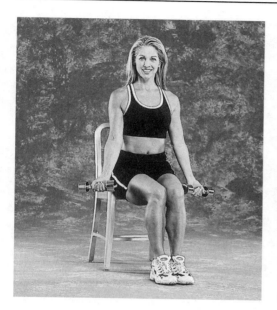

Si le empieza a molestar la espalda inferior, siéntese para hacer los *curls* de bíceps.

Siéntese en la orilla de una silla estable, como se muestra. Extiéndase hasta la corona, relaje sus hombros, apriete sus músculos abdominales y enderece su espalda. Exhale mientras lleva lentamente su mano izquierda hacia su hombro izquierdo, manteniendo el codo cerca de su torso. Gire la palma de su mano hacia usted mientras lleva su mano hacia su hombro, apretando su bíceps. Inhale mientras baja la mano y luego repita el movimiento con su mano derecha. Siga alternando lados hasta que haya hecho de 10 a 15 repeticiones con cada mano. (Para quemar más grasa, haga dos series de 10 a 15 repeticiones cada una).

"Nunca es demasiado tarde para empezar a ejercitarse con pesas."

PRIMERA Y SEGUNDA SEMANAS

➤ ELIMINA LAS "LONJAS" QUE TIENDEN A COLGAR POR FUERA DE LOS TIRANTES DE SU SOSTÉN
➤ ESCULPE UNA HERMOSA ESPALDA PARA LUCIRLA EN TRAJE DE BAÑO ➤ MINIMIZA SU CINTURA

Remo con un brazo

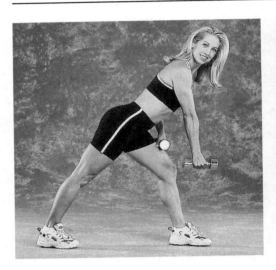
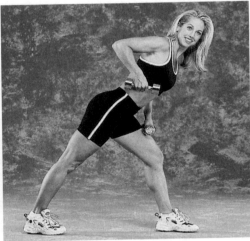

A. Párese con los pies separados a una distancia ligeramente mayor que el ancho de sus hombros y con las rodillas ligeramente dobladas. Sostenga una mancuerna en su mano derecha. Dé un paso hacia adelante con su pie izquierdo, doble su rodilla izquierda e inclínese hacia adelante desde la cintura a un ángulo de más o menos 45 grados. Coloque su mano izquierda sobre su muslo izquierdo para darle apoyo a su espalda. Extienda su brazo derecho hacia el piso, como se muestra.

B. Mantenga sus músculos abdominales apretados y la espalda plana mientras exhala y jala la pesa hacia su axila, como si estuviera jalando el arrancador de una podadora de césped. Inhale y baje la pesa. Haga de 10 a 15 repeticiones y luego cambie de lado. (Para quemar más grasa, haga dos series de 10 a 15 repeticiones cada una).

MEJORES RESULTADOS	Menos Tiempo

Para ubicar el músculo correcto en su espalda, retraiga sus omóplatos y mantenga su codo cerca de su cuerpo a lo largo de todo el movimiento. Debe sentir que la parte interna de su brazo roza ligeramente con sus costillas al elevar y bajar la mancuerna.

REMO CON UN BRAZO EN SILLA (VARIACIÓN)

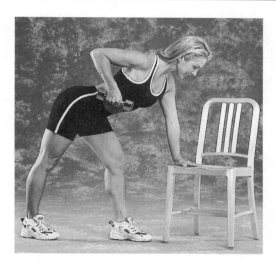

Si le empieza a molestar la espalda, recárguese contra una silla para quitarle presión a su espalda inferior.

Póngase de pie, coloque la palma de su mano izquierda sobre el asiento de la silla y lleve su pierna izquierda hacia adelante y su pierna derecha hacia atrás. Sostenga una pesa en su mano derecha. Mantenga los músculos abdominales apretados y la espalda plana mientras exhala y jala la pesa hacia su axila, como se muestra, como si estuviera jalando el arrancador de una podadora de césped. Inhale y baje la pesa. Haga de 10 a 15 repeticiones y luego cambie de lado. (Para quemar más grasa, haga dos series de 10 a 15 repeticiones cada una).

"Me encanta este ejercicio. ¡Es tan eficaz que yo lo incluyo en casi todas mis sesiones de ejercicio!"

➤ TONIFICA LOS BRAZOS ➤ LE PERMITE SALUDAR A LA GENTE CON CONFIANZA,
SIN QUE SE LE ZANGOLOTEE EL BRAZO

Extensión trasera de tríceps (de pie)

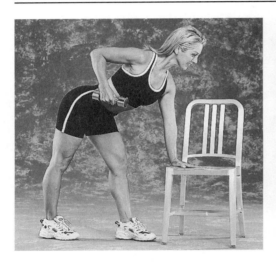 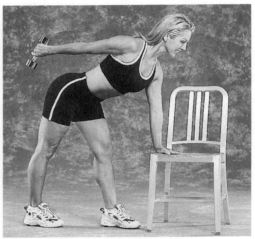

A. Párese con los pies separados a una distancia ligeramente mayor que el ancho de sus hombros y con las rodillas ligeramente dobladas. Sostenga una mancuerna en su mano derecha. Dé un paso hacia adelante con su pie izquierdo, doble su rodilla izquierda e inclínese hacia adelante desde la cintura a un ángulo de más o menos 45 grados. Coloque la palma izquierda sobre el asiento de la silla para equilibrarse. Doble su brazo derecho, como se muestra, de modo que el codo y hombro derechos estén paralelos al piso y sus nudillos apunten hacia el piso.

B. Exhale lentamente y extienda su mano derecha hacia arriba por encima de su muslo y detrás de su torso. Sostenga esta elevación durante un segundo, luego inhale y baje la mano. Haga de 10 a 15 repeticiones, luego cambie las posiciones de brazo y pierna y repita lo mismo del otro lado. (Para quemar más grasa, haga dos series de 10 a 15 repeticiones cada una).

MEJORES RESULTADOS	Menos Tiempo
Mantenga el codo cerca de su cuerpo mientras extiende y baja su brazo. No permita que su codo se mueva. Esto hará que el tríceps realice el movimiento.	

Tonificador de tríceps (de pie)

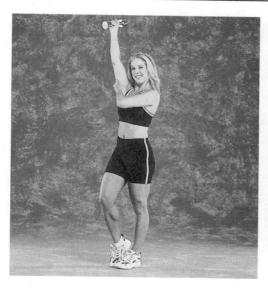

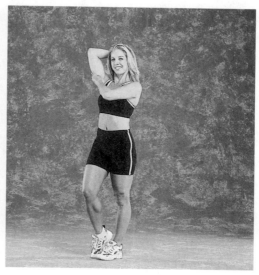

A. Párese de modo que sus pies queden alineados con su cadera. Apriete los músculos abdominales y enderece la espalda. Sostenga una pesa en su mano derecha y extienda su brazo derecho por encima de su cabeza. Use su otra mano para apoyar su brazo derecho y "sienta" como trabaja el músculo.

B. Inhale lentamente mientras dobla su codo derecho y baja la pesa por detrás de su cabeza hacia su hombro derecho. Exhale mientras eleva nuevamente la pesa. Haga de 10 a 15 repeticiones y luego cambie de brazo. (Para quemar más grasa, haga dos series de 10 a 15 repeticiones cada una).

MEJORES RESULTADOS	Menos Tiempo
Mantenga su codo lo más cerca posible de su cabeza para que así aísle el trabajo en el músculo del tríceps. Si siente molestias en la espalda inferior, haga este ejercicio sentada.	

➤ ESTIRA LA PARTE TRASERA DE SUS BRAZOS

DESCANSO PARA ESTIRARSE

Estiramiento de tríceps

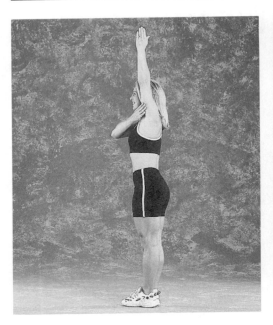
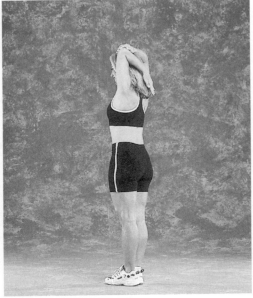

A. Párese de modo que sus pies queden alineados con su cadera. Apriete los músculos abdominales y enderece la espalda. Inhale y eleve su brazo izquierdo por encima de su cabeza, como se muestra, y luego exhale y doble el brazo, llevando su mano izquierda hacia su omóplato derecho y tratando de tocar su espalda con la mano.

B. Levante su mano derecha y tome su codo izquierdo, jalando suavemente su codo izquierdo hacia atrás con su mano derecha para estirar más el músculo. Mantenga esta posición durante 20 segundos, respirando normalmente y luego repita del otro lado.

MEJORES RESULTADOS	Menos Tiempo
Trate de no dejar que su brazo empuje su cabeza hacia adelante, ya que esto puede lastimarle el cuello y disminuir la eficacia del estiramiento.	

> TRABAJA LA PARTE FRONTAL DE SUS HOMBROS ➤ TONIFICA EL ÁREA QUE ESTÁ DEBAJO
DE SUS BRAZOS PARA QUE NO SE LE VEA LA PIEL FOFA CUANDO USE PLAYERAS SIN MANGAS

Elevación frontal de brazos (de pie)

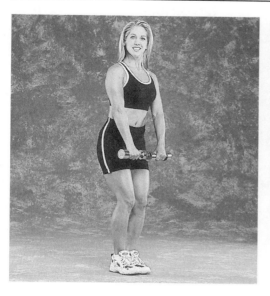 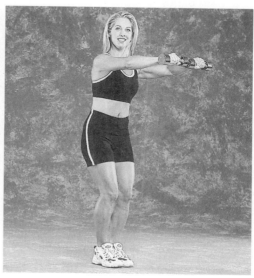

A. Póngase de pie, apriete los músculos abdominales, enderece la espalda y doble ligeramente las rodillas. Sostenga un par de mancuernas enfrente de sus muslos, con las palmas de las manos hacia estos.

B. Exhale y eleve sus brazos hasta que queden frente a su torso, llevando las mancuernas a la altura de los hombros. Luego gire los brazos lentamente hasta que las palmas de sus manos queden hacia arriba, como se muestra.

" No hay nada **más** atractivo que unos brazos tonificados. "

(continúa)

➤ TRABAJA LA PARTE FRONTAL DE SUS HOMBROS ➤ TONIFICA EL ÁREA QUE ESTÁ DEBAJO
DE SUS BRAZOS PARA QUE NO SE LE SALGAN "LONJITAS" CUANDO USE PLAYERAS SIN MANGAS

Elevación frontal de brazos
(de pie) *(continuación)*

C. Gire sus brazos de regreso para que las palmas de sus manos queden hacia abajo y luego inhale mientras baja las pesas a la posición inicial. Repita hasta que se fatigue. Haga de 10 a 15 repeticiones. (Para quemar más grasa, haga dos series de 10 a 15 repeticiones cada una).

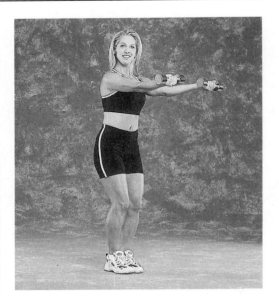

MEJORES RESULTADOS	Menos Tiempo

Levante sus brazos muy lentamente hasta el nivel de sus hombros. Esto evitará que arquee su espalda para ayudarse a levantar los brazos. Si siente molestias en la espalda inferior, haga este ejercicio sentada.

"¡Desempolve ese vestido sin mangas para lucir esos hombros contorneados!"

➤ TONIFICA LA PARTE SUPERIOR DE SUS HOMBROS

➤ AYUDA A ELIMINAR LOS HOMBROS DÉBILES Y CAÍDOS

Prés militar (de pie)

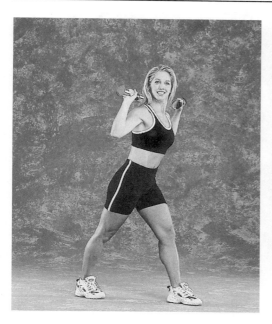

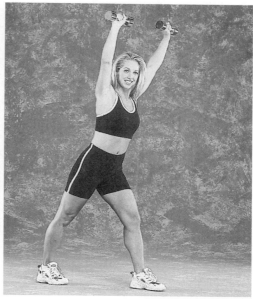

A. Párese separando los pies de modo que queden alineados con sus hombros, apriete los músculos abdominales, enderece la espalda y doble ligeramente sus rodillas. Dé un paso hacia adelante con su pie izquierdo. Sostenga un par de mancuernas al nivel de los hombros con los brazos doblados, las palmas hacia el frente y los codos abiertos hacia los lados.

B. Exhale y levante lentamente las mancuernas, extendiendo sus brazos por encima de su cabeza. Inhale a medida que baja las pesas. Haga de 10 a 15 repeticiones. (Para quemar más grasa, haga dos series de 10 a 15 repeticiones cada una).

MEJORES RESULTADOS	Menos Tiempo

Trate de mantener las mancuernas directamente por encima de sus hombros y no atrás de los mismos. Esto ayudará a aislar la parte superior del músculo del hombro, permitiéndole lograr tener hombros fuertes y delineados. Si siente molestias en la espalda inferior, haga este ejercicio sentada.

DESCANSO PARA ESTIRARSE

Estiramiento de espalda superior y hombros

Párese con el pie izquierdo hacia adelante y las manos a los lados. Levante sus brazos hacia el frente al nivel de su pecho, con los brazos doblados y las palmas de las manos de frente una a la otra.

Lleve su brazo izquierdo hacia la derecha y su brazo derecho hacia la izquierda, cruzando su brazo izquierdo por debajo del derecho, como se muestra, de modo que su mano derecha apunte hacia las 10:00 horas y su mano izquierda apunte hacia las 2:00 horas. Inhale y exhale, luego baje su mano izquierda y eleve su mano derecha, dibujando un semicírculo con ambas manos hasta que se junten las palmas de ambas manos en una posición de oración con los antebrazos entrelazados. Mantenga esta posición durante 20 segundos, respirando normalmente. Luego cambie la posición de los brazos y repita el estiramiento.

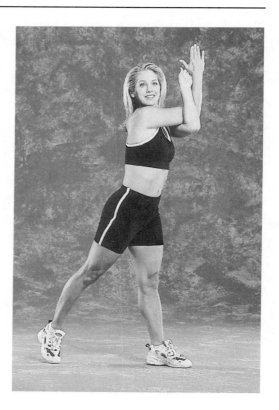

MEJORES RESULTADOS	Menos Tiempo

Puede estirar diferentes áreas de su espalda y hombros al mover sus codos hacia arriba y hacia abajo por la línea central de su torso. También puede redondear ligeramente su espalda superior mientras presiona sus codos lejos de su cuerpo y separa aún más sus omóplatos para lograr un estiramiento más profundo.

Durante las próximas dos semanas, usted aumentará la intensidad de muchos de los ejercicios que aprendió durante la Primera y la Segunda Semana. Por ejemplo, usted hará una versión de la plancha ligeramente más desafiante. Además, en vez de aislar un solo lado de su cuerpo y luego el otro, como lo hizo en algunos ejercicios, usted trabajará ambos lados de su tronco de manera simultánea.

También aprenderá una serie de ejercicios nuevos diseñados para atacar diferentes áreas de sus músculos del tronco, ayudándola a trabajarlos desde todos los ángulos. Estos ejercicios nuevos le darán más variedad a su rutina, lo cual la ayudará a mantenerse mentalmente motivada y además hará que sus músculos trabajen más arduamente para completar cada levantamiento. Usted enfrentará un reto y a fin de cuentas, logrará crear un cuerpo más hermoso.

➤ TONIFICA LOS MÚSCULOS EXTERNOS DEL PECHO

Prés de pecho

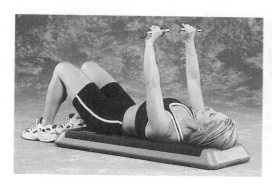

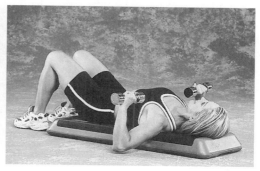

A. Recuéstese boca arriba sobre una banca de aeróbicos, una almohada colocada debajo de su espalda superior o una banca de pesas, con las rodillas dobladas y los pies planos sobre el piso, y sosteniendo una mancuerna en cada mano.

B. Doble sus brazos de modo que la parte superior de los mismos quede paralela al piso y las pesas estén en línea con su pecho. Mantenga los músculos abdominales apretados y la espalda plana mientras exhala y levanta lentamente las pesas hacia arriba, extendiendo sus brazos directamente por encima de su pecho pero sin trabar los codos. Inhale mientras baja las pesas. Haga 15 repeticiones o repita hasta que se fatigue. (Para quemar más grasa, haga dos series de 10 a 15 repeticiones cada una).

Plancha sobre las rodillas

A. Arrodíllese sobre su colchoneta y coloque sus manos debajo de sus hombros. Levante los pies y las espinillas para que se equilibre sobre las manos y las rodillas.

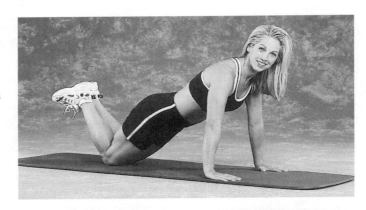

B. Con la espalda recta y los músculos abdominales apretados, doble lentamente los codos mientras inhala y baja su pecho hacia la colchoneta. Baje lo más que pueda pero de modo que todavía pueda empujarse hacia arriba para regresar a la posición inicial. Exhale mientras endereza los codos y se empuja hacia arriba. Haga 15 repeticiones o repita hasta que se fatigue. (Para quemar más grasa, haga dos series de 10 a 15 repeticiones cada una).

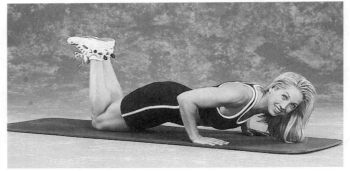

MEJORES RESULTADOS	Menos Tiempo

Para ayudar a empujarse hacia arriba, exhale por la boca, imaginando que el aire que está soplando hace presión contra la colchoneta para ayudarla a elevar su torso. Por supuesto, son sus músculos del pecho y músculos abdominales, y no el aire que sople, los que la levantarán. Sin embargo, esta visualización sencilla le ayuda a crear una actitud mental de "sí puedo", lo que a su vez la ayudará a reclutar la mayor cantidad posible de fibras musculares para hacer la plancha.

DESCANSO PARA ESTIRARSE
Abridor de pecho

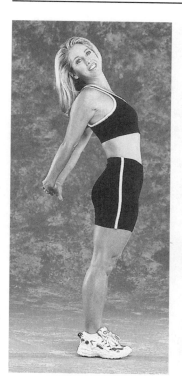

Párese de modo que sus pies queden alineados con su cadera y con los brazos a los lados. Extiéndase hacia la corona para alargar la columna y enderezar su espalda. Ruede los hombros hacia arriba, atrás y abajo, luego junte las manos detrás de su espalda, entrelazando los dedos y juntando las palmas. Inhale y luego exhale y extienda sus brazos hacia afuera y hacia arriba, como se muestra, sintiendo cómo se abre su pecho. Arquee ligeramente la espalda mientras alarga su espalda hasta llegar a doblarla ligeramente. Mantenga esta posición durante 20 segundos, respirando normalmente, baje los brazos y repita el estiramiento una vez más.

MEJORES RESULTADOS	Menos Tiempo
Trate de entrelazar sus dedos en una posición diferente. Generalmente, cuando juntamos las manos detrás de la espalda para expandir el pecho, siempre las juntamos de la misma forma, con los pulgares hacia abajo. Este estiramiento será ligeramente diferente si mantenemos los pulgares y dedos índice arriba.	

"Usted está **creando** un **cuerpo** que será **fuerte** y **equilibrado."**

TERCERA Y CUARTA SEMANAS

➤ TRABAJA LA PARTE TRASERA DE SUS HOMBROS ➤ ELIMINA LAS "LONJAS" QUE TIENDEN
A SALIRSE POR LOS TIRANTES DE SU SOSTÉN ➤ MINIMIZA SU CINTURA

Remo bilateral

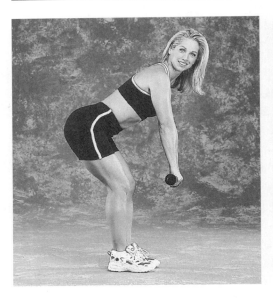

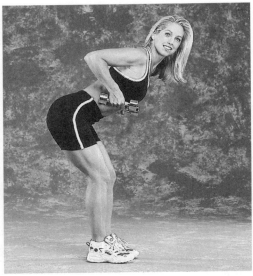

A. Párese doblando ligeramente las rodillas y sosteniendo una mancuerna en cada mano. Dóblese hacia adelante desde la cintura a un ángulo de aproximadamente 45 grados y extienda sus brazos hacia el piso, como se muestra.

B. Mantenga apretado el vientre mientras exhala y jala las pesas hacia sus axilas, manteniendo sus codos cerca de su torso. Inhale mientras baja las pesas. Haga 15 repeticiones o repita hasta que se fatigue. (Para quemar más grasa, haga dos series de 10 a 15 repeticiones cada una).

MEJORES RESULTADOS	Menos Tiempo

Levante los codos lo más que pueda, haciendo una pausa de unos cuantos segundos cuando llegue al máximo de la contracción para hacer que los músculos de su espalda realmente trabajen para sostener las pesas arriba.

Cristo con ambos brazos

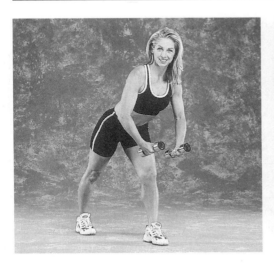
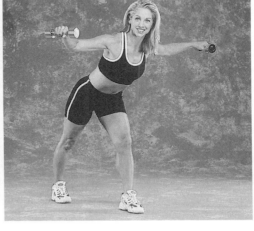

A. Párese con los pies separados a una distancia ligeramente mayor que el ancho de sus hombros y con las rodillas ligeramente dobladas. Dé un paso hacia adelante con su pie izquierdo, doble su rodilla izquierda e inclínese hacia adelante desde la cintura a un ángulo de aproximadamente 45 grados. Sosteniendo una mancuerna en cada mano y con las palmas de las manos de frente entre sí, extienda sus brazos hacia el piso, con los codos ligeramente doblados.

B. Exhale y levante los brazos hacia los lados, guiando el movimiento con sus dedos meñiques y juntando los omóplatos. Levante los brazos hasta que queden paralelos al piso. Inhale mientras baja las pesas. Haga 15 repeticiones o repita hasta que se fatigue. (Para quemar más grasa, haga dos series de 10 a 15 repeticiones cada una).

> **Recuerde:** si las últimas repeticiones le son muy fáciles, es hora de agregar más peso.

MEJORES RESULTADOS	Menos Tiempo
En lugar de concentrarse en levantar las manos, enfóquese en juntar los omóplatos, permitiendo que sus omóplatos levanten las pesas.	

Abrazo del oso

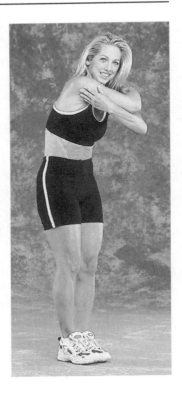

Párese alineando los pies con sus caderas. Extienda sus brazos frente a su pecho con las palmas de las manos de frente entre sí. Dibujando un gran arco, lleve la palma derecha hacia su omóplato izquierdo y su palma izquierda hacia su omóplato derecho, como se muestra, exhalando y sintiendo el estiramiento en su espalda superior. Mantenga esta posición durante 20 segundos, respirando normalmente.

MEJORES RESULTADOS	Menos Tiempo

Mientras se esté dando un gran abrazo, trate de separar los omóplatos lo más que pueda para aumentar el estiramiento.

Elevación lateral de brazos (de pie)

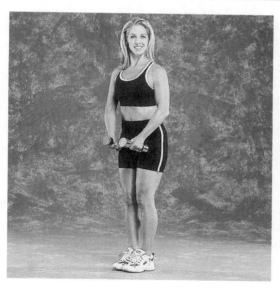 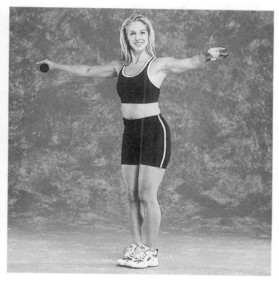

A. Póngase de pie, apriete los músculos abdominales, enderece la espalda y doble ligeramente sus rodillas. Sostenga un par de mancuernas a los lados.

B. Exhale mientras eleva sus brazos hacia los lados con las palmas de las manos hacia abajo. Lleve las mancuernas al nivel de los hombros, manteniendo los codos ligeramente doblados. Mantenga su cuello alargado. Inhale mientras baja sus brazos. Haga 15 repeticiones o repita hasta que se fatigue. (Para quemar más grasa, haga dos series de 10 a 15 repeticiones cada una).

MEJORES RESULTADOS	Menos Tiempo

Haga este ejercicio lentamente. Es fácil dejarse llevar por la inercia, como si estuviera aleteando un par de alas. Sin embargo, entre más lento y controlado sea el movimiento, más eficaz será el ejercicio. Asimismo, mientras esté levantando las pesas, trate de alargar sus brazos haciendo presión hacia afuera a través de sus nudillos.

➤ TONIFICA LA PARTE TRASERA DE SUS BRAZOS
➤ LE PERMITE ONDEAR LA MANO CON CONFIANZA

Extensión trasera bilateral

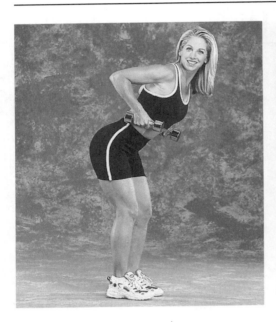 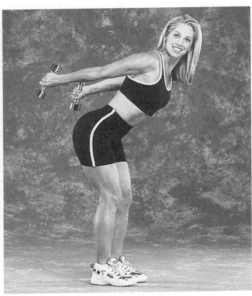

A. Párese con los pies separados a una distancia ligeramente mayor que el ancho de sus hombros y doblando ligeramente sus rodillas. Sostenga un par de mancuernas a sus lados. Dóblese hacia adelante desde la cintura a un ángulo de aproximadamente 45 grados. Doble sus brazos, como se muestra, de modo que descansen sobre sus costados pero que sus nudillos queden apuntando hacia el piso.

B. Exhale mientras lleva lentamente sus manos hacia atrás. Inhale mientras regresa las manos a la posición inicial. Haga 15 repeticiones o repita hasta que se fatigue. (Para quemar más grasa, haga dos series de 10 a 15 repeticiones cada una).

MEJORES RESULTADOS	Menos Tiempo

En el punto de máxima contracción, sostenga las pesas y gire sus dedos meñiques hacia adentro. Esto cambia ligeramente el área del músculo tríceps que estará trabajando, ayudándole a ejercitar el músculo desde todos los ángulos.

Suspensión baja

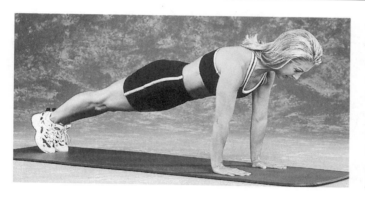

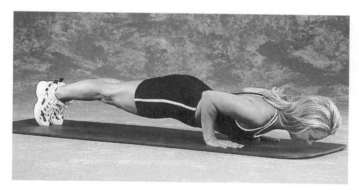

A. Arrodíllese sobre su colchoneta colocando las palmas de las manos debajo de sus clavículas y las rodillas debajo de sus caderas. Extienda sus piernas y presione las puntas de los pies contra el piso, levantando las rodillas del piso para quedar en posición de plancha, como se muestra.

B. Inhale y exhale y doble sus codos, manteniéndolos cerca de su torso, y luego baje su cuerpo para suspenderlo, manteniendo todo su torso a unas cuantas pulgadas de la colchoneta. Mantenga esta posición durante 10 a 30 segundos, respirando normalmente, y luego relájese. Haga 15 repeticiones o repita hasta que se fatigue. (Para quemar más grasa, haga dos series de 10 a 15 repeticiones cada una).

MEJORES RESULTADOS	Menos Tiempo

Resista la tentación de girar los codos lejos de su cuerpo. Esto cambiará el ejercicio, atacando el pecho en lugar de sus tríceps. En vez, mantenga los brazos lo más cerca que pueda de su torso. Entre más cerca estén sus codos de su cuerpo, más eficaz será el ejercicio.

SUSPENSIÓN DE RODILLAS (VARIACIÓN)

Si no tiene la fuerza suficiente para suspenderse con las piernas rectas, trate de hacerlo con las rodillas dobladas sobre la colchoneta.

Arrodíllese sobre su colchoneta colocando las manos debajo de sus clavículas y las rodillas debajo de sus caderas. Ponga las manos alrededor de 6 pulgadas (15 cm) más adelante. Luego inhale y levante sus pies y espinillas de la colchoneta, de modo que quede equilibrada sobre sus rodillas y las palmas de sus manos. Exhale y baje su torso, suspendiéndose, como se muestra, y asegurándose de mantener los brazos cerca de su cuerpo. Mantenga esta posición durante 10 a 30 segundos, respirando normalmente, y luego relájese. Haga 15 repeticiones o repita hasta que se fatigue. (Para quemar más grasa, haga dos series de 10 a 15 repeticiones cada una).

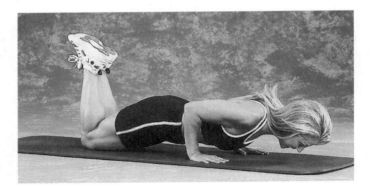

MEJORES RESULTADOS	Menos Tiempo
Trate de mantener su espalda alargada y recta mientras baja el cuerpo hacia la colchoneta, jalándose hacia arriba con los músculos abdominales para evitar que sus caderas se hundan hacia el piso.	

"Este es un ejercicio desafiante. Tenga pensamientos positivos. Si piensa que puede, podrá."

➤ ELIMINA LA GRASA QUE LE CUELGA POR ENCIMA DEL TIRANTE DEL SOSTÉN
➤ TONIFICA SU ESPALDA SUPERIOR

Extensión lateral N°1

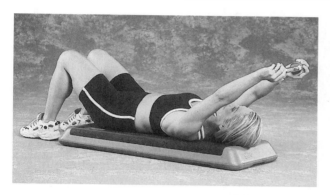

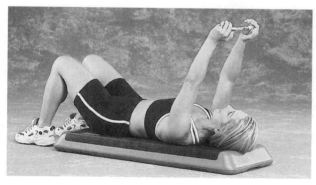

A. Recuéstese boca arriba sobre una banca de aeróbicos, una banca de pesas, una almohada o una pelota de estabilidad. Doble las rodillas, colocando los pies planos sobre el piso y sostenga una mancuerna con ambas manos, con los brazos extendidos por encima de sus ojos. Inhale mientras lleva los brazos hacia atrás de modo que queden más o menos a una distancia de 1 pie (30 cm) detrás de su cabeza, como se muestra.

B. Imagine que alguien está empujando la mancuerna hacia abajo, haciendo que sus omóplatos se retraigan y se empujen contra la superficie sobre la cual está recostada. Siga presionando los hombros hacia abajo mientras exhala y lleva las manos hacia adelante hasta que lleguen al nivel del pecho. No permita que se levante su espalda. Inhale mientras regresa las manos a la posición inicial. Haga 15 repeticiones o repita hasta que se fatigue. (Para quemar más grasa, haga dos series de 10 a 15 repeticiones cada una).

MEJORES RESULTADOS	Menos Tiempo

Si hace este ejercicio correctamente, probablemente sólo podrá hacer de 5 a 10 repeticiones antes de fatigarse. Sin embargo, si lo hace incorrectamente, no sentirá nada en lo absoluto. Para que este movimiento sea lo más eficaz posible, mantenga los omóplatos presionados hacia abajo, como si unos imanes los estuvieran jalando hacia el centro de la tierra.

DESCANSO PARA ESTIRARSE

Estiramiento de tríceps (sentada)

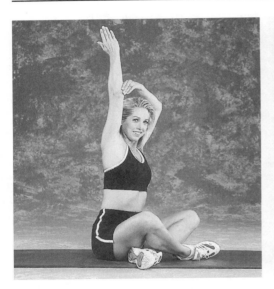

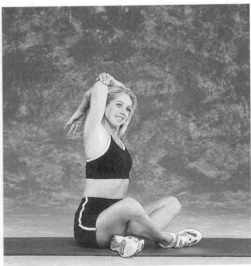

A. Siéntese sobre su colchoneta en una posición cómoda con las piernas cruzadas. Eleve su brazo derecho por encima de su cabeza, como se muestra, y luego dóblelo, llevando su mano derecha hacia su omóplato izquierdo.

B. Inhale y estire su brazo izquierdo como si quisiera tocar el techo, luego exhale y tome su codo derecho, presionando suavemente con su mano izquierda para aumentar el estiramiento. Mantenga esta posición durante 20 segundos, respirando normalmente, y luego repita del otro lado.

> "Ha trabajado muy arduamente, entonces dése una palmadita en la espalda."

MEJORES RESULTADOS	Menos Tiempo
Trate de no dejar que su brazo empuje su cabeza hacia adelante. Esto puede lastimarle el cuello y disminuir la eficacia del estiramiento.	

Durante la Quinta y la Sexta Semana, usted seguirá aumentando la dificultad de algunos de los ejercicios que aprendió durante las primeras cuatro semanas de rutinas para la zona de grasa del tronco. Por ejemplo, ¡ahora intentará hacer una plancha completa! Yo sé que puede. ¡Crea en sí misma!

También hará algunos ejercicios de la Tercera y la Cuarta Semana, pero ahora los hará sentada en una silla. Esto la ayudará a aislar los músculos del tronco. Por último, aprenderá una serie de ejercicios nuevos y más desafiantes.

Para hacer esta rutina, necesitará una silla, una pelota de estabilidad grande, una colchoneta para hacer ejercicio y unas mancuernas.

➤ TONIFICA LOS LADOS DE SU PECHO ➤ LEVANTA SUS SENOS
➤ CREA LA ILUSIÓN DE UN ESPACIO ENTRE LOS SENOS

Prés inclinado de pecho

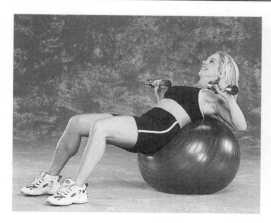
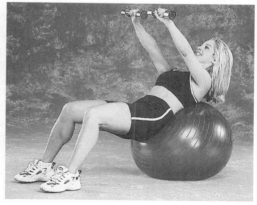

A. Siéntese sobre una pelota de estabilidad grande, sosteniendo una mancuerna en cada mano. Desplace lentamente sus pies hacia adelante al mismo tiempo que desliza su espalda sobre la pelota hasta que sus muslos queden paralelos al piso y la pelota descanse contra su espalda inferior a media. Sostenga las mancuernas justo por encima de sus clavículas con los brazos doblados y los codos a los lados a la altura de los hombros, como se muestra.

B. Exhale y empuje las mancuernas hacia arriba y hacia adelante, manteniéndolas alineadas con su pecho. Inhale mientras baja las mancuernas. Haga 15 repeticiones o repita hasta que se fatigue. (Para quemar más grasa, haga dos series de 15 repeticiones cada una).

Plancha

A. Arrodíllese sobre una colchoneta colocando las palmas de las manos debajo de sus clavículas y las rodillas debajo de sus caderas. Extienda una pierna y luego la otra para equilibrarse sobre las puntas de los pies y levante las rodillas del piso para quedar en la posición estándar de plancha, como se muestra.

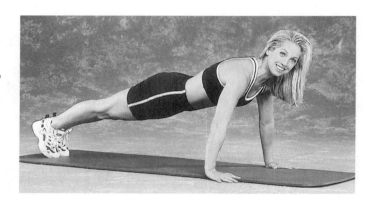

B. Con la espalda recta, doble lentamente sus codos mientras inhala y baja su pecho hacia la colchoneta. Baje lo más cerca del piso que pueda pero hasta donde todavía pueda empujarse hacia arriba para regresar a la posición inicial. Exhale y enderece sus codos mientras se empuja hacia arriba. Haga 15 repeticiones o repita hasta que se fatigue. (Para quemar más grasa, haga dos series de 15 repeticiones cada una).

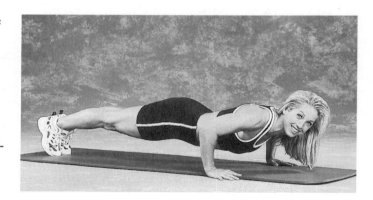

MEJORES RESULTADOS	Menos Tiempo

Mantenga los músculos abdominales apretados durante todo el movimiento, particularmente si usted es propensa al dolor en la baja espalda. Los músculos abdominales apretados evitarán que sus caderas se hundan hacia el piso y le permitirán enfocarse en trabajar los músculos de su pecho.

PLANCHA SOBRE LA PELOTA (VARIACIÓN)

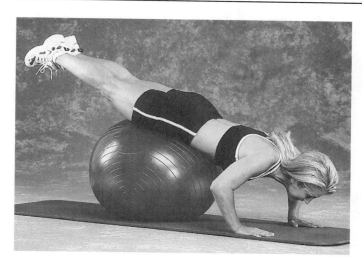

MEJORES RESULTADOS	Menos Tiempo

Trate de no dejar que sus caderas se hundan hacia el piso cuando haga esta plancha, dado que esto ejercerá presión sobre su espalda inferior. Para mantener las caderas y la pelvis en la posición correcta, jálese hacia arriba a través de sus músculos abdominales mientras haga la plancha sobre la pelota.

Si realmente quiere un reto, trate de hacer una plancha con las piernas sobre una pelota de estabilidad. Esto pondrá a prueba su fuerza y equilibrio.

Levántese hacia la posición de plancha con las espinillas o muslos sobre una pelota de estabilidad grande y las manos debajo de su pecho. Con la espalda recta, doble lentamente sus codos mientras inhala y baja el pecho hacia la colchoneta. Baje lo más cerca del piso que pueda pero hasta donde todavía pueda empujarse hacia arriba para regresar a la posición inicial. Exhale y enderece los codos mientras se empuja hacia arriba. Haga 15 repeticiones o repita hasta que se fatigue. (Para quemar más grasa, haga dos series de 15 repeticiones cada una).

> "No hay nada **mejor para elevar su seguridad en sí misma** que la **plancha.**"

DESCANSO PARA ESTIRARSE

Expansión de pecho (sentada)

Siéntese sobre su colchoneta en una posición cómoda con las piernas cruzadas. Inhale y extiéndase a través de su corona para alargar su columna y enderezar su espalda. Ruede los hombros hacia arriba, hacia atrás y hacia abajo y luego exhale y coloque las yemas de los dedos sobre la colchoneta, a unas cuantas pulgadas por detrás de su trasero. Permita que su pecho se abra a medida que se levanta su esternón. Mantenga esta posición durante 20 segundos, relájese y repítalo una vez más, respirando normalmente.

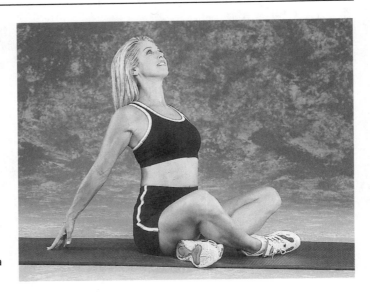

MEJORES RESULTADOS	Menos Tiempo

Aunque su esternón se elevará a medida que abra su pecho, no permita que sus costillas se desplacen hacia adelante. Para mantenerlas en posición y lograr un estiramiento todavía más profundo, apriete el abdomen inferior mientras se esté estirando.

➤ ELIMINA LAS "LONJAS" QUE CUELGAN POR ENCIMA DE LOS TIRANTES DE SU SOSTÉN

➤ TONIFICA SU ESPALDA SUPERIOR

Extensión del latísimo dorsal N°2

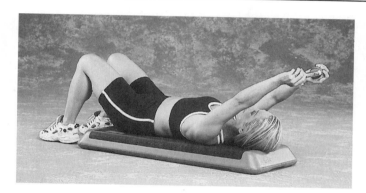

A. Recuéstese boca arriba sobre una banca de aeróbicos, una banca de pesas, una almohada o una pelota de estabilidad. Doble sus rodillas, poniendo los pies planos sobre el piso y sostenga una mancuerna con ambas manos, extendiendo los brazos por encima de sus ojos. Inhale mientras lleva los brazos hacia atrás a una distancia de aproximadamente 1 pie (30 cm) detrás de su cabeza, como se muestra.

(continúa)

➤ ELIMINA LAS "LONJAS" QUE CUELGAN POR ENCIMA DE LOS TIRANTES DE SU SOSTÉN
➤ TONIFICA SU ESPALDA SUPERIOR

Extensión del latísimo dorsal Nº2
(continuación)

B. Imagine que alguien está empujando la mancuerna hacia abajo, haciendo que sus omóplatos se retraigan y se empujen contra la superficie sobre la cual está recostada. Siga presionando los hombros hacia abajo mientras exhala y lleva las manos hacia adelante hasta que lleguen al nivel del ombligo. No permita que se levante su espalda. Inhale mientras regresa las manos a la posición inicial. Haga 15 repeticiones o repita hasta que se fatigue. (Para quemar más grasa, haga dos series de 15 repeticiones cada una).

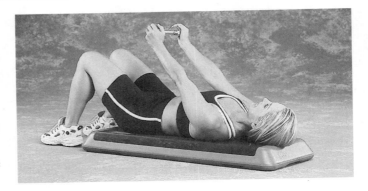

MEJORES RESULTADOS	Menos Tiempo

Si hace este ejercicio correctamente, probablemente sólo podrá hacer de 5 a 10 repeticiones antes de fatigarse. Sin embargo, si lo hace incorrectamente, no sentirá nada en lo absoluto. Para que este movimiento sea lo más eficaz posible, mantenga los omóplatos presionados hacia abajo, como si unos imanes los estuvieran jalando hacia el centro de la tierra.

➤ TONIFICA Y CONTORNEA LA PARTE TRASERA DE SUS HOMBROS Y ESPALDA SUPERIOR
➤ ESCULPE UNA HERMOSA ESPALDA PARA LUCIRLA EN TRAJE DE BAÑO

Remo con ambos brazos (sentada)

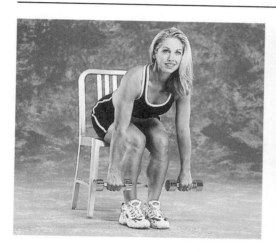
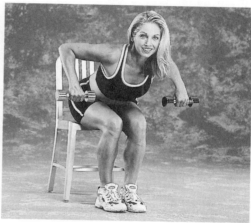

A. Siéntese en la orilla de la silla con las rodillas dobladas y los pies planos sobre el piso. Sostenga una mancuerna en cada mano, con las palmas de las manos hacia atrás. Dóblese hacia adelante desde la cintura a un ángulo de aproximadamente 90 grados de manera que su torso quede casi paralelo con el piso. Extienda sus brazos hacia el piso.

B. Mantenga los músculos abdominales apretados mientras exhala y jala las pesas hacia sus axilas. Inhale mientras las baja. Haga 15 repeticiones o repita hasta que se fatigue. (Para quemar más grasa, haga dos series de 15 repeticiones cada una).

MEJORES RESULTADOS	Menos Tiempo

Trate de cambiar la manera de agarrar las pesas en cada tercera repetición para trabajar un área diferente de su espalda. Haga esto sencillamente volteando las palmas de las manos hacia adelante. Haga una repetición con las palmas de las manos hacia adelante y otra con las palmas de las manos hacia atrás, alternando adelante y atrás.

➤ LA HACE LUCIR MARAVILLOSA EN UN VESTIDO TIPO *HALTER*

Cristo dorsal (sentada)

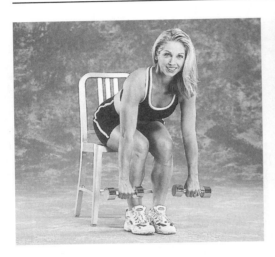

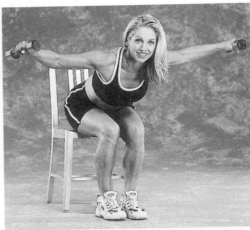

A. Siéntese en la orilla de una silla con las rodillas dobladas y los pies planos sobre el piso. Sostenga una mancuerna en cada mano. Dóblese hacia adelante desde la cintura a un ángulo de aproximadamente 90 grados de manera que su torso quede casi paralelo con el piso. Extienda sus brazos hacia el piso.

B. Exhale y levante los brazos hacia los lados, dejando que sus dedos meñiques guíen el movimiento y juntando los omóplatos. Pare una vez que sus brazos estén paralelos con el piso y luego inhale mientras los baja. Haga 15 repeticiones o repita hasta que se fatigue. (Para quemar más grasa, haga dos series de 15 repeticiones cada una).

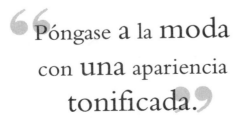

> "Póngase a la moda con una apariencia tonificada."

MEJORES RESULTADOS	Menos Tiempo
En lugar de enfocarse en elevar las manos, enfóquese en juntar sus omóplatos, permitiendo que sus omóplatos levanten las pesas.	

Prés militar (sentada)

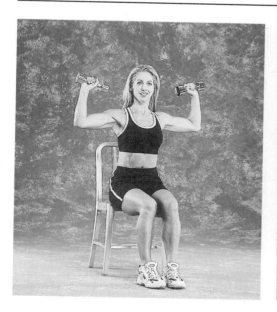

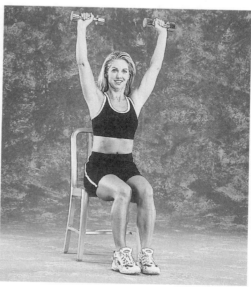

A. Siéntese en la orilla de una silla con las rodillas dobladas y los pies planos sobre el piso. Mantenga los músculos abdominales apretados y la espalda recta. Sostenga un par de mancuernas con las palmas de las manos hacia el frente al nivel de los hombros, con los brazos doblados y los codos abiertos hacia los lados.

B. Exhale mientras empuja las mancuernas hacia arriba, extendiendo sus brazos por encima de su cabeza. Inhale mientras baja las pesas. Haga 15 repeticiones o repita hasta que se fatigue. (Dos series quemarán más grasa).

MEJORES RESULTADOS	Menos Tiempo

Mantenga los hombros abajo y lejos de sus orejas mientras hace este ejercicio. A veces es útil encoger primero los hombros unas cuantas veces: sin pesas en las manos, levante los hombros de modo que lleguen lo más cerca de sus orejas como sea posible y luego exhale mientras los deja caer, liberando así toda la tensión de sus hombros.

Elevación combinada frontal y lateral (sentada)

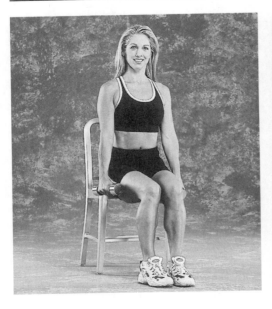

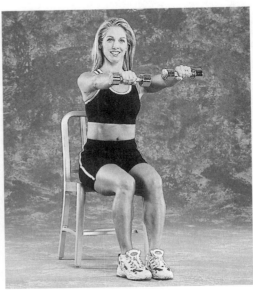

A. Siéntese en la orilla de una silla con las rodillas dobladas y los pies planos sobre el piso. Sostenga una mancuerna en cada mano con los brazos extendidos y las mancuernas a los lados de sus muslos.

B. Exhale mientras eleva sus brazos por enfrente de su torso, con las palmas de las manos hacia abajo, llevando las mancuernas a la altura de los hombros.

> "Hágalo de la **forma apropiada.** Hágalo más lento y sienta el ejercicio."

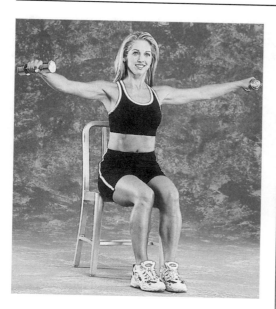

C. Inhale mientras baja las mancuernas y luego exhale y eleve las mancuernas con los brazos extendidos hacia los lados hasta que lleguen a la altura de los hombros. Siga alternando entre las elevaciones frontales y laterales hasta que haya completado 15 repeticiones o se haya fatigado. (Para quemar más grasa, haga dos series de 15 repeticiones cada una).

MEJORES RESULTADOS	Menos Tiempo

Si su cuello tiende a sentirse tenso cuando hace este ejercicio, ponga las pesas en el piso y pruebe esta cura rápida: extienda sus brazos hacia los lados. Ahora, enfoque su atención en sus omóplatos. Ponga todo el peso de sus brazos sobre sus omóplatos, sintiendo cómo bajan por su espalda por el propio peso de sus brazos. Esto debe eliminar la tensión en su cuello e incluso en sus brazos. Tómese un momento para memorizar esta sensación. Luego, vuelva a tomar sus pesas y trate otra vez de hacer el ejercicio, concentrándose esta vez en mantener los omóplatos abajo.

Tonificador de tríceps con silla

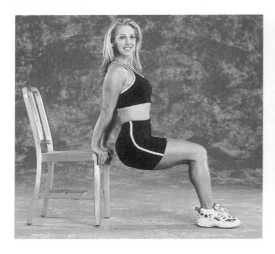 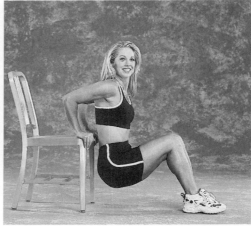

A. Siéntese en la orilla de una silla. Coloque las palmas de las manos en el borde delantero de la silla a ambos lados de su cadera. Empújese con las manos para levantar el trasero y moverlo hacia adelante lejos de la silla. Una vez que esté en la posición inicial, sus rodillas deberán estar dobladas a un ángulo de 90 grados, como se muestra.

B. Inhale y doble lentamente sus codos a medida que baja su trasero hacia el piso. Una vez que sus brazos se hayan doblado a un ángulo de 90 grados, exhale y empújese nuevamente hacia arriba. Haga 15 repeticiones o repita hasta que se fatigue. (Para quemar más grasa, haga dos series de 15 repeticiones cada una).

MEJORES RESULTADOS	Menos Tiempo
Doble sus brazos llevando los codos hacia atrás y no hacia los lados. Asimismo, trate de no empujarse con los pies para levantarse a la posición inicial. También puede probar este ejercicio con las piernas extendidas hacia el frente para aumentar el nivel de dificultad.	

Tonificador de tríceps con silla sobre una pierna

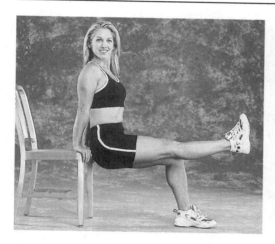
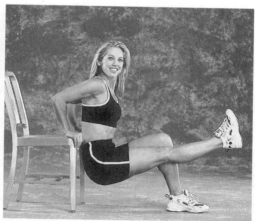

A. Siéntese en la orilla de una silla. Coloque las palmas de las manos en el borde delantero de la silla a ambos lados de su cadera. Empújese con las manos para levantar el trasero y moverlo hacia adelante, lejos de la silla. Sus rodillas deberán quedar dobladas a un ángulo de 90 grados. Eleve y extienda su pierna derecha para que su muslo y pantorrilla derechos queden paralelos al piso, como se muestra.

B. Inhale y doble lentamente sus codos mientras baja el trasero hacia el piso. Una vez que sus brazos queden doblados a un ángulo de 90 grados, exhale y empújese hacia arriba. Repita el ejercicio cinco veces con la pierna derecha extendida. Luego baje su pie derecho al piso y extienda su pierna izquierda. Repita el ejercicio cinco veces más.

> ❝¿Le temblaron los brazos con este ejercicio? ¡Los míos casi siempre tiemblan!❞

MEJORES RESULTADOS	Menos Tiempo
Este es un ejercicio difícil, particularmente después de haber hecho el tonificador de tríceps estándar con silla. Haga su mejor esfuerzo. ¡Yo sé que lo podrá lograr!	

DESCANSO PARA ESTIRARSE

Estiramiento de brazos (sentada)

Siéntese en una silla con las rodillas dobladas y los pies planos sobre el piso. Inhale y cruce su brazo derecho por enfrente de su pecho, presionando su codo derecho con su mano izquierda. Exhale mientras usa su mano izquierda para presionar suavemente su brazo derecho hacia la izquierda. Mantenga esta posición durante 20 segundos y luego repita del otro lado.

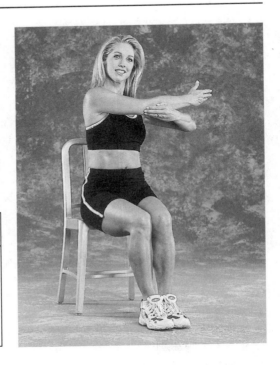

MEJORES RESULTADOS	Menos Tiempo
Trate de mantener el hombro derecho abajo en vez de subirlo hacia su oreja. Si permite que su hombro derecho se eleve hacia su oreja derecha, casi no sentirá el estiramiento.	

“Felicidades. Lo logró.
Lo está haciendo muy bien.”

CAPÍTULO 6

EJERCICIOS ELIMINAGRASA

Abdomen

Yo soy famosa por mi abdomen. Y confieso que no es por casualidad. Durante la veintena, a menudo presumía mis fuertes músculos abdominales, pidiéndole a todos que "tocaran mi abdomen". En aquel entonces, las personas me decían con tono burlón, "Sólo espera a que tengas un bebé. ¡Entonces veremos qué tan plano te queda!"

Pues bien, tuve un bebé a los 33 años de edad y luego otro a los 37. ¿Y saben qué? ¡Todavía tengo el vientre plano!

Soy la prueba viviente de que cualquier mujer puede tener un abdomen tonificado. En cada uno de mis embarazos, subí un total de 35 libras (16 kg) y cuando salía del hospital, sólo había perdido 10 libras (5 kg). ¡Parecía que todavía estaba embarazada!

Pero hice ejercicio para deshacerme del peso excedente y sin prisa pero sin pausa, logré aplanar mi abdomen. En un período de tres meses, pasé de una cintura de 44 pulgadas (120 cm) a los 9 meses de embarazo, a una cintura de 24 pulgadas (60 cm).

Ahora que tengo 47 años de edad, le sigo pidiendo a la gente que toquen mi abdomen. A dondequiera que vaya, mis clientes casi siempre me comentan cuánto les han ayudado mis rutinas para el abdomen. A los esposos les encanta decirme cuánto he ayudado a sus esposas a volver a recuperar su figura después de haber tenido un bebé. Sus comentarios siempre me hacen sentir bien.

Sí le puedo decir que mantener mis músculos abdominales planos y firmes después de los 40 años de edad ya no es tan fácil como lo era cuando estaba en la veintena. Hace 20 años, ocasionalmente podía saltarme mi rutina para el abdomen, a veces hasta durante dos semanas, y no notaba la diferencia. Hoy en día, tengo que ser constante. Si paso tan sólo cuatro días sin ejercitar mis músculos abdominales, empiezo a notar que se ponen más suaves.

Así que no se trata de que sea una anomalía genética. Sí tengo que esforzarme para mantener mis músculos abdominales firmes y usted puede lograr el mismo resultado haciendo mis ejercicios favoritos para fortalecer el abdomen. Pero antes de pasar a las rutinas para aplanar la panza, vamos a hablar un poco sobre la fisiología de la grasa abdominal.

La anatomía de un abdomen tonificado

El área abdominal se puede estirar, perder fuerza y empezar a colgar por diversas razones. La simple falta de uso permite que sus órganos internos hagan presión contra la pared abdominal, creando una apariencia redondeada, incluso aunque no tenga una panza grande. Pocas de nosotras usamos nuestros músculos abdominales lo suficiente en nuestra vida cotidiana —en la que generalmente pasamos gran parte del día sentadas— como para que nuestros músculos abdominales se conserven fuertes y puedan mantener nuestros órganos internos en su lugar.

Los grandes eventos de la vida como el embarazo y la menopausia debilitan el abdomen aún más. A medida que va creciendo su bebé, se van estirando sus músculos abdominales. Si no los fortalece después del parto, sus músculos abdominales se quedarán holgados y débiles. Además, si tuvieron que hacerle algún tipo de cirugía durante el parto, quizá hayan tenido que cortar los músculos abdominales, estirándolos y debilitándolos aún más.

Como mencioné en el Capítulo 1, los cambios en los niveles hormonales que ocurren durante la menopausia hacen que las mujeres almacenen más grasa en su abdomen que en su trasero, caderas y muslos. Mis amigas que tienen más de 50 años de edad y que solían tener vientres naturalmente planos en su juventud ahora me dicen que se les está abultando la pancita. También han empezado a notar grasa excedente en su baja espalda, como si les hubieran salido dos paquetitos de grasa no deseados. Sin embargo, cada una de estas amigas ha tonificado su vientre y encogido esas llantitas (salvavidas, chichos) en la espalda inferior después de tan sólo seis semanas de hacer esta rutina para el abdomen, además de seguir mi plan alimenticio saludable.

Mi rutina para la zona de grasa del abdomen le ayudará a esculpir un abdomen tonificado, duro y *sexy*, al igual que me ha ayudado a mí, a mis hermanas, a mis amigas y a un sinfín de mujeres que hacen los ejercicios de mi programa de televisión o mis videos. También le ayudará a mejorar su postura, lo cual la hará lucir más delgada en general.

Además de incluir su abdomen, estas rutinas para la zona de grasa del abdomen también ejercitarán los músculos de su espalda inferior, ayudándole a entallarse un poco más su "corsé" abdominal natural y a encoger esas llantitas en la espalda inferior.

A continuación están algunos de los músculos específicos que estará ejercitando durante estas sesiones de ejercicio y la razón por la cual debe trabajarlos.

■ Los rectos superior e inferior del abdomen. Cuando la mayoría de nosotras nos imaginamos músculos abdominales duros como piedras, nos imaginamos este músculo. Bandas fibrosas de tejido dividen este gran músculo que corre desde su hueso del pubis hasta sus costillas por la parte central delantera de su abdomen, creando una apariencia de "lavadero".

Aunque el recto del abdomen en realidad es un sólo músculo grande, a mí me gusta imaginar que se trata de dos músculos distintos: uno por debajo del ombligo y otro por encima del mismo. En el caso de muchas mujeres, la parte más baja del músculo, es decir, la parte que está por debajo de ombligo, es mucho más débil. Esta debilidad permite que nuestros órganos internos hagan presión hacia afuera, creando una apariencia redondeada aunque tengamos muy poca grasa corporal. Esta es la sección del abdomen que menos se usa en la vida diaria.

Debido a que el extremo inferior del músculo es más débil que el extremo superior, todos estos ejercicios eliminagrasa atacan primero el recto

¡Reduje mis zonas de grasa femenina!

Robyn Smyles subió de 45 a 60 libras (20 a 27 kg) durante cada uno de sus cinco embarazos. El ejercicio en casa le permitió adelgazar después de sus embarazos.

Tengo cinco hijos y con cada bebé nuevo que llegaba, se me hacía más difícil encontrar tiempo para hacer ejercicio. ¡Simplemente es imposible llevar a cinco niños conmigo al gimnasio! Por eso me emocioné tanto cuando oí hablar de las sesiones de ejercicio de Denise, ya que eran rutinas que podía hacer en casa, con mis hijos en el mismo cuarto.

Tuve a mi quinto hijo hace menos de un año y a lo largo del último año, ¡he logrado bajar 47 libras (21 kg) de peso!

He descubierto que al combinar una dieta saludable con el ejercicio, he podido darles una nueva forma a todas mis zonas problemáticas y me he podido mantener fuerte y con energía.

La mayoría de los días, procuro acumular de 30 a 40 minutos de ejercicio, aunque esto signifique que tenga que hacer tres o cuatro minisesiones de ejercicio. Yo hago que el ejercicio gire alrededor de mi vida, haciendo pequeños pedacitos y partes de las rutinas siempre que tengo unos minutos de sobra.

Nunca he tenido un problema de peso y estoy convencida de que una de las principales razones por las que nunca lo he tenido es porque hago las sesiones de ejercicio de Denise.

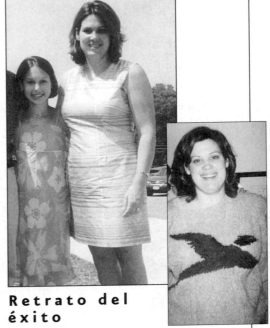

Retrato del éxito

NOMBRE: Robyn Smyles

EDAD: 36

CIUDAD: Annapolis, Maryland

OCUPACIÓN: Madre de cinco hijos

PESO PERDIDO: 47 libras (21 kg)

OTROS LOGROS: Mayor nivel de energía y salud emocional

El secreto del éxito de Robyn

"No uso la pesa para medir mis logros. En vez, mido mis logros analizando cómo me siento y cómo me queda mi ropa. Mi cuerpo es diferente del cuerpo que solía tener antes de tener hijos. Diferente, pero mejor".

inferior del abdomen, permitiéndole trabajar completamente esa área antes de que se sienta demasiado fatigada. Si trabaja los músculos abdominales superiores primero, quizá se sienta demasiado cansada para cuando sea hora de empezar a ejercitar los abdominales inferiores.

- **El transverso del abdomen.** Esta capa más profunda del abdomen yace por debajo del recto del abdomen. Este músculo le ayuda a contraer su abdomen y jalarlo hacia adentro. Al fortalecerlo, usted creará una faja natural para la parte frontal de su abdomen. También le permite realizar movimientos cotidianos, como caminar, con mayor fuerza y estabilidad.

- **Los oblicuos.** Los oblicuos internos y externos son los que les dan forma a sus costados y a su cintura. Los oblicuos externos son los que están más cerca de la superficie, hacia el frente de su cintura, mientras que los oblicuos internos yacen a un nivel más profundo y más cerca de su espalda. Estos músculos le ayudan a doblarse de lado a lado, así como a girar su tronco para voltear hacia atrás. Al tonificarlos, usted reducirá el tamaño de su cintura y también eliminará las llantitas que quizá tenga.

- **Su espalda inferior.** Hay muchos músculos en su espalda inferior. Un grupo de músculos, llamado erector espinal, contiene un tercio de músculos llamados iliocostal, longísimo y espinal. Estos músculos se adhieren a la columna en diversos puntos de la espalda, permitiendo que usted se doble hacia adelante y hacia atrás y también de lado a lado.

Tonificar estos músculos ayuda a prevenir el dolor de espalda, además de que ayuda a endurecer toda su baja espalda, eliminando así tanto las llantitas como cualquier otra grasa excedente en la espalda que quizá se le salga cuando se pone su bikini.

Pautas para aplanar su abdomen

Los ejercicios que he incluido en mis rutinas para la zona de grasa del abdomen contienen una mezcla de ejercicios del método Pilates, abdominales tradicionales y mis propios ejercicios "patentados". En su conjunto, estas rutinas le brindan los ejercicios más eficaces de todas las disciplinas de acondicionamiento físico para ayudarle a esculpir un abdomen tonificado y firme.

Si el abdomen es su zona de grasa personal, haga estas rutinas tres veces a la semana o más. Por mi parte, yo ejercito mis músculos abdominales un poco todos los días. A diferencia de otros músculos del cuerpo, los músculos abdominales se recuperan rápidamente después del ejercicio. Usted no necesita saltarse un día entre sus sesiones de ejercicio para el abdomen.

También he incorporado varios estiramientos a lo largo de cada rutina, para que pueda descansar y recuperarse entre los ejercicios, lograr que su sesión de ejercicio sea más eficaz y alargar su abdomen, ayudándole a adquirir una postura más erguida.

A continuación están algunas cosas que debe —y no debe— hacer para sacarle el mayor provecho a mis ejercicios "aplanabdomen".

DEBE. . .

- **Apretar sus músculos abdominales todo el día.** Siempre que tenga un momentito libre, mire hacia abajo. ¿Está dejando que sus músculos abdominales le cuelguen hacia afuera? ¡Jálelos hacia adentro! Imagine que cierra la cremallera (zíper) de un corsé, empezando desde el hueso del pubis. A medida que vaya cerrando la cremallera, su vientre se jala hacia adentro y hacia arriba. Entre mayor sea la frecuencia con la que haga este movimiento, menor será la frecuencia con la que necesite recordarse de hacerlo.

- **Proteger su espalda.** Haga esto al mantener la espalda inferior presionada contra el piso y llevando su ombligo hacia su columna durante cualquier tipo de ejercicio abdominal.

> **"Con el tiempo, meter el vientre se volverá tan automático como respirar. ¡Simplemente métalo!"**

- **Mantener su cabeza en una posición neutral.** Haga esto durante cada uno de los ejercicios. Para saber cómo se siente, párese contra una pared, alineando su trasero, omóplatos y cabeza contra la pared. Ahora camine hacia adelante. Tómese un segundo para memorizar esa sensación.

- **Hacer movimientos suaves.** Resista la tentación de usar los brazos para impulsar su cabeza hacia adelante durante los abdominales en los que tenga que poner las manos detrás de la cabeza. Imagine que está sosteniendo una naranja (china) pelada debajo de su barbilla. Si levanta demasiado la cabeza, se le caerá la naranja. Si baja demasiado la cabeza, le exprimirá el jugo a la naranja.

- **Exhalar en el momento indicado.** Necesita exhalar siempre que contraiga su abdomen durante un ejercicio. Si inhala durante la contracción, hará que su vientre se expanda. Exhale cuando esté subiendo, meta el abdomen hasta que esté cóncavo y hueco y sienta como si estuviera desinflando un globo.

- **Ser consistente.** Por fortuna, los músculos abdominales responden rápidamente a la tonificación, sin importar cuál sea su edad. ¡Yo paso tan sólo de tres a cuatro minutos al día ejercitando mis músculos abdominales y mire mi abdomen! Mi secreto es la consistencia. Es importante que ejercite sus músculos abdominales y los de su espalda al menos tres veces a la semana, particularmente después de los 40 años de edad, para que se mantenga en buena forma y firme.

NO DEBE...

- **Enfocarse sólo en su abdomen.** Como mencioné en el Capítulo 2, si quiere deshacerse de la grasa de manera eficaz, necesita seguir un programa de acondicionamiento para todo el cuerpo. Haga su rutina para el abdomen según lo que recomiendo para su tipo de cuerpo (vea las páginas 22 y 23).

Repita según sea necesario

Las tres rutinas para la zona de grasa del abdomen incluyen los ejercicios más eficaces para adelgazar y fortalecer sus músculos abdominales, cintura y espalda inferior. Cada dos semanas, comenzará a hacer una serie de ejercicios nuevos que le ayudarán a fortalecer y tonificar completamente todo su abdomen.

Su nivel actual de condición física determinará cuántas repeticiones podrá hacer de cada ejercicio. Escuche a su cuerpo. Independientemente de que esté ejercitando sus músculos abdominales, la cintura o la espalda, preste atención a cómo se sienten esos músculos mientras los mueve. Cuando le empiecen a doler y se empiecen a fatigar, haga dos repeticiones más y luego pase al ejercicio siguiente.

Esta es una regla práctica para determinar el número correcto de repeticiones que deberá hacer a medida que vaya avanzando en este programa.

Primera y Segunda Semanas: de 8 a 12

Tercera y Cuarta Semanas: de 12 a 15

Quinta y Sexta Semanas: de 15 a 20

▪ **Desalentarse.** Los ejercicios para el abdomen pueden ser difíciles de hacer, especialmente al principio. A excepción de levantarse de la cama, muy pocos de los movimientos que realizamos durante nuestra vida diaria se parecen al abdominal típico. Por lo tanto, sus músculos abdominales en realidad trabajan muy poco a lo largo del día. De hecho, es probable que sean los músculos más débiles de todo su cuerpo. Sólo haga estos ejercicios lo mejor que pueda. Como regla general, siga haciéndolos hasta que empiece a sentir que le arden los músculos abdominales y luego haga dos repeticiones más.

▪ **Apresurarse.** Entre mayor sea la lentitud con la que haga cada ejercicio, más eficaz será el movimiento.

▪ **Ignorar los estiramientos.** Le tomará 20 minutos o menos para realizar estas rutinas. No trate de acortarlas aún más saltándose los estiramientos sugeridos. Estos estiramientos le ayudan a sacarle el mayor provecho a su rutina de ejercicios abdominales al permitir que se recupere entre los ejercicios y ayudándole a hacer cada movimiento al máximo de su potencial.

Durante las primeras dos semanas, usted se enfocará en los mejores ejercicios abdominales tradicionales, así como en ejercicios del método Pilates, el cual comprende una serie de movimientos desarrollados por un gimnasta europeo llamado Joseph Pilates que se concentran de manera intensa en sus músculos abdominales, particularmente en la capa más profunda de los músculos de su abdomen. Los ejercicios del método Pilates alargan y fortalecen estos músculos, ayudándola a lucir más delgada y a adquirir una postura más erguida.

Primero aprenderá la versión para principiantes de una gran variedad de ejercicios del método Pilates. En las semanas siguientes, usted aumentará un poco la intensidad de estos mismos ejercicios para retar a sus músculos abdominales aún más.

> ➤ Trabaja el área del cinturón de su cintura ➤ Jala su vientre hacia adentro
> ➤ Crea un abdomen asombroso para lucirlo en bikini

Rodamiento Nº1

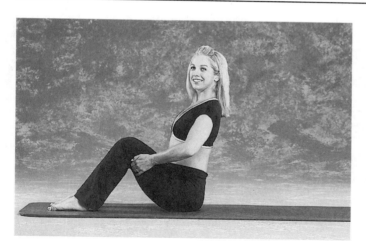

A. Siéntese sobre su colchoneta con las piernas dobladas y los pies planos sobre la colchoneta. Siéntese con la espalda recta, estirándose desde la corona hacia el techo para que la espalda le quede larga y plana. Con las manos, tómese suavemente de los muslos, como se muestra.

(continúa)

PRIMERA Y SEGUNDA SEMANAS

➤ TRABAJA EL ÁREA DEL CINTURÓN DE SU CINTURA ➤ JALA SU VIENTRE HACIA ADENTRO
➤ CREA UN ABDOMEN ASOMBROSO PARA LUCIRLO EN BIKINI

Rodamiento Nº1 *(continuación)*

B. Empezando desde el coxis, ruede lentamente la espalda hacia el piso, vértebra por vértebra y al mismo tiempo vaya exhalando y metiendo el vientre hacia adentro y hacia arriba, formando la letra "C" con su columna y alargando el espacio que existe entre cada vértebra. Una vez que su cabeza llegue a la colchoneta, invierta la dirección, subiendo vértebra por vértebra mientras inhala, comenzado con el cuello y luego la espalda superior, la espalda media y la espalda inferior, hasta que regrese a la posición inicial. Haga de 8 a 12 repeticiones.

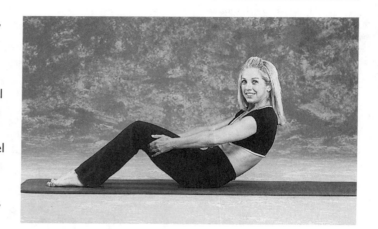

Abdominal pulsante Nº1

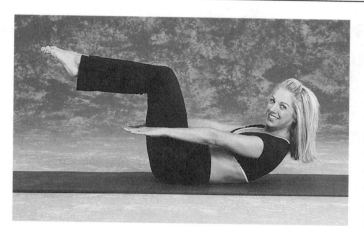

MEJORES RESULTADOS	Menos Tiempo

Conforme levante su torso, alargue su abdomen jalando la corona de su cabeza hacia afuera y hacia arriba. Este alargamiento le ayudará a que el trabajo se concentre en el área más grande de su abdomen.

Nota: Si quiere un mayor reto, también puede hacer este abdominal sentada sobre una pelota de estabilidad grande.

Recuéstese boca arriba con las rodillas dobladas y los pies planos sobre la colchoneta. Eleve sus pies pero mantenga las rodillas dobladas, de modo que se forme un ángulo de 90 grados entre sus muslos y su torso. Extienda sus brazos a sus costados de modo que queden paralelos con el piso, pero a unas cuantas pulgadas del mismo.

Presione su espalda inferior contra la colchoneta, apriete y contraiga sus músculos abdominales y exhale mientras levanta lentamente sus hombros de la colchoneta, como se muestra, llevando las yemas de los dedos más allá de sus caderas. Mantenga su cabeza en una posición neutral. Inhale mientras baja ligeramente, luego exhale al estirar los dedos hacia adelante nuevamente, pulsando hacia arriba y hacia abajo, sin que sus omóplatos lleguen a tocar la colchoneta. Haga de 8 a 12 repeticiones. (Para quemar más grasa, haga dos series de 8 a 12 repeticiones cada una).

PRIMERA Y SEGUNDA SEMANAS

➤ APLANA TODO EL FRENTE DEL VIENTRE ➤ EJERCICIO ADAPTADO DEL MÉTODO PILATES
➤ UN ENDURECEDOR DE ABDOMEN SUMAMENTE EFICAZ

Estiramiento con una pierna

A. Recuéstese boca arriba con las rodillas dobladas y los pies planos sobre la colchoneta. Lleve su rodilla izquierda hacia su pecho. Apriete los músculos abdominales, exhale y extienda y levante su pierna derecha del piso hasta donde pueda de modo que su espalda se mantenga plana contra la colchoneta. Coloque su mano derecha sobre su rodilla izquierda y su mano izquierda en su tobillo izquierdo, como se muestra. Inhale mientras aplana y aprieta el abdomen y levanta los hombros.

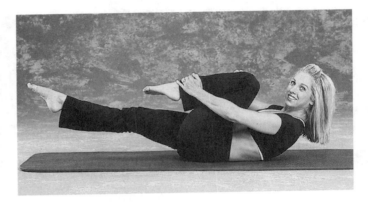

MEJORES RESULTADOS	Menos Tiempo
Fije la mirada en su ombligo para que le sea más fácil mantenerse elevada mientras hace este ejercicio.	

B. Cambie de piernas, como se muestra, sin bajar su cabeza al piso mientras exhala. Estírese como si la estuvieran jalando de los dedos de los pies y procure que el movimiento sea lo más suave y controlado posible. Siga alternando las piernas y manos, moviéndose con su respiración, hasta que haya completado de 8 a 12 repeticiones. (Para quemar más grasa, haga dos series de 8 a 12 repeticiones cada una).

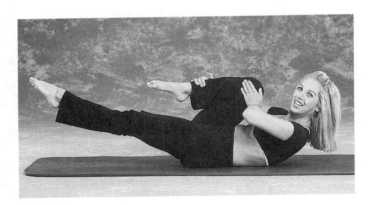

Abdominal con giro

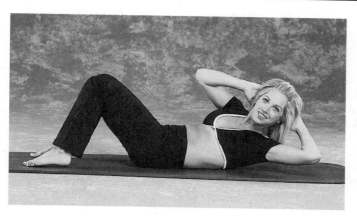

MEJORES RESULTADOS	Menos Tiempo

Cuando baje los hombros al piso entre cada abdominal con giro, procure no dejar que toda su espalda superior descanse sobre el piso. Esto hará que sus músculos abdominales trabajen constantemente, logrando que el ejercicio sea más eficaz.

Recuéstese boca arriba con las rodillas dobladas y las plantas de los pies sobre la colchoneta. Coloque sus dedos detrás de su cabeza con los codos abiertos hacia los lados. Exhale y levante su hombro derecho hacia su rodilla izquierda, como se muestra. Inhale mientras baja su hombro. Luego exhale y levante su hombro izquierdo hacia su rodilla derecha. Siga alternando de derecha a izquierda, repitiendo hasta que haya hecho de 8 a 12 repeticiones. A lo largo de todo el movimiento, mantenga sus codos abiertos hacia los lados en vez de cerrarlos alrededor de su cabeza. Relaje la cabeza recargándola sobre sus dedos, tratando de no usar sus manos y brazos para jalar bruscamente su tronco hacia sus rodillas. (Para quemar más grasa, haga dos series de 8 a 12 repeticiones cada una).

"**Los músculos abdominales** actúan como una **faja.** Permiten que su vientre se mantenga plano."

ABDOMINAL CON GIRO SOBRE LA PELOTA (VARIACIÓN)

Puede hacer el mismo ejercicio sobre una pelota de estabilidad para aumentar el nivel de dificultad y sacarle más provecho al ejercicio.

Siéntese sobre una pelota de estabilidad grande. Camine con los pies para alejarlos de la pelota a medida que desliza la espalda por la pelota, deteniéndose una vez que su baja y media espalda queden presionadas contra la pelota. Coloque sus dedos detrás de su cabeza con los codos abiertos hacia los lados. Exhale mientras levanta su hombro izquierdo hacia la derecha. Inhale mientras baja al centro y luego exhale mientras levanta su hombro derecho hacia la izquierda. Siga alternando de izquierda a derecha, repitiendo hasta que haya hecho de 8 a 12 repeticiones. (Para quemar más grasa, haga dos series de 8 a 12 repeticiones cada una).

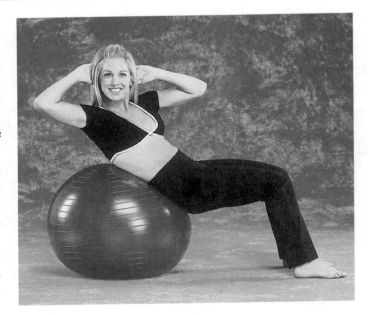

"Debido a que la pelota la hace trabajar más duro, quizá no pueda hacer tantas repeticiones sobre la pelota como las que puede hacer sobre su colchoneta."

DESCANSO PARA ESTIRARSE

Extensión de cuerpo entero

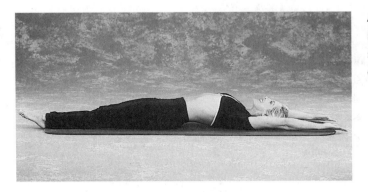

A. Recuéstese boca arriba con las piernas estiradas. Extienda sus brazos por encima de su cabeza.

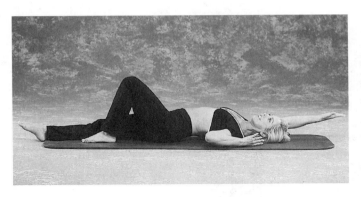

B. Doble su rodilla izquierda y coloque su pie izquierdo sobre la colchoneta. Exhale mientras extiende su brazo derecho y su pierna derecha. Inhale. Luego exhale y cambie de lado, doblando su rodilla derecha y extendiendo su brazo y pierna izquierdos. Siga alternando durante 20 segundos, alargando su cuerpo cada vez más.

MEJORES RESULTADOS	Menos Tiempo
Cuando esté exhalando, visualice el aire entrando a cualquier parte de su cuerpo que esté tensa. Esto le ayudará a alargar y liberar la tensión en esa área.	

Levantamiento en T modificado

A. Siéntese con ambas rodillas dobladas, las piernas hacia el lado derecho de su torso, con el muslo y la espinilla derechos sobre su pierna izquierda y su espinilla y muslo izquierdos contra la colchoneta. Coloque la palma de su mano izquierda sobre la colchoneta, directamente por debajo de su hombro izquierdo. Extienda su pierna derecha, como se muestra.

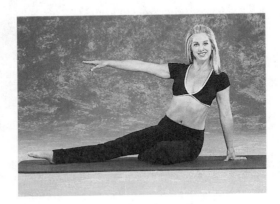

B. Recárguese sobre la palma de su mano izquierda mientras exhala, levante su cadera derecha, eleve su mano derecha hacia arriba y hacia la izquierda dibujando un arco hasta que quede por encima de su cabeza, con el brazo cerca de su oreja derecha. Inhale mientras baja. Haga de 8 a 12 repeticiones o repita hasta que se canse. Luego cambie de lado.

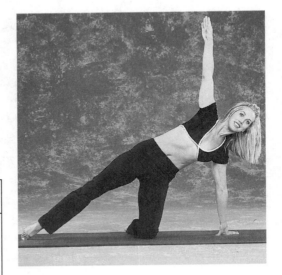

MEJORES RESULTADOS	Menos Tiempo
Cuando esté arriba, trate de levantar las caderas lo más que pueda, como si tuviera un cinturón imaginario amarrado alrededor de sus caderas y la estuvieran jalando hacia el techo.	

➤ TRABAJA EL MÁS PROFUNDO DE LOS MÚSCULOS ABDOMINALES, EL TRANSVERSO DEL ABDOMEN
➤ LE AYUDA A MEJORAR SU POSTURA AUTOMÁTICAMENTE
➤ CREA UN CORSÉ NATURAL PARA QUE SU VIENTRE SE QUEDE METIDO

Tabla

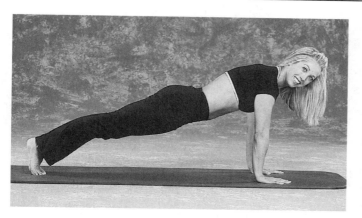

Póngase en cuatro patas, con las manos planas sobre la colchoneta y directamente por debajo de sus hombros y las rodillas debajo de sus caderas. Extienda una pierna hacia atrás y recárguela sobre la punta de ese pie. Extienda la otra pierna, de modo que quede en la posición de tabla, como se muestra. Levante el cuerpo usando los músculos abdominales para formar una línea recta desde sus hombros hasta sus pies. Respirando normalmente, contraiga los músculos abdominales y mantenga la contracción durante un minuto como máximo.

MEJORES RESULTADOS	Menos Tiempo

Haga este ejercicio frente a un espejo o pídale a alguien que la observe mientras lo hace. Muchas mujeres dejan que sus caderas se hundan, arqueando ligeramente su baja espalda. Esto puede someter a la espalda a un esfuerzo excesivo. Otras mujeres sacan el trasero hacia el techo, formando un triángulo con su cuerpo. Esto le resta eficacia al ejercicio.

> **Es importante** que su cuerpo **se mantenga** en línea recta **desde los pies** hasta sus **hombros. Para lograr** esa línea recta, debe jalar **sus** músculos **abdominales hacia adentro** y **hacia arriba.**

> ➤ ELIMINA LAS LLANTITAS ➤ PREVIENE EL DOLOR EN LA BAJA ESPALDA
> ➤ TONIFICA LOS MÚSCULOS QUE REVISTEN SU COLUMNA

Fortalecedor de espalda

Póngase en cuatro patas, con las manos planas sobre la colchoneta por debajo de sus hombros y las rodillas debajo de las caderas. Jalando sus músculos abdominales hacia adentro, exhale y extienda su brazo izquierdo al mismo tiempo que extiende su pierna derecha hasta que ambos queden paralelos con el piso, como se muestra. Regrese su brazo izquierdo y pierna derecha a la posición inicial mientras inhala. Luego exhale y extienda su brazo derecho y pierna izquierda. Siga alternando hasta que haya hecho de 8 a 12 repeticiones. (Para quemar más grasa, haga dos series de 8 a 12 repeticiones cada una).

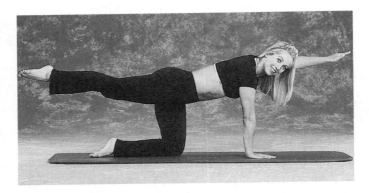

MEJORES RESULTADOS	Menos Tiempo
Cuando esté alternando la extensión de brazos y piernas, mantenga el abdomen apretado y siga jalándolo hacia adentro y hacia arriba. Esto le ayudará a seguir usando sus músculos abdominales mientras ejercita su espalda, y así matará dos pájaros de un tiro.	

DESCANSO PARA ESTIRARSE
Pose de niño

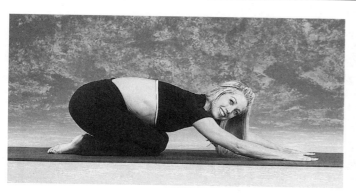

Póngase en cuatro patas, con las rodillas debajo de sus caderas y las manos planas sobre la colchoneta por debajo de sus hombros. Jale su vientre hacia su columna mientras lleva hacia atrás el trasero hasta que llegue a sus talones, como se muestra. Una vez que su trasero esté descansando sobre sus talones, dóblese hacia adelante manteniendo la columna alargada, bajando su frente al piso y su torso hacia sus muslos. Luego deslice sus brazos por el piso y llévelos detrás de su cuerpo, con las palmas de las manos hacia el techo. Respire profundamente tres veces y relájese.

MEJORES RESULTADOS	Menos Tiempo

Antes de deslizar los brazos hacia atrás, estírese lo más que pueda hacia adelante y luego hunda las palmas de las manos en la colchoneta para alargar aun más la columna y llevar el trasero aun más cerca de los talones.

" **Me encanta** este ejercicio. ¡Lo hago cada vez que necesito un **descanso!** "

Ahora está lista para aumentar el nivel de dificultad de su rutina para el abdomen. Encontrará muchos ejercicios que ya hizo durante la Primera y la Segunda Semana, sólo que ahora les he hecho algunos ligeros cambios para hacerlos un poco más difíciles. Sin embargo, si aún no se siente lista para aumentar el nivel de dificultad, siéntase con la libertad de seguir haciendo las versiones menos difíciles. Sólo haga lo mejor que pueda.

> ➤ TRABAJA EL MÚSCULO TRANSVERSO PROFUNDO ➤ AYUDA A MOLDEAR SU VIENTRE Y CINTURA
> ➤ MAYOR DIFICULTAD QUE EL RODAMIENTO HACIA ABAJO QUE HIZO DURANTE
> LA PRIMERA Y LA SEGUNDA SEMANA

Rodamiento Nº2

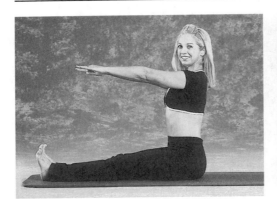

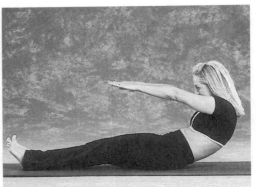

A. Siéntese sobre su colchoneta con las piernas extendidas. Siéntese con la espalda recta, estirándose desde la corona de la cabeza hacia el techo y alargando y aplanando la espalda. Extienda sus brazos frente a su pecho, como se muestra. Junte las partes traseras de los muslos. Esto ayudará a que sus piernas y baja espalda se mantengan pegadas a la colchoneta mientras rueda hacia arriba y hacia abajo.

B. Empezando desde el coxis, exhale y lentamente ruede la espalda, vértebra por vértebra, metiendo el abdomen y jalándolo hacia arriba al mismo tiempo, formando la letra "C" con su columna y alargando el espacio que hay entre cada vértebra. Una vez que su cabeza llegue a la colchoneta, invierta la dirección y ruede hacia arriba, vértebra por vértebra, mientras inhala. Haga de 12 a 15 repeticiones o repita hasta que se canse. (Para quemar más grasa, haga dos series de 12 a 15 repeticiones cada una).

Abdominal pulsante Nº2

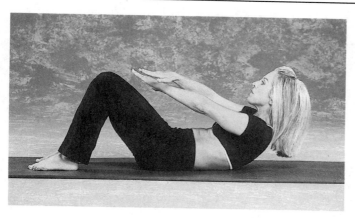

MEJORES RESULTADOS	Menos Tiempo
Levante los hombros de la colchoneta todo el tiempo, manteniendo una tensión constante en sus músculos abdominales, sintiendo realmente cómo trabajan.	

Recuéstese boca arriba con las rodillas dobladas y los pies planos sobre la colchoneta. Apoye la espalda inferior sobre la colchoneta, extienda los brazos desde el pecho, apriete los músculos abdominales y exhale mientras levanta los hombros de la colchoneta, como se muestra, cruzando la mano derecha por encima de la izquierda y extendiendo los brazos entre las rodillas. Baje ligeramente mientras inhala y luego extienda nuevamente los brazos, pulsando hacia arriba y hacia abajo sin que sus omóplatos toquen la colchoneta. Haga de 12 a 15 repeticiones o repita hasta que se canse. (Para quemar más grasa, haga dos series de 12 a 15 repeticiones cada una).

ABDOMINAL PULSANTE SOBRE LA PELOTA Nº2 (VARIACIÓN)

También puede tratar de hacer el abdominal pulsante sentada en una pelota de estabilidad.

Siéntese sobre una pelota de estabilidad grande. Camine con los pies para alejarlos de la pelota mientras se desliza por la misma, deteniéndose una vez que su baja y media espalda queden apoyadas contra la pelota. Coloque las palmas de sus manos detrás de su cabeza, con los codos abiertos hacia los lados. Apriete los músculos abdominales y exhale mientras levanta los hombros. Inhale mientras baja sólo 1 ó 2 pulgadas (2.5 ó 5 cm) y luego pulse hacia arriba, manteniendo una tensión constante en sus músculos abdominales. Haga de 12 a 15 repeticiones o repita hasta que se canse. (Para quemar más grasa, haga dos series de 12 a 15 repeticiones cada una).

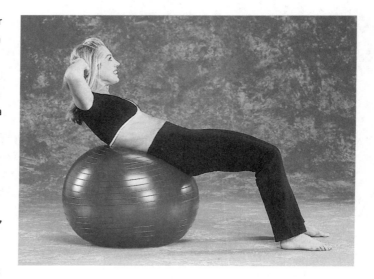

"**Imagine** que hay un **ladrillo** pesado sobre su **abdomen inferior,** manteniéndolo **metido** mientras hace el *crunch.*"

TERCERA Y CUARTA SEMANAS

➤ Ejercicio adaptado del método Pilates ➤ Estira la parte trasera de sus piernas
➤ Aprieta todo el frente de su vientre ➤ Trabaja el transverso del abdomen

Estiramiento con una pierna recta

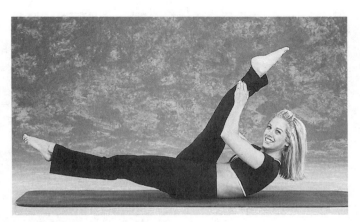

MEJORES RESULTADOS	Menos Tiempo

Trate de mantener las caderas cuadradas e inmóviles durante el ejercicio. Para lograrlo, debe usar sus abdominales inferiores y el transverso del abdomen, lo que hará que el ejercicio sea más eficaz.

A. Recuéstese boca arriba con las rodillas dobladas y los pies planos sobre la colchoneta. Mientras aprieta los músculos abdominales, exhale a medida que extiende y levanta su pierna derecha hacia el techo. Luego inhale mientras levanta y extiende su pierna izquierda de modo que quede a unas cuantas pulgadas por encima de la colchoneta. Tome su pierna derecha con ambas manos. Contraiga sus músculos abdominales, metiendo el ombligo hacia la columna y levante los hombros, como se muestra.

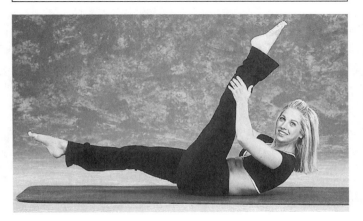

B. Exhale y cambie de piernas sin bajar su cabeza al piso. Alterne entre una pierna y otra en un sólo movimiento suave y controlado, moviéndose al ritmo de su respiración, hasta que haya hecho de 12 a 15 repeticiones o hasta que se canse. (Para quemar más grasa, haga dos series de 12 a 15 repeticiones cada una).

➤ TONIFICA SUS OBLICUOS, LOS LADOS DE SU ABDOMEN ➤ REDUCE SU CINTURA
➤ AUMENTA LA INTENSIDAD DEL ABDOMINAL CON GIRO DE LA PRIMERA Y LA SEGUNDA SEMANA

Abdominal con giro con las piernas rectas

Recuéstese boca arriba con las rodillas dobladas y los pies planos sobre la colchoneta. Levante los pies hacia el techo de modo que extienda las piernas, formando un ángulo de 90 grados entre sus piernas y su torso. Coloque sus dedos detrás de su cabeza con los codos abiertos hacia los lados.

Exhale mientras levanta su hombro derecho hacia su pierna izquierda, como se muestra. Inhale mientras baja su hombro. Luego exhale y levante su hombro izquierdo hacia su pierna derecha, alternando hasta que haya hecho de 12 a 15 repeticiones de cada lado o hasta que se canse. (Para quemar más grasa, haga dos series de 12 a 15 repeticiones cada una). Durante todo el ejercicio, mantenga sus codos abiertos hacia los lados y no cerrados alrededor de su cabeza. Relaje su cabeza recargándola contra sus dedos, pero trate de no usar sus manos y brazos para jalar bruscamente su tronco hacia sus rodillas.

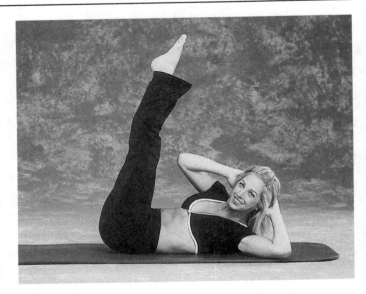

MEJORES RESULTADOS	Menos Tiempo

Cuando baje entre cada giro, procure no dejar que toda su espalda superior descanse sobre el piso. Esto creará una tensión constante para sus músculos abdominales, haciendo que el ejercicio sea más eficaz.

DESCANSO PARA ESTIRARSE
Extensión de cuerpo entero

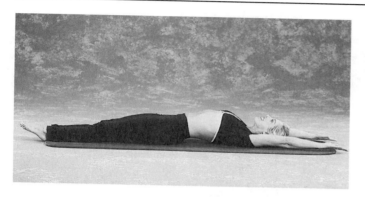

A. Recuéstese boca arriba con las piernas extendidas. Extienda sus brazos por encima de su cabeza.

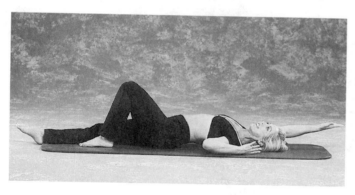

B. Doble su rodilla izquierda y coloque su pie izquierdo sobre la colchoneta. Exhale mientras extiende su brazo derecho y su pierna derecha. Inhale. Luego exhale y cambie de lado, doblando su rodilla derecha y extendiendo su brazo y pierna izquierdos. Siga alternando durante 20 segundos, alargando su cuerpo cada vez más.

MEJORES RESULTADOS	Menos Tiempo

Cuando esté exhalando, visualice el aire entrando a cualquier parte de su cuerpo donde sienta tensión. Esto le ayudará a alargar y liberar la tensión en esa área.

Elevación de ambas piernas

A. Recuéstese boca arriba, con las rodillas dobladas y los pies sobre la colchoneta. Descanse los brazos a los costados, con las palmas de las manos hacia abajo. Levante los pies hacia el techo para extender las piernas, formando un ángulo de 90 grados entre sus piernas y su torso. Levante la parte superior del torso de la colchoneta hasta que sus omóplatos queden justo por encima de la superficie de la colchoneta, como se muestra.

B. Exhale mientras baja lentamente sus piernas, apretando sus músculos abdominales. Para que la espalda se mantenga en una posición neutral, imagine que sus músculos abdominales se alargan mientras va bajando las piernas. Deténgase cuando ya no pueda mantener su columna en una posición neutral. Inhale mientras levanta las piernas hasta llegar a la posición anterior. Haga de 12 a 15 repeticiones o repita hasta que se canse. (Para quemar más grasa, haga dos series de 12 a 15 repeticiones cada una).

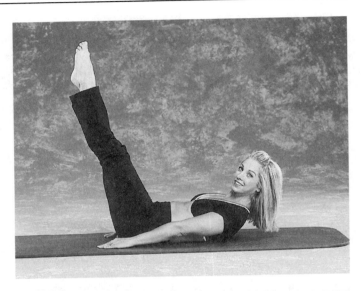

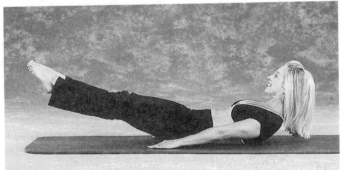

MEJORES RESULTADOS	Menos Tiempo
Apriete el trasero mientras levanta y baja las piernas para aumentar la eficacia del ejercicio.	

Levantamiento en T

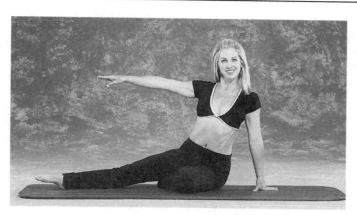

A. Desde la posición del levantamiento en T modificado que se muestra en la fotografía, extienda ambas piernas hacia la derecha al mismo tiempo que recarga el peso de su cuerpo sobre su cadera izquierda y el lado de su pierna izquierda. Coloque la palma de su mano izquierda sobre la colchoneta, de modo que quede debajo de su hombro izquierdo. Su pierna derecha deberá quedar directamente encima de su pierna izquierda.

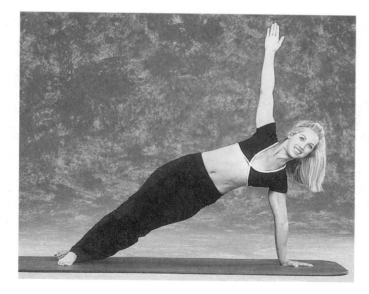

B. Recárguese sobre el borde externo de su pie izquierdo y su palma izquierda, exhale, apriete los músculos abdominales y levante su cuerpo hasta que quede en la posición del levantamiento en T. Extienda su brazo derecho hacia el techo, como se muestra, formando una T con sus brazos y cuerpo. Mantenga esta posición durante 10 a 30 segundos, levantando las caderas mientras inhala y exhala, y luego baje a la posición inicial. Repita el ejercicio del otro lado.

TERCERA Y CUARTA SEMANAS

> DIFÍCIL, PERO QUE BIEN VALE LA PENA > TRABAJA LOS MÚSCULOS ABDOMINALES
MÁS PROFUNDOS > MEJORA SU POSTURA > AUMENTA LA INTENSIDAD DE LA TABLA QUE
APRENDIÓ DURANTE LA PRIMERA Y LA SEGUNDA SEMANA

Tabla doblando una pierna

A. Póngase en cuatro patas, con las manos directamente por debajo de sus hombros y las rodillas debajo de sus caderas. Extienda una pierna hacia atrás y equilíbrese sobre la punta de ese pie. Extienda la otra pierna para adoptar la posición de tabla, como se muestra. Jale su cuerpo hacia arriba usando sus músculos abdominales para que dibuje una línea recta desde sus hombros hasta sus pies.

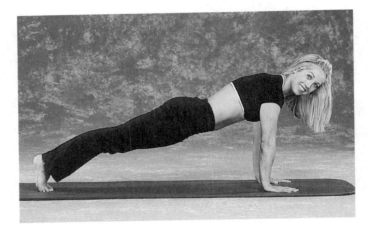

"¡Este es un ejercicio difícil, pero también es muy eficaz!"

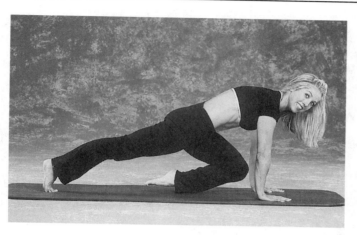

B. Recargue el peso de su cuerpo sobre su pie izquierdo. Levante su pie derecho y doble su rodilla derecha, llevando su muslo derecho hacia su vientre. Luego, recárguese sobre su pie izquierdo mientras extiende su pierna derecha nuevamente hacia atrás. Repita lo mismo con la pierna izquierda, alternando piernas hasta que haya hecho de 12 a 15 repeticiones o hasta que se canse. (Para quemar más grasa, haga dos series de 12 a 15 repeticiones cada una). Exhale mientras lleva su rodilla hacia su pecho, inhale mientras extiende la pierna nuevamente hacia atrás y alterne piernas al ritmo de su respiración.

MEJORES RESULTADOS	Menos Tiempo

Es importante que su cuerpo dibuje una línea recta desde sus pies hasta su cabeza durante todo el ejercicio. No permita que sus caderas se hundan o que su trasero apunte hacia el techo. Asimismo, cuando se esté equilibrando sobre una sola pierna, mantenga las caderas paralelas con el piso. No permita que un lado de su cadera se levante o se hunda.

➤ FORTALECE TODOS LOS MÚSCULOS QUE LE DAN APOYO A SU COLUMNA

➤ LE AYUDA A MANTENER LA ALINEACIÓN CORRECTA EN SU COLUMNA

Mujer maravilla

Recuéstese boca abajo, con las piernas y los brazos extendidos. Apriete sus músculos abdominales y el trasero mientras exhala y levanta sus piernas y brazos, como se muestra. Alargue su columna mientras levanta los brazos y piernas estirando su cuerpo lo más que pueda, como si la estuvieran jalando de los dedos de las manos y los pies. Mantenga esta posición durante cinco respiraciones y luego baje los brazos y las piernas. Repítalo dos veces.

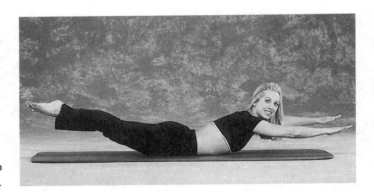

MEJORES RESULTADOS	Menos Tiempo
Entre más alargue su columna, menor será la altura a la que pueda levantar los brazos y las piernas, pero así, el ejercicio será más seguro y eficaz.	

“Crea en sí misma. Su seguridad interna le ayudará a mantenerse equilibrada y a mantener la posición durante más tiempo.”

DESCANSO PARA ESTIRARSE
Giro de la columna

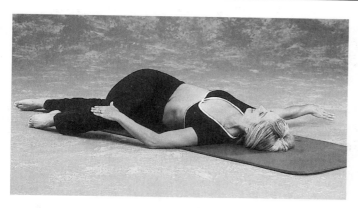

MEJORES RESULTADOS	Menos Tiempo
Trate de mantener los hombros contra el piso mientras se estira. Para lograrlo, estire lo más que pueda el brazo que esté del mismo lado que la pierna que haya levantado.	

Recuéstese boca arriba con las piernas extendidas y los brazos hacia los lados. Inhale mientras levanta su rodilla derecha y coloca su pie derecho sobre la colchoneta cerca de su rodilla izquierda. Exhale mientras gira su torso para llevar la rodilla derecha hacia su lado izquierdo, bajándola lo más cerca que pueda del piso, como se muestra. Mantenga esta posición durante 20 segundos, respirando normalmente, y luego regrese a la posición inicial. Repita lo mismo del otro lado.

Durante las dos semanas siguientes, volverá a ver muchos de los ejercicios que aprendió durante las cuatro semanas anteriores. Sin embargo, les he agregado unos cambios para hacerlos presentar aún más reto a sus abdominales. También le enseñaré otras variantes aún más difíciles de estos ejercicios, para aquellas que verdaderamente quieran hacer arder su abdomen (y así lograr mejores resultados). Además, encontrará algunos ejercicios nuevos, los cuales son algunos de los ejercicios abdominales más eficaces que existen.

Si todavía no está lista para aumentar el nivel de dificultad de su rutina, no se preocupe. Sólo siga haciendo las versiones menos difíciles, pero siga haciendo su máximo esfuerzo. Tan pronto como pueda completar la rutina sin sentirse fatigada, entonces será hora de aumentar el nivel de dificultad.

> ➤ **Fortalece el músculo abdominal más profundo** ➤ **Esculpe su abdomen inferior**

Rodamiento con las manos arriba

A. Siéntese sobre su colchoneta con las piernas extendidas. Junte los muslos internos y los talones y gire los dedos de los pies hacia afuera. Siéntese con la espalda recta, estirando la corona de su cabeza hacia el techo para que su espalda quede larga y plana. Extienda sus brazos por encima de su cabeza, como se muestra.

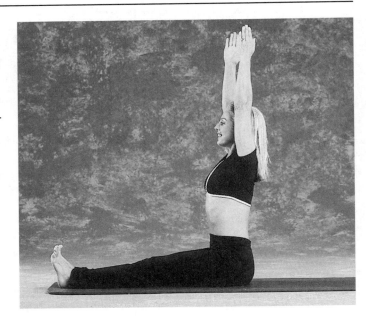

"Vamos a deshacernos de esa pancita de una vez por todas."

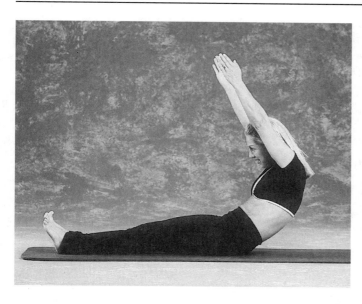

B. Empezando desde el coxis, exhale y lentamente ruede la espalda, vértebra por vértebra, metiendo el abdomen y jalándolo hacia arriba al mismo tiempo, formando la letra "C" con su columna y alargando el espacio que hay entre cada vértebra. Una vez que su cabeza llegue a la colchoneta, invierta la dirección y ruede hacia arriba, vértebra por vértebra, mientras inhala. Haga de 15 a 20 repeticiones o repita hasta que se canse. (Para quemar más grasa, haga dos series de 15 a 20 repeticiones cada una).

MEJORES RESULTADOS	Menos Tiempo
Apriete y junte la parte trasera de sus muslos mientras ruede hacia arriba y hacia abajo. Esto le ayudará a que sus piernas y baja espalda no se levanten de la colchoneta.	

➤ APLANA SU ABDOMEN SUPERIOR E INFERIOR EN UN SOLO MOVIMIENTO

Abdominales dobles

Recuéstese boca arriba con las rodillas dobladas y los pies planos sobre la colchoneta. Coloque los dedos detrás de su cabeza con los codos abiertos hacia los lados. Levante los pies mientras mantiene las rodillas dobladas, formando un ángulo de 90 grados entre sus muslos y su torso. De manera simultánea, lleve su hueso púbico hacia sus costillas y exhale mientras levanta sus hombros, como se muestra, llevando las rodillas hacia su pecho y levantando un poco los omóplatos de la colchoneta. Inhale mientras baja. Haga de 15 a 20 repeticiones o repita hasta que se canse. (Para quemar más grasa, haga dos series de 15 a 20 repeticiones cada una).

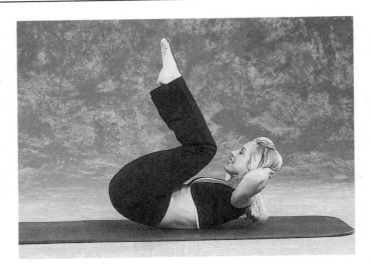

MEJORES RESULTADOS	Menos Tiempo

Cuando esté haciendo el ejercicio, exhale usando los músculos de su abdomen para sacar todo el aire. Esto ayudará a que su vientre se mantenga plano cuando esté haciendo el ejercicio, esculpiendo así los músculos que empujan el abdomen hacia adentro en lugar de los músculos que lo empujan hacia afuera.

❝No es necesario que levante mucho su coxis, sólo de 3 a 5 pulgadas (8 a 12 cm) del piso, para que realmente trabaje su abdomen inferior durante este ejercicio.❞

Bicicleta

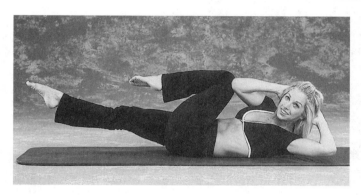

MEJORES RESULTADOS	Menos Tiempo

Es fácil perder el control y empezar a moverse con demasiada rapidez. Trate de hacer este movimiento lentamente, concentrándose en mantener su abdomen apretado y su baja espalda apoyada contra la colchoneta. Trate de crear un vientre plano y hueco durante todo el ejercicio.

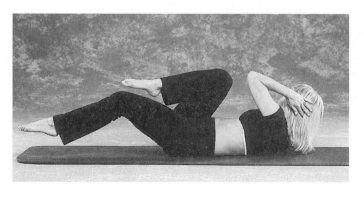

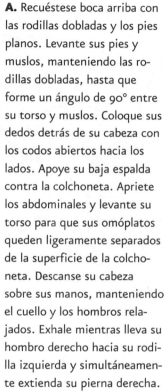

A. Recuéstese boca arriba con las rodillas dobladas y los pies planos. Levante sus pies y muslos, manteniendo las rodillas dobladas, hasta que forme un ángulo de 90° entre su torso y muslos. Coloque sus dedos detrás de su cabeza con los codos abiertos hacia los lados. Apoye su baja espalda contra la colchoneta. Apriete los abdominales y levante su torso para que sus omóplatos queden ligeramente separados de la superficie de la colchoneta. Descanse su cabeza sobre sus manos, manteniendo el cuello y los hombros relajados. Exhale mientras lleva su hombro derecho hacia su rodilla izquierda y simultáneamente extienda su pierna derecha.

B. Baje su hombro derecho, inhale y extienda su pierna izquierda mientras lleva su hombro izquierdo hacia su rodilla derecha. Siga alternando hasta que haya hecho de 15 a 20 repeticiones o hasta que se canse. (Para quemar más grasa, haga dos series de 15 a 20 repeticiones cada una).

➤ APLANA SU VIENTRE POR DEBAJO DE SU OMBLIGO
➤ AUMENTA LA DIFICULTAD DE LA ELEVACIÓN DE AMBAS PIERNAS DE LA PÁGINA 182

Elevación de ambas piernas N°2

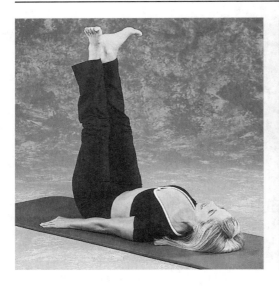
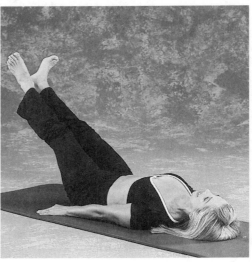

A. Recuéstese boca arriba con las rodillas dobladas y los pies sobre la colchoneta. Descanse los brazos a los lados. Levante los pies hacia el techo mientras extiende las piernas, formando un ángulo de 90 grados entre sus piernas y su torso. Mantenga juntos los muslos internos y los talones mientras gira los dedos de los pies hacia afuera, como se muestra, para aislar las áreas media y baja de sus abdominales inferiores.

B. Levante su torso superior de la colchoneta hasta que sus omóplatos queden ligeramente por encima de la superficie de la colchoneta. Baje las piernas lentamente mientras aprieta los músculos abdominales y exhala. Para que su espalda se mantenga en una posición neutral, imagine que sus músculos abdominales se alargan mientras baja sus piernas. Deténgase una vez que ya no pueda mantener su espalda en una posición neutral. Inhale mientras eleva las piernas a la posición inicial. Haga de 15 a 20 repeticiones o repita hasta que se canse. (Para quemar más grasa, haga dos series de 15 a 20 repeticiones cada una).

ELEVACIÓN DE AMBAS PIERNAS Nº2 (VARIACIÓN)

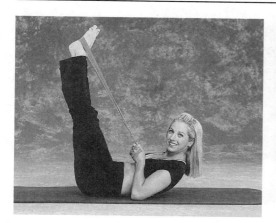
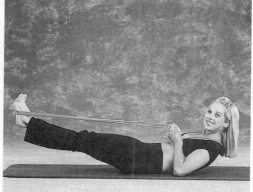

A. Para aumentar la dificultad y agregar resistencia, pruebe este ejercicio con una liga de resistencia.

Recuéstese boca arriba con las rodillas dobladas y los pies planos sobre el piso. Levante sus pies hacia el techo y coloque la parte media de la liga de resistencia en los arcos de sus pies, sosteniendo los extremos de la liga con sus manos. Forme un ángulo de 90 grados entre sus piernas y su torso. Levante la parte superior de su torso de la colchoneta hasta que sus omóplatos queden ligeramente separados de la superficie de la colchoneta, como se muestra.

B. Baje lentamente las piernas mientras exhala. Mantenga las manos estacionarias, estirando la liga. Deténgase una vez que ya no pueda mantener la columna en una posición neutral. Inhale y eleve las piernas a la posición inicial. Haga de 15 a 20 repeticiones o repita hasta que se canse. (Para quemar más grasa, haga dos series de 15 a 20 repeticiones cada una).

MEJORES RESULTADOS	Menos Tiempo
Mantenga juntos los muslos internos mientras esté subiendo y bajando las piernas. Esto le permitirá trabajar estos músculos al mismo tiempo.	

➤ ADELGAZA SU CINTURA ➤ MEJORA SU EQUILIBRIO ➤ FORTALECE SU ESPALDA
Y SUS MÚSCULOS ABDOMINALES PROFUNDOS ➤ AUMENTA LA DIFICULTAD DEL
LEVANTAMIENTO EN T QUE REALIZÓ DURANTE LA TERCERA Y LA CUARTA SEMANA

Levantamiento en T con giro

A. Desde la posición del levantamiento en T modificado que se muestra en la fotografía, extienda ambas piernas hacia la derecha y coloque el peso de su cuerpo sobre su cadera izquierda y el lado de su pierna izquierda. Coloque la palma de su mano izquierda sobre la colchoneta, directamente por debajo de su hombro izquierdo. Su pierna derecha deberá quedar directamente encima de su pierna izquierda.

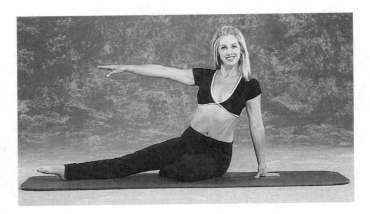

B. Apóyese sobre el borde externo de su pie izquierdo y su palma izquierda mientras exhala y levanta su cuerpo hasta que quede en la posición del levantamiento en T. Inhale y extienda su brazo derecho hacia el techo, formando una T con sus brazos y cuerpo.

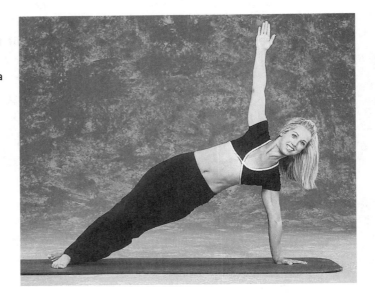

> "Quizá sólo pueda hacer unas cuantas repeticiones de este ejercicio antes de sentirse fatigada. ¡Buen trabajo!"

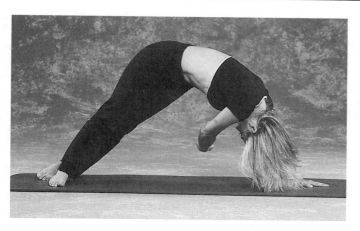

C. Exhale y lleve lentamente su brazo derecho extendido hacia adelante, alargando su cuerpo desde la cintura y la espalda. Luego, pase la mano derecha debajo de su cuerpo mientras inhala. Sienta cómo se abre su espalda superior, expandiendo su tórax superior. Sus músculos oblicuos y el recto del abdomen están trabajando juntos para mantenerla elevada. Luego exhale y use sus músculos abdominales para elevar nuevamente su torso y regresar a la posición anterior. Haga el mayor número de repeticiones que pueda, procurando llegar a 15 ó 20, antes de cambiar al otro lado.

MEJORES RESULTADOS	Menos Tiempo
Para mantener el equilibrio mientras lleva su brazo hacia adelante y por debajo de su cuerpo, enfóquese en su ombligo, el cual es su centro de gravedad. Mantenga apretada esta área y así no se tambaleará.	

DESCANSO PARA ESTIRARSE
Giro de la columna

Recuéstese boca arriba con las piernas extendidas y los brazos hacia los lados. Inhale mientras levanta su rodilla derecha y coloca su pie derecho sobre la colchoneta cerca de su rodilla izquierda. Exhale mientras gira su torso para llevar la rodilla derecha hacia el lado izquierdo, bajándola lo más cerca que pueda del piso, como se muestra. Mantenga esta posición durante 20 segundos, respirando normalmente, y luego regrese a la posición inicial. Repita lo mismo del otro lado.

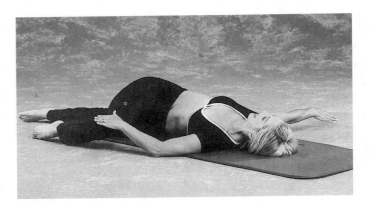

MEJORES RESULTADOS	Menos Tiempo
Trate de mantener los hombros contra el piso mientras se estira. Para lograrlo, estire lo más que pueda el brazo que esté del mismo lado que la pierna que haya levantado.	

> "Esté consciente de su postura todo el día. La buena postura le ayuda a volver a entrenar sus músculos abdominales, ayudándole a tonificarlos las 24 horas del día."

QUINTA Y SEXTA SEMANAS

➤ FORTALECE SU MÚSCULO ABDOMINAL MÁS PROFUNDO ➤ JALA SU VIENTRE HACIA ADENTRO,
AYUDÁNDOLA A QUE LE ENTREN SUS PANTALONES ENTALLADOS
➤ EJERCITA PRÁCTICAMENTE TODOS LOS MÚSCULOS DE SU CUERPO

Tabla sobre codos con rodilla al piso

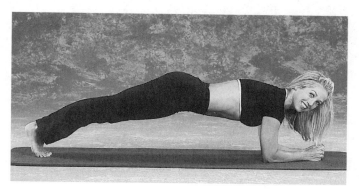

A. Póngase en cuatro patas, con las manos directamente por debajo sus hombros y las rodillas debajo de las caderas. Doble sus codos y coloque los antebrazos sobre la colchoneta. Entrelace los dedos de las manos. Extienda una pierna hacia atrás y equilíbrese sobre la punta de ese pie. Extienda la otra pierna, adoptando la posición de tabla, como se muestra. Jálese hacia arriba con los músculos abdominales, de modo que su cuerpo dibuje una línea recta desde sus hombros hasta sus pies.

(continúa)

➤ FORTALECE SU MÚSCULO ABDOMINAL MÁS PROFUNDO ➤ JALA SU VIENTRE HACIA ADENTRO, AYUDÁNDOLA A QUE LE ENTREN SUS PANTALONES ENTALLADOS
➤ EJERCITA PRÁCTICAMENTE TODOS LOS MÚSCULOS DE SU CUERPO

Tabla sobre codos con rodilla al piso
(continuación)

B. Coloque el peso de su cuerpo sobre su pie derecho. Exhale y levante su pie izquierdo y doble su rodilla izquierda, llevando su muslo izquierdo hacia su vientre. Inhale y apóyese sobre su pie izquierdo mientras extiende su pierna para volver a la posición inicial. Repita con la pierna derecha, alternando piernas hasta que haya hecho de 15 a 20 repeticiones. (Para quemar más grasa, haga dos series de 15 a 20 repeticiones cada una).

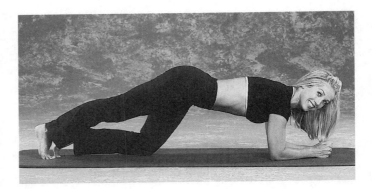

MEJORES RESULTADOS	Menos Tiempo

Imagine que tiene una tabla pegada a la columna. Si permite que sus caderas se hundan o apunten hacia el techo, su espalda se despegará de la tabla.

Natación

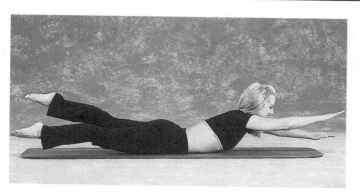

MEJORES RESULTADOS	Menos Tiempo

Alargue su columna y mantenga los brazos y piernas separados de la colchoneta durante todo el ejercicio, manteniendo así una contracción constante en los músculos de su espalda.

Recuéstese boca abajo con los brazos extendidos hacia el frente y las piernas extendidas hacia atrás. Estírese a través de sus dedos de las manos y los pies para alargar su columna. Levante ambos brazos y piernas para que queden a unas cuantas pulgadas por encima de la colchoneta. Luego exhale y levante su brazo derecho y pierna izquierda unas cuantas pulgadas por encima del nivel de su brazo izquierdo y pierna derecha.

Inhale y cambie de posición, bajando su brazo derecho y pierna izquierda un poco y elevando su brazo izquierdo y pierna derecha. Alterne sus brazos y piernas repetidamente, como si estuviera nadando, hasta que haya hecho de 15 a 20 repeticiones o hasta que se canse. (Para quemar más grasa, haga dos series de 15 a 20 repeticiones cada una).

DESCANSO PARA ESTIRARSE

Pose de niño

Póngase en cuatro patas, con las rodillas debajo de sus caderas y las manos planas sobre la colchoneta por debajo de sus hombros. Jale su vientre hacia su columna mientras lleva hacia atrás el trasero hasta que llegue a sus talones, como se muestra. Una vez que su trasero esté descansando sobre sus talones, dóblese hacia adelante manteniendo la columna alargada, bajando su frente al piso y su torso hacia sus muslos. Luego deslice sus brazos por el piso y llévelos detrás de su cuerpo, con las palmas de las manos hacia el techo. Respire profundamente tres veces y relájese.

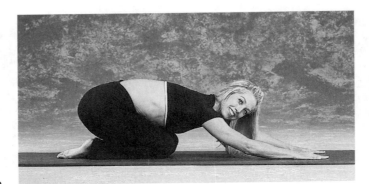

MEJORES RESULTADOS	Menos Tiempo

Antes de deslizar los brazos hacia atrás, estírese lo más que pueda hacia adelante y luego hunda las palmas de las manos en la colchoneta para alargar aún más la columna y llevar el trasero aun más cerca de los talones.

CAPÍTULO 7

EJERCICIOS ELIMINAGRASA

Piernas

Todas las mujeres tenemos una zona problemática o zona de grasa en el cuerpo donde rápidamente parece instalarse cada una de las calorías de más que ingerimos. ¿La mía? Mis muslos.

Siempre que como en exceso —generalmente postres— puedo notar el resultado en mis muslos. Las partes traseras de mis muslos empiezan a perder su tersura, abriéndoles paso a los primeros indicios de celulitis que amenazan con convertirlos en piel de naranja. Cuando mis pantalones de mezclilla (mahones, pitusas, *jeans*) se sienten demasiado apretados, sé que necesito comer menos postres y aumentar la intensidad de mis rutinas para la zona de grasa de las piernas. En tan sólo dos semanas, las partes traseras de mis muslos recuperan su apariencia tersa y tonificada y mis pantalones de mezclilla vuelven a quedarme cómodos. ¡Estas sesiones de ejercicio realmente funcionan!

La anatomía de unas piernas torneadas y un trasero *sexy*

Todas queremos tener una piernas que lucen increíblemente bien en *shorts* y vestidos bonitos. Entonces, ¿por qué es tan difícil tenerlas?

¡Reduje mis zonas de grasa femenina!

Un plan consistente ayudó a Betsy Gammons a evitar el aumento de peso relacionado con la edad.

Yo me he mantenido en un peso saludable a lo largo de mi vida y las sesiones de ejercicio de Denise son parte de mi fórmula para el éxito. A mis 50 años de edad y midiendo 5 pies y 6 pulgadas (1.65 m), sigo usando una talla 10. . . ¡la misma talla que usaba cuando estaba en la veintena!

Yo he hecho ejercicio la mayor parte de mi vida y he hecho el programa único de Denise durante más de 10 años. Particularmente me gusta la manera en que Denise trabaja cada área del cuerpo en el transcurso de una semana, en lugar de enfocarse solamente en un área problemática. Sus ejercicios de *kickboxing* son mis favoritos. Los golpes y las patadas hacen que la sesión de ejercicio sea divertida y poderosa a la vez. ¡Realmente siento que he logrado mucho cuando termino!

Lo más importante que he aprendido de Denise es que la clave es ser consistente. Desde que he estado haciendo sus sesiones de ejercicio, nunca he hecho ejercicio durante más de ½ hora al día, pero tampoco me he saltado jamás mi rutina.

Me da orgullo poder decir que mis hijos han seguido mi ejemplo. ¡Una de mis hijas que dio a luz la primavera pasada ahora también hace el programa de Denise con regularidad!

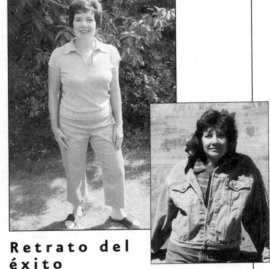

Retrato del éxito

NOMBRE: Betsy Gammons

EDAD: 51

CIUDAD: Essex, Massachusetts

OCUPACIÓN: Editora fotográfica

ACONDICIONAMIENTO FÍSICO LOGRADO:
Ha usado una talla 10 de ropa a lo largo de su vida

OTROS LOGROS: Sensación generalizada de fuerza y salud

El secreto del éxito de Betsy

"La edad es sólo una cifra. ¡Sentirse fuerte y saludable puede cambiar la perspectiva desde la que mira prácticamente todo en su vida!"

Antes de la menopausia, la mayoría de nosotras almacenamos cantidades desproporcionadas de grasa en la parte inferior de nuestro cuerpo, particularmente en las caderas y los muslos. Hace miles y miles de años, la grasa excedente acumulada en las caderas, el trasero y los muslos cumplía con una función importante para nuestras antepasadas. Durante las sequías y los inviernos prolongados, las mujeres quemaban esta grasa como combustible durante el embarazo y la lactancia. Las mujeres con más grasa en las piernas podían sobrevivir las situaciones adversas y, como consecuencia, transmitían sus genes a sus hijos, mientras que las mujeres con proporciones más delgadas no sobrevivían.

En la era moderna, ya no necesitamos esta reserva de grasa, porque tenemos alimentos abundantes para apoyar el embarazo y la lactancia. Por desgracia, como ya hemos mencionado, la genética tarda miles de años en cambiar y nuestro cuerpo simplemente no ha evolucionado a la par de la época.

A medida que vamos envejeciendo, muchas de nosotras también notamos que empieza a aparecer un tipo de grasa llamada celulitis en la parte trasera de nuestros muslos, incluso aunque hayamos tenido muslos delgados la mayor parte de nuestra vida. Esta grasa que hace que se forme la llamada piel de naranja y está justo por debajo de la piel, entre los músculos y las fibras de tejido conectivo que conectan el músculo con la piel. Estas fibras de tejido conectivo forman una red. Si se debilita, el tejido permite que la grasa pase a través de los pequeños hoyos de la red, de igual forma en que un colchón se abulta entre las costuras.

Mis rutinas para la zona de grasa de las piernas le ayudarán a eliminar ambos tipos de grasa. Usted tonificará sus muslos internos, levantará sus glúteos y les dará forma y adelgazará sus piernas haciendo ejercicios específicos que atacan las áreas siguientes.

■ **Muslos internos.** Diversos músculos que corren a lo largo de sus muslos internos trabajan juntos para estabilizar sus rodillas y caderas mientras camina. Estos músculos se conocen colectivamente como los aductores e incluyen los aductores máximo, mínimo, largo y breve. Mis rutinas para esta zona de grasa le ayudarán a tonificar sus aductores, impidiendo que el muslo interno se bambolee o se frote contra el otro mientras camina.

Ejercitar estos músculos también le ayudará a fortalecer sus rodillas, protegiéndolas de las lesiones.

■ Muslos externos y caderas. Los músculos que le ayudan a levantar la pierna se conocen como abductores, los cuales incluyen los glúteos medio y mínimo que corren por sus caderas. Tonificar estos músculos le ayuda a deshacerse de las chaparreras. También le ayuda a jalarlas hacia adentro, creando unas hendiduras muy *sexy* en la parte externa de sus caderas.

■ Muslos frontales. Los músculos que forman la parte frontal de sus muslos incluyen los cuadríceps, que son un grupo de cuatro músculos que le ayudan a extender la rodilla y a levantar la pierna. Cerca de la parte superior de la parte frontal de sus muslos, hay otro grupo de músculos pequeños que en conjunto se conocen como los flexores de la cadera (el psoas mayor, el psoas menor y el ilíaco), que también le ayudan a levantar la pierna y a impulsarla hacia adelante cuando camina o sube escaleras.

Muchas mujeres no prestan atención a sus flexores de la cadera cuando están tonificando sus piernas, dado que estos músculos pequeños son mucho más pequeños que el grupo de músculos grandes conocidos como los cuadríceps. Sin embargo, estos músculos son extremadamente importantes para su apariencia, porque le ayudan a tener una buena postura. Si los flexores de la cadera están demasiado tensos, usted tenderá a inclinar la pelvis hacia adelante, arqueando la baja espalda y sacando el vientre. Cada una de mis rutinas para la zona de grasa de las piernas contiene no sólo ejercicios que le darán forma a la parte frontal de sus muslos, sino también estiramientos que alargarán sus flexores de la cadera, ayudándola a adoptar automáticamente una postura más erguida.

■ Muslos traseros. Los tendones de la corva forman la parte trasera de sus muslos, desde sus rodillas hasta su trasero. Estos músculos le ayudan a doblar las rodillas y al tonificarlos, usted lucirá muy bien por atrás y también podrá prevenir la celulitis. Además de ayudar a moldear unos muslos hermosos, tonificar y estirar los tendones de la corva le ayuda a alinear la pelvis de manera óptima, aplanando su vientre y quitándole presión a su baja espalda.

■ **Trasero.** A veces parece que no tenemos un solo músculo ahí, ¡pero la verdad es que sí! El trasero está formado por un conjunto de músculos llamados los glúteos, que incluyen el glúteo mínimo, el glúteo medio y el glúteo máximo, los cuales trabajan juntos para ayudar a elevar la pierna hacia atrás, caminar cuesta arriba o subir escaleras. Debido a que pocas de nosotras hacemos esto con la frecuencia suficiente durante el día, los músculos del trasero tienden a debilitarse, permitiendo que la grasa se empiece a acumular. Mis rutinas para esta zona de grasa tonificarán estos músculos y le ayudarán a moldear, levantar y reducir el tamaño de su trasero.

■ **Pantorrillas.** Aunque sus pantorrillas rara vez sirven como depósitos de grasa, estos músculos importantes, llamados el sóleo y el gastrocnemio, le ayudan a flexionar las rodillas, estabilizar sus tobillos y flexionar los pies. Tonificarlos le ayudará a tener un mayor impulso durante sus caminatas, lo que a su vez le ayudará a quemar más calorías.

Pautas para tener piernas torneadas

Los ejercicios de mis rutinas para la zona de grasa de las piernas contienen una mezcla de ballet, *Power Yoga*, Pilates y ejercicios tradicionales de calistenia. En su conjunto, le brindan los ejercicios más eficaces de todas las disciplinas de acondicionamiento físico para que la zona inferior de su cuerpo se convierta en su mejor parte. Si su zona de grasa personal son sus piernas, haga estas rutinas tres veces a la semana o más.

También he incorporado diversos estiramientos a lo largo de cada rutina, para que pueda descansar y recuperarse entre los ejercicios, aumentar la eficacia de sus sesiones de ejercicio y alargar los músculos de sus piernas.

A continuación están algunas cosas que debe y no debe hacer para sacarle el mayor provecho a estas rutinas de ejercicios.

LO QUE SÍ DEBE HACER. . .

■ **Hacerlos de la forma apropiada.** Incluso la más pequeña variación puede marcar una gran diferencia entre hacer los movimientos sin ganas y sacarle el mayor provecho a cada ejercicio. En la mayoría de los ejercicios para piernas, le doy sugerencias para que los haga de la forma apropiada. Tenga presentes estas sugerencias cuando esté haciendo las rutinas.

■ **Respirar correctamente.** Exhale cuando esté contrayendo los músculos de las piernas y el trasero e inhale cuando los esté relajando. Esto le ayudará a hacer cada ejercicio al máximo de su potencial. En la descripción de cada ejercicio, le indico cuándo debe inhalar y exhalar.

■ **Apretar el grupo de músculos que esté trabajando.** Independientemente de que sea la parte trasera de sus muslos, su trasero o su cadera, apriete esa área, particularmente cuando la contracción llegue a su máximo. Haga de cuenta que el músculo que está trabajando es una esponja y que quiere exprimirlo para sacarle hasta la última gota de esfuerzo.

Repita según sea necesario

LAS TRES RUTINAS PARA la zona de grasa de las piernas incluyen los ejercicios más eficaces para tonificar sus glúteos, caderas, muslos y pantorrillas. Cada dos semanas, comenzará a hacer una serie de ejercicios nuevos que le ayudarán a fortalecer y tonificar sus piernas.

Durante la Primera Semana, haga los ejercicios sin peso adicional. Esto le ayudará a concentrarse en hacer los ejercicios correctamente. Después de la Primera Semana, si puede hacer de 10 a 15 repeticiones de cada ejercicio con facilidad, entonces considere usar pesas para tobillos de 3 a 5 libras (1 a 2 kg) cuando esté indicado.

Su nivel actual de condición física determinará cuántas repeticiones podrá hacer de cada ejercicio. Escuche a su cuerpo. Inde-pendientemente de que esté trabajando sus glúteos, caderas o muslos, preste atención a cómo se sienten esos músculos mientras los mueve. Cuando le empiecen a doler y se empiecen a fatigar, haga dos repeticiones más y luego pase al ejercicio siguiente.

Esta es una regla práctica para determinar el número correcto de repeticiones que deberá hacer a medida que vaya avanzando en este programa.

PRIMERA Y SEGUNDA SEMANAS: de 8 a 12

TERCERA Y CUARTA SEMANAS: dos series de 8 a 12 repeticiones, corriendo dos veces la rutina entera

QUINTA Y SEXTA SEMANAS: de 16 a 24

- **Mantener la última repetición.** En casi todos los ejercicios que hago, y particularmente los ejercicios para las piernas, siempre mantengo la última contracción lo más que puedo. Por ejemplo, si estoy haciendo elevaciones de pierna, en la última elevación mantengo la pierna elevada, fatigando por completo la parte externa de mi muslo.

LO QUE NO DEBE HACER. . .

- **Enfocarse sólo en sus piernas.** Como mencioné en el Capítulo 2, si quiere deshacerse de la grasa de manera eficaz, necesita seguir un programa de acondicionamiento para el cuerpo entero. Haga su rutina para las piernas según lo que recomiendo para su tipo de cuerpo (vea las páginas 22 y 23).

- **Apresurarse.** Entre mayor sea la lentitud con la que haga cada ejercicio, más eficaz será el movimiento.

- **Ignorar los estiramientos.** Estas rutinas le llevan 20 minutos o menos. No trate de acortarlas aún más saltándose los estiramientos sugeridos. Estos estiramientos le ayudan a sacarle el mayor provecho a su rutina de ejercicios para las piernas al permitir que se recupere entre los ejercicios y ayudándole a hacer cada movimiento al máximo de su potencial.

- **Trabar las articulaciones.** Incluso cuando sus piernas estén extendidas durante un ejercicio, siempre mantenga las rodillas suaves y ligeramente dobladas para evitar ejercer presión sobre las articulaciones de sus rodillas.

La rutina para la zona de grasa de las piernas de la Primera y Segunda Semanas incluye diversos ejercicios del método Pilates, que es un sistema de ejercicio que desarrolló un gimnasta europeo, Joseph Pilates, hace muchos años. Estos son los mismos ejercicios que están en mi libro y video titulados *Pilates for Every Body*.

Además de los ejercicios adaptados del método Pilates, también he agregado mis mejores moldeadores de trasero, cadera y muslos. Estos son los ejercicios para piernas que yo hago para eliminar la celulitis y tonificar y moldear mis piernas. *Realmente* funcionan.

Durante la Primera y la Segunda Semana, usted hará la mayoría de los ejercicios recostada o sentada, de modo que tendrá que sacar su colchoneta, concentrarse en hacerlos de la forma apropiada y realmente fatigar esos músculos de sus piernas. Váyase lento. ¡Yo sé que puede hacerlo!

> ➤ Reduce las chaparreras ➤ Tonifica sus muslos externos ➤ Moldea sus caderas

Elevación de pierna

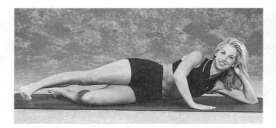 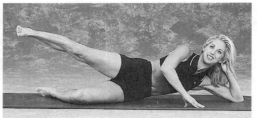

A. Empiece sin peso, pero gradualmente vaya agregando pesas para los tobillos. Recuéstese sobre su lado izquierdo, doble su pierna izquierda para apoyarse y extienda su pierna derecha. Ponga su mano izquierda justo detrás de su oreja izquierda para apoyar su cabeza. Coloque la palma de su mano derecha sobre la colchoneta frente a su torso y apóyese en ella. Deben estar alineados su cabeza, sus hombros y sus caderas, como se muestra.

B. Con el pie flexionado, exhale mientras levanta la pierna derecha lentamente y luego inhale mientras la baja. No tiene que elevar la pierna muy alto para obtener resultados. La clave es hacer un movimiento lento y controlado, guiado por el talón. Mientras la esté elevando, extienda toda su pierna hasta su pie, alargando la parte externa del muslo. Haga de 8 a 12 repeticiones o repita hasta que se fatigue. Luego cambie de lado. (Para quemar más grasa, haga dos series de 8 a 12 repeticiones cada una).

Adelante/atrás

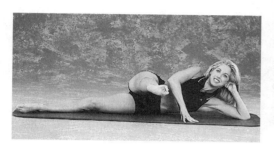
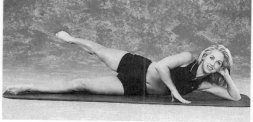

A. Recuéstese sobre su lado izquierdo con ambas piernas extendidas. Alinee su lado izquierdo con el borde de la colchoneta de modo que sus hombros, espalda y trasero queden paralelos con el mismo.

Apoye su cabeza sobre su mano izquierda, colocándola justo por detrás de su oreja izquierda. Coloque la palma de su mano derecha sobre la colchoneta frente a su abdomen para apoyarse. (Para aumentar el nivel de dificultad, puede colocar su mano derecha sobre su cabeza).

Luego, lleve sus piernas unos 45 grados hacia adelante para que queden adelante de su cuerpo, manteniendo el trasero, las caderas, la espalda y los hombros alineados con el borde de la colchoneta.

Levante su pierna derecha más o menos 1 pulgada (2.5 cm) por encima de su pierna izquierda. Mientras inhala, lleve lentamente su pierna derecha hacia adelante, como se muestra. Llévela sólo hasta donde pueda hacerlo sin perder la alineación en sus caderas. El hueso derecho de su cadera deberá permanecer justo por encima de su hueso izquierdo, sin ladearse hacia adelante o hacia atrás.

B. Una vez que haya llevado su pierna lo más adelante que pueda, exhale y llévela hacia atrás de su cuerpo y ligeramente hacia arriba al mismo tiempo. Mantenga los músculos abdominales apretados durante todo el ejercicio y también apriete los glúteos. Haga de 8 a 12 repeticiones o repita hasta que se fatigue. Luego cambie de pierna. (Para quemar más grasa, haga dos series de 8 a 12 repeticiones cada una).

MEJORES RESULTADOS	Menos Tiempo

Empiece este ejercicio haciendo un movimiento muy pequeño, teniendo cuidado de evitar que sus hombros, torso y caderas se mezan hacia atrás y hacia adelante mientras mueve su pierna. Con el tiempo, a medida que sus músculos abdominales y de los muslos se estiren y fortalezcan, podrá desplazar su pierna más hacia adelante y hacia atrás manteniendo la alineación en sus caderas y hombros.

Moldeamuslo interno

Recuéstese sobre su lado izquierdo con ambas piernas extendidas. Alinee su lado izquierdo con el borde de la colchoneta de modo que sus hombros, espalda y trasero queden paralelos con el mismo. Luego, lleve sus piernas hacia adelante de su cuerpo a un ángulo de 45 grados, manteniendo el trasero, las caderas, espalda y los hombros alineados con el borde de la colchoneta.

Apoye su cabeza sobre su mano izquierda, colocándola justo por detrás de su oreja izquierda. Coloque la palma de su mano derecha sobre la colchoneta frente a su abdomen para apoyarse.

Doble su pierna derecha y coloque su pie derecho sobre la colchoneta, justo por detrás de su rodilla izquierda. Exhale y eleve su pierna izquierda con el pie izquierdo flexionado, como se muestra, sintiendo el movimiento en el muslo interno izquierdo. Inhale y baje la pierna, repitiendo el ejercicio 10 veces. Luego, haga punta con los dedos de los pies y repita el ejercicio de 8 a 12 veces o hasta que se fatigue. Luego cambie de lado. (Para quemar más grasa, haga dos series de 8 a 12 repeticiones cada una).

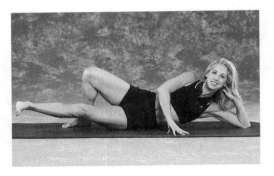

MEJORES RESULTADOS	Menos Tiempo
Sostenga la última repetición, apretando el muslo interno hasta que ya no pueda mantener elevada la pierna.	

DESCANSO PARA ESTIRARSE

Estiramiento de muslo externo y cadera

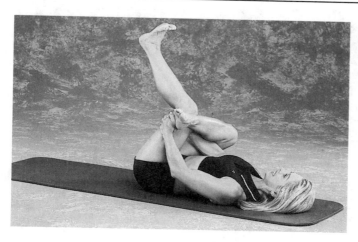

Recuéstese boca arriba con las rodillas dobladas y los pies planos sobre la colchoneta. Inhale y levante su pie derecho, colocando su tobillo derecho sobre su muslo izquierdo y justo por encima de su rodilla izquierda, permitiendo que su rodilla derecha se abra hacia el lado.

Exhale y eleve su pie izquierdo, llevando su rodilla izquierda hacia su pecho. Mantenga esta posición durante 20 segundos, respirando normalmente, luego relájese. Cambie de piernas y repita el estiramiento.

MEJORES RESULTADOS	Menos Tiempo

Para lograr un estiramiento más profundo, con ambas manos tómese por atrás del muslo que esté abajo, como se muestra, jalándolo suavemente hacia su pecho. De manera simultánea, use su codo para empujar suavemente hacia afuera el muslo que está arriba, abriendo la rodilla más hacia el lado. Ah-h-h. . . ¿verdad que se siente delicioso?

Levantaglúteos

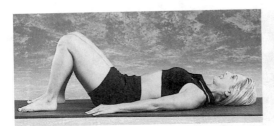

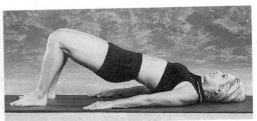

A. Recuéstese boca arriba con ambas piernas dobladas y los pies planos sobre la colchoneta. Descanse los brazos a los lados.

MEJORES RESULTADOS	Menos Tiempo
Cuando esté arriba, apriete el trasero durante unos cuantos segundos, como si estuviera tratando de exprimir una esponja para sacarle hasta la última gota de agua.	

B. Exhale y levante las caderas hacia el techo al mismo tiempo que contrae los glúteos, músculos abdominales y la parte trasera de los muslos, levantando el trasero de 3 a 6 pulgadas (8 a 15 cm) de la colchoneta.

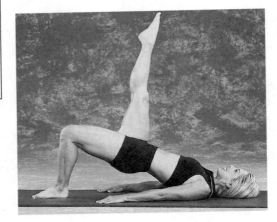

C. Inhale. Luego exhale y levante y extienda su pierna derecha hacia el techo. Baje las caderas un poco mientras inhala y luego vuelva a elevarlas. Siga pulsando las caderas hacia arriba y hacia abajo hasta que haga de 8 a 12 repeticiones o hasta que se fatigue. Luego baje a la posición inicial y repita lo mismo con la pierna izquierda extendida.

➤ FORTALECE Y ESTIRA SUS MUSLOS INTERNOS Y EXTERNOS Y LAS CADERAS
➤ EJERCICIO ADAPTADO DEL MÉTODO PILATES

Círculos de piernas

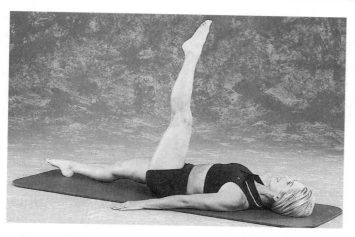

A. Recuéstese boca arriba sobre la colchoneta con las manos a los lados y las piernas extendidas. Eleve y extienda su pierna izquierda hasta que el dedo gordo de su pie izquierdo esté apuntando directamente hacia el techo, como se muestra.

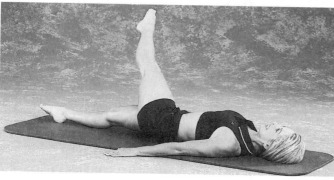

B. Usando sus músculos abdominales, dibuje círculos en el sentido inverso a las manecillas del reloj con su pierna izquierda, asegurándose de que sus caderas se mantengan niveladas y estáticas. Cuando esté haciendo círculos con la pierna, exhale mientras esté bajando la pierna hacia la izquierda e inhale mientras la esté subiendo hacia la derecha. Una vez que haya dibujado tres círculos completos, cambie de dirección, esta vez dibujando tres círculos en el sentido de las manecillas del reloj. Luego cambie de pierna y repita la secuencia.

MEJORES RESULTADOS	Menos Tiempo

Imagine que está dibujando círculos en el techo con un lápiz que está sosteniendo con el dedo gordo de su pie. Comience dibujando círculos pequeños y a medida que vaya aumentando su fuerza, empiece a dibujar círculos más grandes. Sólo pase a estos si a lo largo de todo el ejercicio ya puede mantener su tronco y caderas estáticos y su baja espalda apoyada contra la colchoneta.

Círculos de piernas con liga (variación)

Para aumentar el nivel de dificultad, pruebe hacer los círculos de piernas con una liga de resistencia.

Recuéstese boca arriba con la pierna izquierda extendida sobre la colchoneta y la pierna derecha extendida hacia el techo, colocando la liga de resistencia por atrás del arco de su pie derecho. Sostenga ambos extremos de la liga con su mano derecha al nivel del pecho y con el codo doblado. Extienda su brazo izquierdo hacia el lado para equilibrarse.

Usando sus músculos abdominales, dibuje círculos lentamente con su pie derecho en el sentido inverso a las manecillas del reloj, bajándolo hacia el piso mientras mueve su pie en círculo. Haga tres círculos grandes, exhalando mientras va bajando su pierna e inhalando mientras la va elevando, y luego cambie de dirección, dibujando círculos en el sentido de las manecillas del reloj. Luego cambie de pierna y repita.

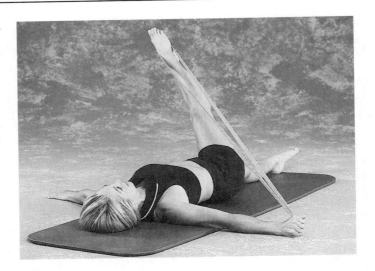

"Lucirá de maravilla por detrás. Logrará las piernas delgadas que siempre ha deseado tener."

Tonificaglúteos

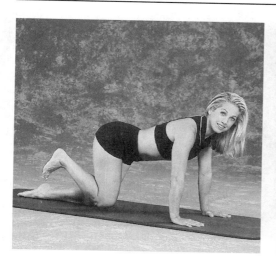

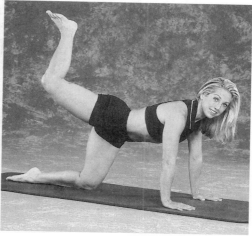

A. Póngase en cuatro patas, como se muestra, con las manos debajo de los hombros y las rodillas debajo de las caderas. Doble y eleve su pierna derecha de modo que su muslo derecho quede paralelo a la colchoneta y su pantorrilla derecha y muslo derecho formen un ángulo recto.

B. Exhale y levante su pie derecho hacia el techo lo más que pueda, como se muestra, apretando el trasero al mismo tiempo. Inhale y baje, repitiendo de 8 a 12 veces o hasta que se fatigue. Cambie de pierna y repita. (Para quemar más grasa, haga dos series de 8 a 12 repeticiones cada una).

MEJORES RESULTADOS	Menos Tiempo
Mantenga su espalda plana, los músculos abdominales apretados y las caderas paralelas al piso a lo largo de todo el ejercicio.	

DESCANSO PARA ESTIRARSE

Perro boca abajo

Póngase en cuatro patas. Apóyese sobre las palmas de las manos y desplace el trasero hacia sus talones. Baje ambos talones al piso y extienda las piernas, elevando su coxis hacia el techo, como se muestra. Permita que sus omóplatos se separen y que su pecho se abra. Fije la mirada en su ombligo para que su cuello se mantenga en una posición neutral. Mantenga esta posición durante 20 segundos, respirando profundamente y luego relájese.

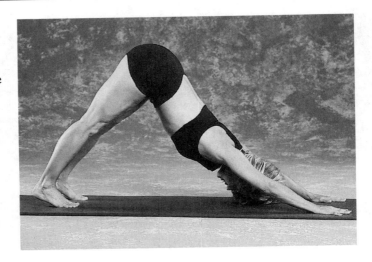

MEJORES RESULTADOS	Menos Tiempo
Para intensificar este estiramiento, trate de levantar y extender una pierna. Esto hará que el peso de su cuerpo caiga sobre su otro talón, haciendo que se hunda más hacia el piso. Pruebe esto sólo si puede hacer que sus talones queden muy cerca del piso cuando esté haciendo la pose de perro boca abajo normal.	

❝Sus muslos realmente han trabajado muy arduamente, así que tómese un descanso y pruebe uno de mis estiramientos favoritos.❞

> ➤ TONIFICA LA PARTE TRASERA DE SUS MUSLOS ➤ REDUCE LA CELULITIS
> ➤ LA HACE LUCIR DE MARAVILLA EN *SHORTS*

Tonificador de muslos

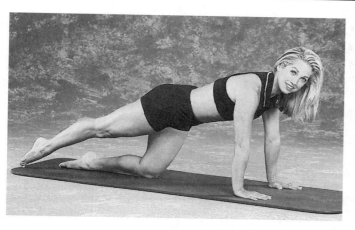

A. Póngase en cuatro patas, colocando las manos debajo de sus hombros y las rodillas debajo de sus caderas. Extienda la pierna derecha y eleve su pie derecho haciendo punta con los dedos del pie, de modo que quede justo por encima de la colchoneta, como se muestra. Asegúrese de que su espalda esté plana, sus músculos abdominales estén apretados y sus caderas estén paralelas al piso.

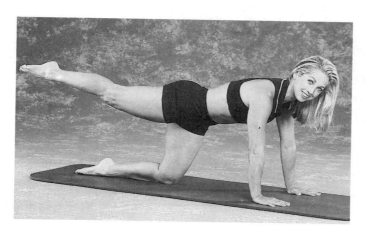

B. Exhale y eleve su pierna derecha lo más alto que pueda. Inhale y baje la pierna, repitiendo de 8 a 12 veces o hasta que se fatigue. Cambie de pierna y repita. (Para quemar más grasa, haga dos series de 8 a 12 repeticiones cada una).

MEJORES RESULTADOS	Menos Tiempo
Apriete el trasero mientras esté levantando la pierna para incrementar la eficacia del ejercicio.	

➤ Tonifica y moldea la parte frontal de sus muslos
➤ La ayuda a lucir de maravilla en *shorts*
➤ Fortalece los músculos que ayudan a proteger sus rodillas de las lesiones

Moldeamuslo

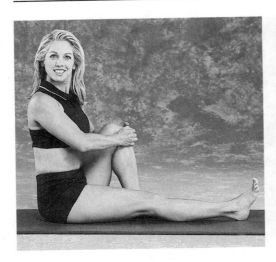
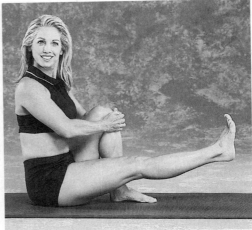

A. Siéntese con la pierna derecha extendida y la pierna izquierda doblada, jalando la rodilla izquierda hacia su pecho y colocando el pie izquierdo plano sobre la colchoneta. Trate de llevar su pie izquierdo lo más cerca que pueda de su cuerpo. Tome su rodilla izquierda con ambas manos, como se muestra.

B. Exhale y eleve su pierna derecha e inhale mientras la vaya bajando, repitiendo de 8 a 12 veces o hasta que se fatigue. Luego cambie de pierna. (Para quemar más grasa, haga dos series de 8 a 12 repeticiones cada una).

MEJORES RESULTADOS	Menos Tiempo

Entre más acerque su torso al pie que está plano sobre el piso, más difícil será este ejercicio. Si no puede hacer el ejercicio mientras sostiene su rodilla doblada, coloque sus manos sobre la colchoneta e inclínese ligeramente hacia atrás, asegurándose de que su espalda se mantenga recta. Con el tiempo, vaya tratando de hacer el torso hacia adelante, abrazando su rodilla contra su torso mientras esté haciendo el ejercicio.

DESCANSO PARA ESTIRARSE
Pichón

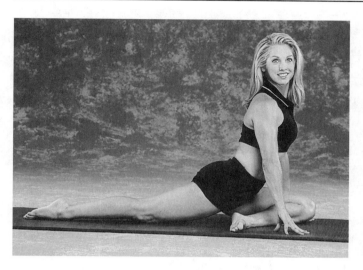

Póngase en cuatro patas. Lleve la rodilla izquierda hacia adelante de modo que quede entre sus manos, pegada a la parte interna de su muñeca izquierda y colocando su pie izquierdo más cerca de su mano derecha. Exhale y extienda la pierna derecha hacia atrás, hundiendo más la cadera para que el estiramiento sea más profundo. Mantenga esta posición durante 20 segundos, respirando normalmente, luego relájese y repita el estiramiento con la otra pierna.

MEJORES RESULTADOS	Menos Tiempo

Si su trasero y caderas están muy tensos, coloque una almohada o cojín debajo del glúteo de su pierna doblada. Esto disminuirá el ángulo del estiramiento, haciéndolo menos intenso. Imagine que el aire que respira entra a cualquier área que esté tensa, abriendo y aflojando sus músculos.

Mi rutina para la zona de grasa de las piernas de la Tercera y Cuarta Semanas contiene diversos movimientos que aprendí cuando tomaba clases de ballet de niña. Estos movimientos, que generalmente se hacen junto a una barra de ballet, le ayudarán a desarrollar las piernas largas y delgadas que son típicas de una bailarina. Usted hará todos estos movimientos estando de pie, lo cual le ayudará a quemar más calorías durante su sesión de ejercicio, ya que la pierna sobre la cual esté parada también tendrá que trabajar duro para que usted pueda mantener el equilibrio.

Dado que probablemente no tiene una barra de ballet en casa, necesitará una silla estable para hacer estos ejercicios. Coloque una mano sobre el respaldo de la silla mientras haga estos movimientos, como si fuera una barra. Con el tiempo, trate de no depender tanto de la silla, para que la pierna sobre la cual esté parada y sus músculos abdominales trabajen más arduamente.

> ➤ TRABAJA LA PARTE FRONTAL DE SUS MUSLOS
> ➤ FORTALECE LOS MÚSCULOS QUE PROTEGEN A SUS RODILLAS

Développé

A. Párese junto a una silla y coloque su mano izquierda sobre el respaldo de la silla para equilibrarse. Doble y levante su rodilla derecha hasta que su muslo derecho esté paralelo al piso, como se muestra.

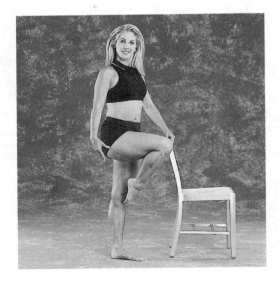

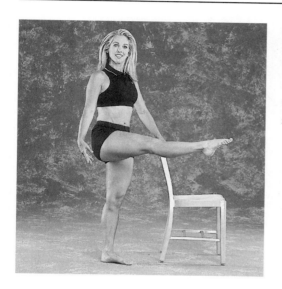

B. Con los músculos abdominales apretados, exhale y extienda su pierna derecha levantado la espinilla derecha. Inhale y baje la espinilla, sin bajar el muslo, repitiendo de 8 a 12 veces. Cambie de lado y repita, y luego haga otra serie más con ambas piernas.

Ronde de jambe

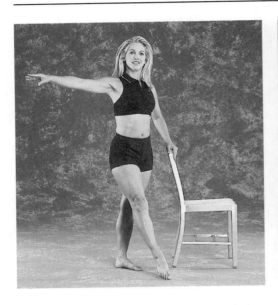 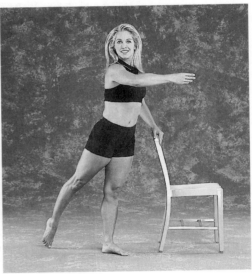

A. Párese con un pie frente al otro y los dedos de los pies hacia afuera. Coloque su mano izquierda sobre el respaldo de una silla para equilibrarse.

MEJORES RESULTADOS	Menos Tiempo
Mantenga las caderas apuntando hacia adelante y niveladas durante todo el ejercicio. También puede probar el *ronde de jambe* a diferentes niveles, por ejemplo, con la pierna extendida a una altura de aproximadamente 2 pies (60 cm) del piso o al nivel de la cadera. Esto cambiará ligeramente el área de los muslos interno y externo que trabajará, moldeando así todo el músculo.	

B. Inhale y luego lleve su pierna derecha extendida hacia la derecha, luego detrás de su torso y hacia la izquierda en un gran arco, como si estuviera dibujando un semicírculo sobre el piso con el dedo gordo de su pie. Luego exhale e invierta el movimiento. Toque el piso con la punta del pie cuando llegue al frente y cuando llegue atrás. Repita de 8 a 12 veces antes de cambiar de lado. Haga dos series en total.

Adelante/atrás (de pie)

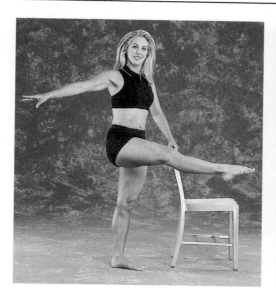
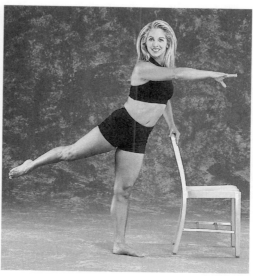

A. Párese en la segunda posición de ballet, con los pies alineados debajo de sus caderas y los dedos de los pies hacia afuera. Coloque su mano izquierda sobre el respaldo de una silla para equilibrarse. Levante y extienda su pierna derecha hacia el frente de torso, como se muestra. Doble ligeramente su pierna izquierda.

B. Exhale y lleve su pierna derecha extendida atrás de su torso. Inhale y llévela hacia adelante, repitiendo de 8 a 12 veces antes de cambiar de pierna. Mientras esté llevando la pierna hacia atrás, el brazo que tiene libre debe levantarse hacia adelante y viceversa. Haga otra serie más de 8 a 12 repeticiones.

MEJORES RESULTADOS	Menos Tiempo
Apriete el trasero mientras esté llevando su pierna hacia atrás de su torso. También trate de mantener las caderas niveladas y apuntando hacia adelante durante todo el movimiento.	

DESCANSO PARA ESTIRARSE

Estiramiento de muslo

Párese y coloque su mano izquierda sobre el respaldo de una silla para equilibrarse. Coloque el peso de su cuerpo sobre su pie izquierdo y luego levante y doble su pierna derecha por atrás, llevando su pantorrilla derecha hacia su muslo derecho. Tómese del pie derecho con su mano derecha, como se muestra, jalando suavemente su pie derecho hacia su glúteo al mismo tiempo que exhala. Mantenga esta posición durante 20 segundos y luego suelte su pie. Repita lo mismo con la pierna izquierda.

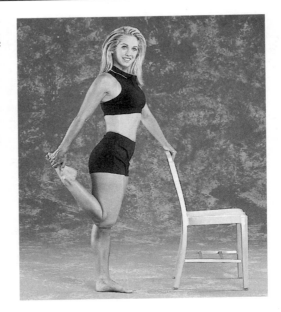

MEJORES RESULTADOS	Menos Tiempo

Para incrementar el estiramiento, no necesita jalar su rodilla por detrás de la línea de su torso. En vez, haga que el peso de su cuerpo caiga a través de su rodilla doblada, haciendo que esa rodilla baje hacia el piso. Luego, apriete sus abdominales inferiores para que su pelvis se haga hacia adelante y quede alineada.

Batimientos con el muslo interno

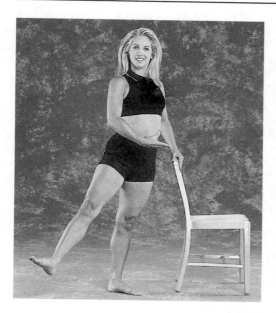

Párese con los pies en primera posición de ballet, en la cual los talones permanecen juntos y los dedos de los pies se voltean hacia afuera. Coloque su mano izquierda sobre el respaldo de una silla para equilibrarse. Coloque el peso de su cuerpo sobre su pie izquierdo y levante su pie derecho de modo que quede a unas cuantas pulgadas del piso y más o menos a 1 pie (30 cm) por enfrente de su cuerpo. Exhale y lleve su talón derecho hacia su talón izquierdo y pulse arriba y a la derecha y abajo y a la izquierda hasta que haya hecho de 8 a 12 repeticiones. Relájese y repita del otro lado. Termine con otra serie de 8 a 12 repeticiones con ambas piernas.

MEJORES RESULTADOS	Menos Tiempo

En la última repetición, sostenga la pierna arriba lo más que pueda mientras aprieta el músculo del muslo interno, sacándole así el mayor provecho a este ejercicio.

➤ Uno de los ejercicios más eficaces para las piernas
➤ Trabaja sus caderas, trasero, muslos y pantorrillas

Arco con silla

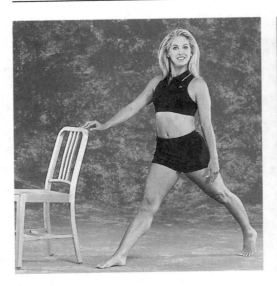

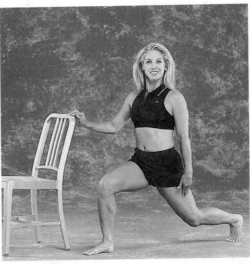

A. Párese y coloque su mano derecha sobre el respaldo de una silla para equilibrarse. Dé un paso grande hacia atrás con su pie izquierdo, de modo que sus piernas parezcan unas tijeras abiertas. Ajuste uniformemente el peso de su cuerpo entre la punta de su pie izquierdo y la planta de su pie derecho.

B. Con la espalda recta y el abdomen apretado, inhale mientras va bajando su torso al doblar ambas rodillas y hundirse hasta llegar a la posición de arco. Lleve su rodilla izquierda cerca del piso pero sin tocarlo y doble su pierna derecha a un ángulo de 90 grados.

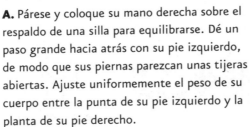

> **"Si los arcos** fueran el **único ejercicio** que **hiciera** para **sus piernas,** sus piernas seguirían **luciendo de maravilla."**

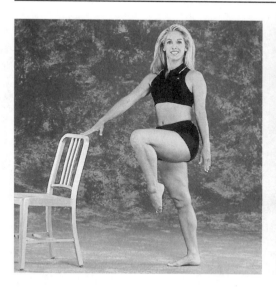

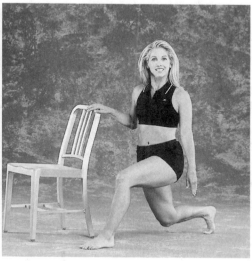

C. Exhale mientras se apoya sobre sus pies y endereza las piernas. Luego levante su pie izquierdo, como se muestra, llevando su rodilla izquierda hacia su pecho.

D. Lleve su pie izquierdo hacia adelante, colocando sus piernas nuevamente en la posición de tijeras abiertas con la pierna izquierda enfrente y luego baje hasta llegar a la posición de arco. Repita de 8 a 12 veces, cambie de piernas y repita. Luego haga otra serie de 8 a 12 repeticiones de cada lado.

MEJORES RESULTADOS	Menos Tiempo

No permita que la rodilla que quede al frente pase de su tobillo. Si esto ocurre, deslice el pie que tenga al frente unas cuantas pulgadas más hacia adelante. Si tiene rodillas débiles, no doble las rodillas completamente a 90 grados. Sólo dóblelas lo más que pueda sin molestias y luego regrese a la posición inicial.

DESCANSO PARA ESTIRARSE
Abridor de cadera (de pie)

Párese y coloque ambas manos sobre el respaldo de una silla para equilibrarse. Inhale mientras dobla su pierna derecha para colocar su tobillo derecho sobre la parte inferior de su muslo izquierdo. Exhale mientras dobla su pierna izquierda y presiona ligeramente su rodilla derecha con su mano derecha, sintiendo el estiramiento en su cadera derecha. Mantenga esta posición durante 20 segundos, regrese a la posición inicial y repita del otro lado.

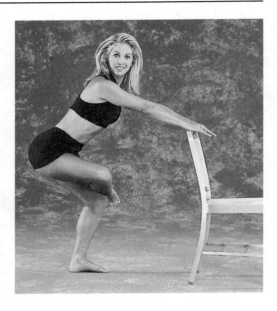

MEJORES RESULTADOS	Menos Tiempo

Para lograr un estiramiento más profundo, no necesita doblar la rodilla de la pierna sobre la cual está parada hasta los 90 grados. En vez, simplemente inclínese hacia adelante desde las caderas y lleve el trasero hacia atrás.

> **"Al respirar, lleve el aire** hacia los puntos donde haya tensión. **Imagine** que su **respiración abre** y **calma** cualquier **tensión** que haya en el **músculo,** ayudándole a **aumentar** el **estiramiento."**

Plié

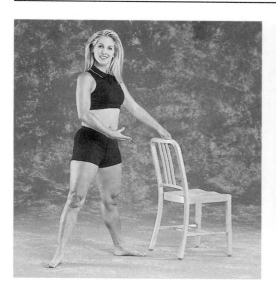 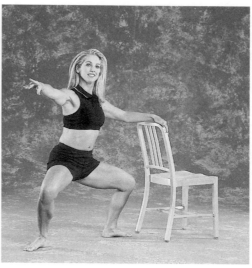

A. Comience en la segunda posición de ballet, con los pies separados a una distancia mayor que el ancho de su cadera, los dedos de los pies hacia afuera y los músculos abdominales metidos hacia su columna. Coloque su mano izquierda sobre una silla para equilibrarse.

B. Inhale mientras hace el *plié*, llevando sus rodillas hacia los lados. Exhale mientras se apoya sobre sus muslos internos para regresar a la posición inicial. Repita de 8 a 12 veces, manteniendo la última repetición en la posición de *plié* lo más que pueda, tratando de abrir sus rodillas hacia afuera mientras mantiene la posición. Luego haga una serie más de 8 a 12 repeticiones.

❝Este ejercicio evitará el zangoloteo y evitará que sus muslos se rocen entre sí.❞

MEJORES RESULTADOS	Menos Tiempo
Para sacarle el mayor provecho a este ejercicio, concéntrese en sus muslos internos e ingles, asegurándose de contraerlos y apretarlos cuando esté regresando a la posición inicial.	

TERCERA Y CUARTA SEMANAS

> TONIFICA SUS CUADRÍCEPS, QUE CORREN POR EL FRENTE DE SUS MUSLOS > TONIFICA SUS TENDONES DE LA CORVA, QUE CORREN POR DETRÁS DE SUS MUSLOS > LEVANTA SU TRASERO

Sentadilla con silla

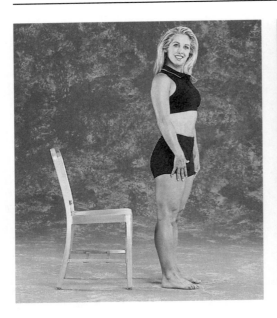

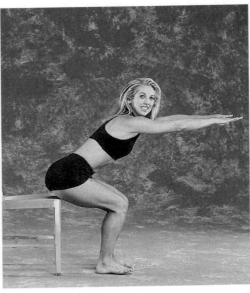

A. Párese frente a una silla con los pies separados a una distancia ligeramente mayor que el ancho de su cadera. Extiéndase a través de la corona para alargar y enderezar su columna. Apriete sus músculos abdominales.

MEJORES RESULTADOS	Menos Tiempo
También puede hacer este ejercicio con los pies muy separados entre sí y los dedos de los pies apuntando hacia afuera para endurecer sus muslos internos y el trasero al mismo tiempo.	

B. Extienda sus brazos frente a su pecho para equilibrarse. Inhale y doble lentamente sus rodillas al mismo tiempo que se sienta hacia atrás, como si se fuera a sentar en la silla. Mientras esté haciendo esto, mantenga el peso de su cuerpo sobre sus talones. Tan pronto como sienta que toca el asiento con el trasero, exhale y empújese hacia arriba usando los muslos internos y el trasero. Repita de 8 a 12 veces, luego descanse brevemente. Termine con una última serie de 8 a 12 repeticiones.

Flexión del tendón de la corva

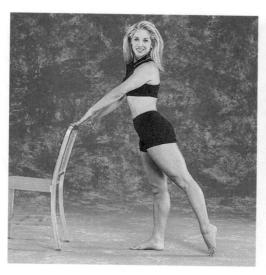

A. Párese y coloque las manos sobre el respaldo de una silla para equilibrarse. Extienda su pierna izquierda más o menos a 2 pies (60 cm) por detrás de su cuerpo, como se muestra. Inclínese ligeramente hacia adelante desde la cintura.

B. Exhale y doble su pierna izquierda, llevando su tobillo izquierdo hacia la parte trasera de su muslo izquierdo. Inhale mientras baja el tobillo. Repita de 8 a 12 veces antes de cambiar de pierna. Descanse brevemente y luego haga una última serie de 8 a 12 repeticiones con cada pierna.

MEJORES RESULTADOS	Menos Tiempo

Apriete sus músculos abdominales, jalándolos hacia adentro y hacia arriba para que queden lo más cerca posible de su columna. Esto hará que su pelvis se incline ligeramente, alargando la parte trasera de sus muslos e incrementando la eficacia del ejercicio.

DESCANSO PARA ESTIRARSE

Escuadra con las piernas cerradas

Párese de modo que sus pies queden alineados con sus caderas, a una distancia de varios pies por detrás de una silla. Inhale, alargue su columna y apriete sus músculos abdominales. Luego exhale mientras se dobla hacia adelante desde la cintura, extendiendo sus brazos hacia el frente y colocando sus manos sobre el respaldo de la silla. Haga presión hacia atrás con las caderas y al mismo tiempo, alargue su columna y la parte trasera de sus muslos. Mantenga esta posición durante 20 segundos y luego relájese.

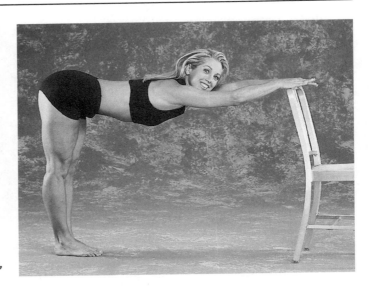

MEJORES RESULTADOS	Menos Tiempo
Para estirar sus muslos y espalda aún más, eleve su coxis hacia el techo.	

En esta rutina para la zona de grasa de las piernas, he incorporado diversos ejercicios de yoga que le ayudarán a tener piernas de yoga delgadas, flexibles y equilibradas. Estos movimientos le ayudarán a mejorar su equilibrio y también a alinear correctamente su cadera, previniendo así las lesiones relacionadas con la edad.

Otros ejercicios provienen del *kickboxing*. A mí me encantan estos ejercicios. Yo he descubierto que mis piernas y la parte posterior de mi cuerpo lucen lo mejor que pueden lucir cuando me enfoco en hacer esta serie de patadas. Para hacer algunos de estos ejercicios, tendrá que apoyar el peso de su cuerpo contra una pared o usar una pared para equilibrarse. Por lo tanto, encuentre una pared en su casa donde no haya cuadros, repisas u otras cosas que le vayan a estorbar.

➤ Tonifica su trasero y muslos

Sentada contra la pared

Párese y apoye la espalda contra la pared, con las piernas extendidas y los pies a una distancia de aproximadamente 2 pies (60 cm) de la pared. Inhale y luego exhale y deslice su espalda por la pared, doblando las piernas hasta que forme un ángulo de 90 grados. Asegúrese de que sus rodillas no vayan más allá de los dedos de sus pies. Si lo hacen, deslice sus pies hacia afuera. Mantenga esta posición durante 10 a 30 segundos.

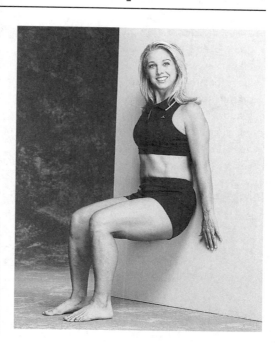

MEJORES RESULTADOS	Menos Tiempo

Cuando esté sentada, apoye aún más su espalda inferior contra la pared y apriete sus músculos abdominales, jalándolos hacia adentro y hacia arriba.

SENTADA CONTRA LA PARED CON PELOTA (VARIACIÓN)

Hacer el ejercicio de sentarse contra la pared, pero colocando una pelota de estabilidad grande entre su espalda y la pared, hace que trabajen sus músculos principales para tratar de estabilizar su tronco.

Párese con la pelota de estabilidad entre su espalda y la pared. Apoye su espalda contra la pelota, exhale y doble las rodillas para sentarse, rodando la pelota por la pared mientras se sienta.

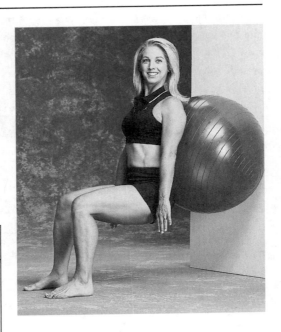

MEJORES RESULTADOS	Menos Tiempo

Cuando esté sentada, trate de subir el trasero sólo 1 ó 2 pulgadas (2.5 ó 5 cm) y luego bájelo nuevamente hasta que sus piernas formen otra vez el ángulo de 90 grados. Esto le ayudará a mantener la posición durante más tiempo al ayudar que su mente no se concentre tanto en sus muslos y también le ayudará a trabajar más intensamente los glúteos y los músculos de los muslos.

> " Este movimiento ayuda a esculpir esta separación *sexy* entre sus glúteos y muslos, creando una línea hermosa que define su trasero. "

DESCANSO PARA ESTIRARSE

Estiramiento de cuadríceps (de pie)

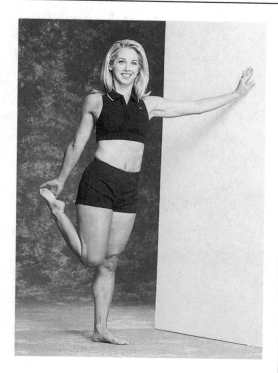

Párese de modo que sus pies queden alineados con sus caderas. Ponga la mano izquierda contra una pared para equilibrarse. Inhale y doble su pierna derecha hacia atrás, llevando su pie derecho hacia su muslo derecho. Exhale y tome su pie derecho con su mano derecha, como se muestra, llevando el pie lo más cerca que pueda de su trasero y sintiendo cómo se estira el frente de su muslo derecho. Mantenga esta posición durante 20 segundos, suéltela y repita el estiramiento con su pierna izquierda.

MEJORES RESULTADOS	Menos Tiempo

Para aumentar el estiramiento, no necesita jalar su rodilla por detrás del plano de su torso. En vez, deje que el peso de su cuerpo caiga a través de su rodilla doblada, haciendo que la rodilla baje hacia el piso. Luego, apriete sus abdominales inferiores para que se meta la pelvis.

Arco diagonal

Párese de modo que sus pies queden alineados con sus caderas. Exhale y dé un paso grande en diagonal hacia adelante con su pie izquierdo, procurando plantarlo a las 2:00 hrs. Cuadre las caderas, inhale y hunda su cuerpo, doblando la pierna izquierda a un ángulo de 90 grados. Exhale y empújese desde su pie izquierdo para regresar a la posición inicial y luego repita lo mismo hacia la derecha, plantando el pie a las 10:00 hrs. Siga alternando hasta que haya completado de 16 a 24 repeticiones de cada lado. (Para quemar más grasa, haga dos series de 16 a 24 repeticiones cada una).

MEJORES RESULTADOS	Menos Tiempo
Cuando esté hundiendo el cuerpo, trate de que sus caderas caigan directamente hacia abajo en lugar de hacia adelante. Esto ayudará a proteger su rodilla delantera al evitar que pase más allá de su tobillo.	

¡No permita que la gravedad cause estragos en su trasero!

➤ ESTIRA SUS MUSLOS INTERNOS, SU TRASERO Y SUS CADERAS
➤ MARAVILLOSO PARA ADELGAZAR LAS PIERNAS

DESCANSO PARA ESTIRARSE

Escuadra con las piernas abiertas

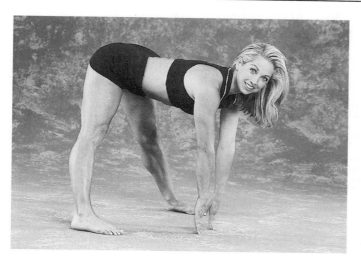

Párese de modo que sus pies queden a una distancia de 3 a 3½ pies (90 a 105 cm) entre sí. Ponga las palmas de sus manos sobre sus muslos. Inhale, alargue su columna y apriete el abdomen. Luego exhale y dóblese hacia adelante desde la cadera, como se muestra, mientras desliza las manos por sus muslos, rodillas y espinillas hasta llegar a sus tobillos o incluso hasta el piso. Mantenga esta posición durante 20 segundos y luego relájese.

MEJORES RESULTADOS	Menos Tiempo
Trate de no encorvar la espalda mientras se esté doblando hacia adelante. Podrá estirarse más si se dobla hacia adelante sólo ligeramente con la columna recta que si redondea la espalda y baja la cabeza hacia el piso.	

Guerrera

A. Comience con los pies alineados debajo de sus caderas. Inhale, doble ligeramente las rodillas y dé un paso grande hacia la izquierda con su pie izquierdo, de modo que sus pies queden a una distancia de 3½ a 4 pies (105 a 120 cm) entre sí. Gire los dedos de su pie derecho hacia afuera a un ángulo de 90 grados y permita que su talón izquierdo se mueva ligeramente hacia atrás. Exhale y hunda su cuerpo, con la rodilla derecha doblada a un ángulo de 90 grados y la pierna izquierda extendida. Debe dirigir su mirada hacia donde esté apuntando su rodilla derecha. Su pie derecho debe estar apuntando hacia la derecha, y su pie izquierdo debe apuntar hacia el frente, a un ángulo de 90 grados con respecto a su pie derecho.

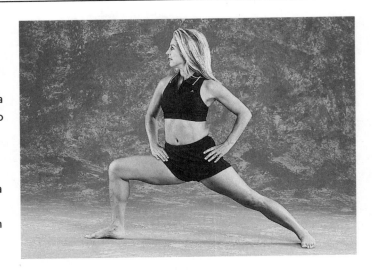

MEJORES RESULTADOS	Menos Tiempo

Para alentarse a mantener esta pose durante más tiempo, trate de respirar con fuerza mientras tira (avienta) su lanza imaginaria. Para hacer esto, doble su brazo trasero como si estuviera sosteniendo una lanza. Luego meta con fuerza su abdomen inferior para empujar el aire hacia afuera al mismo tiempo que tira su lanza hacia adelante para pegarle a un blanco imaginario. Si siente que va a perder el equilibrio mientras hace esto, entonces esto significa que ha colocado demasiado peso sobre su pierna doblada. Siga tirando muchas lanzas cada vez que exhale con fuerza.

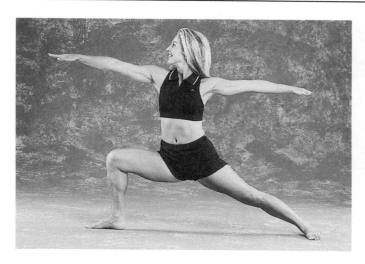

B. Extienda sus brazos lateralmente desde sus hombros. Debe parece una guerrera lista para tirar (aventar) una lanza con su brazo izquierdo. Estírese a través de las yemas de los dedos, alargando los brazos y la espalda superior.

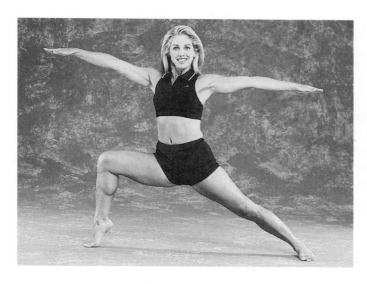

C. Levante su talón derecho, colocando parte del peso de su cuerpo sobre la punta de su pie derecho, de modo que la parte interna del muslo tenga que trabajar más intensamente. Mantenga esta posición durante 10 a 30 segundos y luego relájese. Repita lo mismo del otro lado. (Para quemar más grasa, repita el ejercicio).

Patada frontal

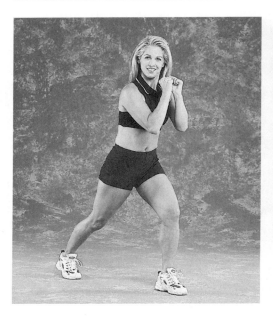 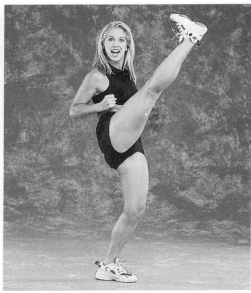

A. Párese en posición de boxeador con los brazos doblados, haciendo puños con las manos y colocándolas frente a su barbilla, con las palmas de las manos de frente una a la otra. Sus pies deben estar separados a la misma distancia que el ancho de sus caderas, y su pie izquierdo debe estar más o menos 1 pie (30 cm) adelante de su pie derecho.

B. Apriete sus músculos abdominales, levante su rodilla derecha a la altura de la cintura y exhale mientras da una patada hacia adelante con su pie derecho, como si quisiera pegarle en la barbilla a su oponente. Inhale mientras baja la pierna. Repita de 16 a 24 veces y luego cambie de pierna. (Para quemar más grasa, haga dos series de 16 a 24 repeticiones cada una).

MEJORES RESULTADOS	Menos Tiempo
Trate de no extender demasiado la pierna cuando esté dando la patada. Esto le ayudará a proteger la articulación de la rodilla.	

➤ MOLDEA LA PARTE POSTERIOR DE SU CUERPO ➤ MEJORA SU EQUILIBRIO
➤ LA HACE LUCIR DE MARAVILLA EN SUS PANTALONES DE MEZCLILLA

Patada trasera

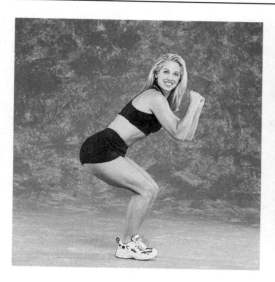

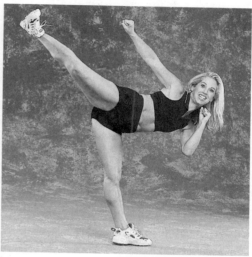

A. Párese en posición de boxeador con los brazos doblados, haciendo puños con las manos y colocándolas frente a su barbilla, con las palmas de las manos de frente una a la otra. Coloque sus pies debajo de sus caderas, apriete los músculos abdominales y baje los glúteos para quedar en posición de sentadilla, como se muestra.

MEJORES RESULTADOS	Menos Tiempo

Si al principio siente que va a perder el equilibrio, no se desaliente. En poco tiempo logrará mantener el equilibrio. Una sugerencia: fije la mirada en un punto de la pared que esté a la misma altura o por encima del nivel de sus ojos. Mirar hacia arriba le ayudará a mantener el equilibrio.

B. Levante su rodilla derecha hacia su pecho y luego mire hacia su lado derecho, como si estuviera viendo a un oponente imaginario. Al mismo tiempo que vaya mirando hacia la derecha, permita que sus brazos y su torso giren hacia la derecha. Exhale y extienda su pierna derecha hacia la derecha, como se muestra, empujando su talón derecho hacia fuera, como si estuviera tratando de darle una patada a su oponente en el estómago o pecho. Su pie derecho debe estar paralelo al piso, con el talón ligeramente más arriba que los dedos de sus pies. Inhale y regrese a la posición de sentadilla. Repita de 16 a 24 veces y luego cambie de pierna. (Para quemar más grasa, haga dos series de 16 a 24 repeticiones cada una).

➤ ESTIRA LA PARTE TRASERA DE LOS MUSLOS Y EL TRASERO ➤ LIBERA CUALQUIER TENSIÓN QUE SE HAYA ACUMULADO EN LA BAJA ESPALDA AL HACER EL EJERCICIO DE LA GUERRERA

DESCANSO PARA ESTIRARSE

Inclinación hacia adelante

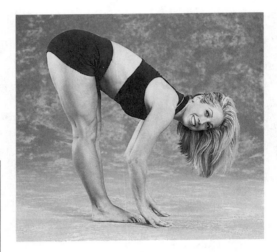

Párese con los pies juntos. Alargue su columna, apriete sus músculos abdominales y luego exhale mientras se dobla hacia adelante desde la cintura. Coloque suavemente sus manos sobre sus muslos para que su torso vaya bajando lentamente. Mantenga esta posición durante 20 segundos y luego relájese.

MEJORES RESULTADOS	Menos Tiempo

Muchas mujeres encorvan la espalda cuando hacen este estiramiento. Esto provoca que se estiren más los músculos de la espalda que los músculos de las piernas. Asimismo, si usted es propensa a los problemas de la columna, como discos herniados (hernia hiatal), hacer la inclinación hacia adelante con la columna encorvada puede causarle molestias. Cuando se esté inclinando hacia adelante, mantenga la espalda alargada. Para alentarse a alargarla, presione suavemente sus manos contra sus muslos o espinillas.

> ESTIRA SU TRASERO, CADERAS Y MUSLOS EXTERNOS ➤ SE SIENTE DELICIOSO
> ESTE ES OTRO DE MIS FAVORITOS

DESCANSO PARA ESTIRARSE

Abridor de caderas (de pie)

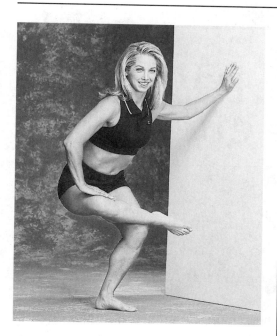

Párese de modo que sus pies queden alineados con sus caderas. Ponga la mano izquierda sobre una pared para equilibrarse. Inhale mientras dobla su pierna derecha y luego coloque su tobillo derecho encima de su muslo izquierdo inferior. Doble su pierna izquierda mientras exhala, presionando suavemente su rodilla derecha con su mano derecha, como se muestra, y sintiendo el estiramiento en su cadera derecha. Mantenga esta posición durante 20 segundos y luego suba a la posición inicial. Repita lo mismo del otro lado.

MEJORES RESULTADOS	Menos Tiempo
Inclínese hacia adelante desde las caderas y empuje el trasero hacia atrás para aumentar el estiramiento.	

CAPÍTULO 8

Rutinas para el cuerpo entero

Todas tenemos esos días en que simplemente no nos es posible agregarle una cosa más a nuestra lista de mandados, mucho menos apartar el tiempo para hacer ejercicio.

Quizá su hijo se despertó con fiebre, su jefe le llamó para que fuera temprano a la oficina para asistir a una reunión (junta) urgente, su mejor amiga le habló por teléfono porque está pasando por una crisis personal o una de las tuberías de su casa estalló. Cualquiera que sea la razón, repentinamente tiene cinco cosas más en su lista de mandados, pero no tiene tiempo suficiente o energía para hacerlas todas.

Es en estas ocasiones en la que resulta muy práctica esta rutina quemagrasa de 10 minutos.

Cada una de mis rutinas para las zonas de grasa del tronco, el abdomen y las piernas tarda 20 minutos. Pero yo sé que hay días en que sencillamente no tendrá 20 minutos. Por eso, he incluido este "plan de respaldo" que combina el ejercicio cardiovascular con ejercicios tonificantes, ayudándole a acelerar su metabolismo y tonificar sus áreas problemáticas de pies a cabeza, incluso en esos días de locura.

Esta rutina quemagrasa completa de 10 minutos literalmente le brinda la mejor manera de empezar un día atareadísimo con el pie derecho. Le sugiero que la haga en la mañana, porque los estudios de investigación han demostrado que esa es la hora del día en que es más probable que aparte un tiempito para hacer ejercicio. Cuando las mujeres esperan hasta más tarde en el día para hacer ejercicio —particularmente en días ajetreados— las demás tareas se vuelven prioritarias y el ejercicio a menudo queda desplazado al final de la lista de mandados.

Yo sé. A mí también me pasa. Si no hago ejercicio en la mañana, sé que para cuando llegue la noche, tendré la mejor excusa para no hacer ejercicio: tengo que preparar la cena para mi familia. Y, por supuesto, me siento justificada.

Hacer su rutina quemagrasa completa en la mañanita le permite enfrentar el resto del día con la tranquilidad de saber que ya hizo ejercicio. Así no tendrá que agregarle una preocupación más a su cerebro por estar pensando todo el día a qué hora va a poder apartar un tiempo para hacer ejercicio, o por estarse sintiendo culpable por no haberlo hecho.

Considere la siguiente rutina como un plan de respaldo para casos de emergencia. En un día atareado, ponga su reloj despertador 10 minutos más temprano y sálgase inmediatamente de la cama. Échese agua en la cara, póngase su ropa para hacer ejercicio, póngase los tenis y haga la rutina.

Dicho lo anterior, es importante que esta rutina sólo sea su plan de *respaldo*. Para que verdaderamente logre reducir esas zonas de grasa, necesita hacer sus sesiones más largas de ejercicios tonificantes específicos, además de sus estiramientos y caminatas diarios. Si nota que todos los días elige hacer esta rutina de 10 minutos, piense bien en sus prioridades. Siempre que esté pensando en acortar su sesión de ejercicio, hágase estas preguntas:

¿Realmente necesito hacer todas estas cosas hoy mismo? Esta es una pregunta que yo misma me hago con mucha frecuencia. Parece que a medida que va avanzando el día, le voy agregando más y más cosas a mi lista mental de mandados. A veces tengo que detenerme y analizar a conciencia qué es lo que estoy tratando de lograr. A menudo, me doy cuenta que muchas de esas cosas pueden esperar.

¿Realmente estoy ocupada o estaré postergando lo que es realmente importante? A veces nos inventamos excusas para no hacer ejercicio. ¿En qué está ocupando su tiempo? ¿Habla mucho por teléfono? ¿Ve mucho la televisión? Cuelgue ese teléfono, apague ese televisor y póngase en movimiento.

Pautas para realizar la rutina rápida de Denise

Sin importar cuál sea su zona de grasa personal, al hacer mi rutina quemagrasa completa de 10 minutos, usted ejercitará y tonificará todo su cuerpo. A continuación están algunas cosas que debe —y no debe— hacer para sacarle el mayor provecho a esta rutina rápida.

DEBE. . .

- **Estar inquieta.** En los días en que tenga que acortar su sesión de ejercicio a tan sólo 10 minutos de duración, trate de hacer la mayor cantidad posible de ejercicio a lo largo del día. Camine siempre que tenga la oportunidad de hacerlo. Suba por todas las escaleras que se encuentre. Haga contracciones de glúteos o de músculos abdominales cuando esté formada en una fila. Séquese el cabello en posición de sentadilla (cuclilla). En fin, todo lo que haga que su cuerpo se mueva.

- **Estirarse.** Sin importar cuán ocupada esté, trate de no eliminar sus tres rutinas de estiramientos. Estas rutinas le despejarán la mente, le permitirán lograr un mejor desempeño en el trabajo y le ayudarán a sentirse mejor todo el día. Esto, a su vez, evita que el estrés de estar muy ocupada acabe con su energía. De esta forma, cuando llegue a casa e inesperadamente le sobren 5 ó 10 minutos, tendrá la energía para salir un ratito a caminar.

- **Socializar.** Usted puede hacer varias cosas al mismo tiempo si invita a sus familiares o amistades a hacer ejercicio con usted. Invite a sus amigas para que vengan a hacer la rutina quemagrasa (o incluso una sesión de ejercicios eliminagrasa de 20 minutos) con usted. O reúnase con ellas para salir a caminar. Haga algún ejercicio cardiovascular divertido con sus hijos. A mí me encanta jugar al corre que te pillo (al cogido, a la roña, a la lleva) con mis hijas. Este juego hace que se me acelere realmente la frecuencia cardíaca. Todos los días después de cenar, también sacamos a pasear a nuestra perra, Madonna, todos juntos en familia.

NO DEBE. . .

- **Inventarse excusas.** Todas tenemos 10 minutos. Sin importar qué tan ocupada esté, no caiga en el hábito de saltarse sus sesiones de ejercicio por completo. Esto la hará acostumbrarse a poner el ejercicio al final de su lista de prioridades.

- **Apresurarse.** Esta rutina sólo le lleva 10 minutos, entonces no hay necesidad de hacerla aprisa. Tómese su tiempo para hacer cada ejercicio, asegurándose de trabajar cada músculo hasta que se canse y de hacer cada repetición de la forma correcta.

He incluido los mejores ejercicios para tonificar y ejercitar sus músculos de pies a cabeza, particularmente las zonas más problemáticas. Esta sesión de ejercicio incluye diversos movimientos combinados que ejercitan al menos dos grupos de músculos en un solo ejercicio. Esto le permite incluir más movimientos en menos tiempo.

Esta sesión de ejercicio también incluye varios arcos y sentadillas (cuclillas), algunos de ellos con un pie sobre una banca de aeróbicos. Estos ejercicios no sólo tonifican sus glúteos y piernas, sino que también aceleran su frecuencia cardíaca y hacen que queme más calorías.

Use una banca que tenga de 6 a 8 pulgadas (15 a 20 cm) de altura. Si no tiene una banca de aeróbicos, haga estos ejercicios sobre el escalón de una escalera o simplemente sin ningún escalón. También necesitará sus mancuernas y su colchoneta.

> ➤ MOLDEA SUS BRAZOS ➤ LEVANTA SU TRASERO ➤ TONIFICA SUS MUSLOS

Curl de bíceps con arco hacia atrás

A. Párese a la mitad de su banca de aeróbicos, sosteniendo una mancuerna en cada mano, con las palmas de las manos hacia arriba y los pies alineados debajo de sus caderas.

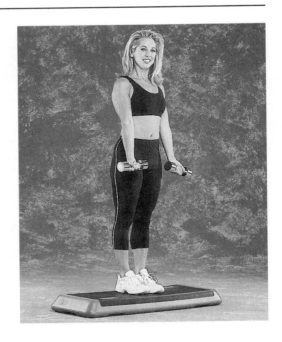

"Está creando curvas hermosas y *sexy*."

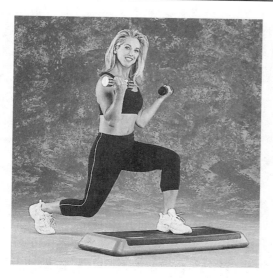

B. Apriete sus músculos abdominales, exhale y dé un gran paso hacia atrás con su pierna derecha al mismo tiempo que levanta las mancuernas hacia sus hombros. Mientras hace esto, plante la punta de su pie derecho en el piso y hunda su cuerpo para aumentar la intensidad del arco, doblando su pierna derecha hasta que forme un ángulo hasta de 90 grados, como se muestra.

Inhale y empújese con el pie izquierdo para regresar a la posición inicial, bajando las mancuernas de nuevo mientras hace esto. Luego, repita dando el paso hacia atrás con su pierna izquierda al mismo tiempo que levanta las mancuernas hacia los hombros. Siga alternando entre la pierna derecha e izquierda hasta que haga 15 repeticiones con cada pierna.

MEJORES RESULTADOS	Menos Tiempo
Haga los arcos con energía, realmente empujándose con los pies para levantar su torso a la posición inicial, como si su cuerpo fuese un elevador que sube en línea vertical. Esto le ayudará a acelerar su frecuencia cardíaca para quemar más calorías y fatigar los músculos de sus piernas con mayor rapidez.	

Extensión de tríceps con elevación de pierna

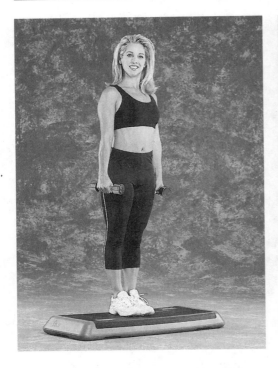

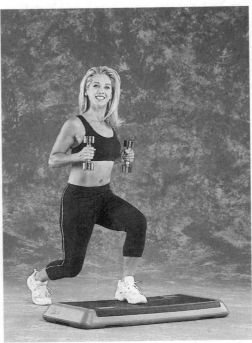

A. Párese a la mitad de su banca de aeróbicos con una mancuerna en cada mano, las palmas de las manos de frente una a la otra y sus pies alineados debajo de sus caderas. Doble sus codos ligeramente, llevando las mancuernas justo enfrente de sus caderas.

B. Inhale y dé un gran paso hacia atrás con su pierna derecha y plante la punta de su pie derecho firmemente sobre el piso. Al mismo tiempo, doble sus codos, llevando las mancuernas al nivel de su pecho.

> **Su cuerpo** es una **inversión** que le **genera** muchos **dividendos** con el tiempo. **Dos** de estos **dividendos** son **más energía** y una **mejor salud. Su** lista de cosas por hacer puede **esperar. Su cuerpo no.**

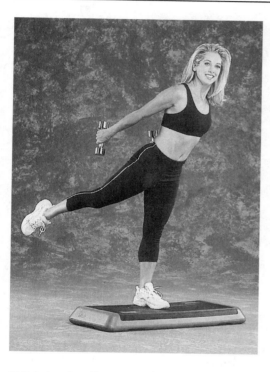

MEJORES RESULTADOS	Menos Tiempo
Levante su pierna lo más alto que pueda detrás de su torso, apretando sus glúteos mientras lo hace. Recuerde, ¡si usted no los aprieta, nadie lo hará por usted!	

C. Exhale e impúlsese con su pie izquierdo para estirar su pierna izquierda y elevar la pierna derecha extendida hacia atrás de su torso. Mientras hace esto, extienda los brazos para llevar las mancuernas hacia atrás de su torso y por encima de sus muslos, como se muestra.

Inhale para bajar los brazos y la pierna derecha y regresar a la posición inicial. Repita lo mismo con su pierna izquierda, luego siga alternando entre la pierna derecha e izquierda hasta que haya hecho 15 repeticiones con cada pierna.

Prés militar con elevación lateral de pierna

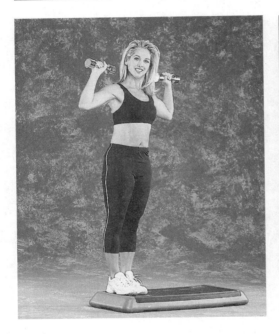

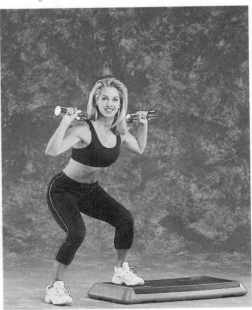

A. Párese cerca del extremo derecho de su banca de aeróbicos, sosteniendo una mancuerna en cada mano. Doble sus brazos y levante las mancuernas a la altura de los hombros, con las palmas de las manos hacia el frente.

B. Inhale y dé un paso hacia la derecha con su pie derecho.

"Hágalo más lento y de la forma correcta. Lo importante es la calidad."

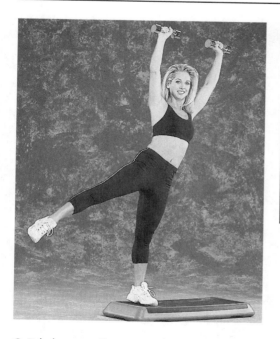

<table>
<tr><td>MEJORES RESULTADOS</td><td>Menos Tiempo</td></tr>
</table>

MEJORES RESULTADOS	Menos Tiempo

Preste mucha atención en hacer este ejercicio de la forma correcta. Debe levantar las pesas de modo que siempre estén directamente por encima de sus hombros. Trate de no dejar que su torso superior se incline hacia adelante por la inercia de la patada lateral, ya que esto puede causar que eleve las pesas en línea diagonal hacia adelante.

C. Exhale y empújese con su pie izquierdo para levantar su torso y al mismo tiempo, eleve y extienda su pierna derecha hacia el lado, sintiendo el movimiento en la parte externa de su muslo derecho. Al mismo tiempo, extienda sus brazos hacia arriba para levantar las mancuernas por encima de su cabeza.

Inhale y lleve su pierna derecha de regreso a la banca de aeróbicos mientras baja las mancuernas a la altura de sus hombros. Repita lo mismo con su pie izquierdo, dando el paso fuera de la banca hacia la izquierda. Alterne y haga 15 repeticiones con cada pierna.

Arco con cristo dorsal superior

A. Párese sobre el borde de su banca de aeróbicos, sosteniendo una mancuerna en cada mano, con las palmas de las manos de frente una a la otra y a los lados de su cuerpo. Doble sus brazos y lleve las mancuernas enfrente de su torso. Exhale y dé un gran paso hacia atrás con su pie derecho. Plante la punta de su pie derecho y baje su cuerpo para aumentar la intensidad del arco, doblando su pierna izquierda hasta formar un ángulo de 90 grados como máximo.

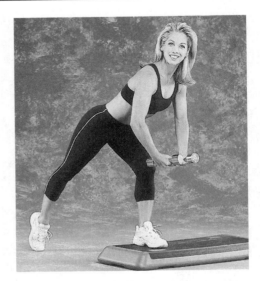

B. Inhale e inclínese hacia adelante desde la cintura a un ángulo de aproximadamente 45 grados, manteniendo la posición de arco y sosteniendo sus manos por debajo de su pecho. Exhale y eleve sus manos lentamente hacia los lados, dibujando un gran arco, como se muestra, de modo que sus omóplatos se junten. Inhale mientras baja las mancuernas. Repita el ejercicio seis veces mientras mantiene la posición de arco.

Luego, baje los brazos y empújese con su pie izquierdo para regresar a la posición inicial. Repita el ejercicio dando el paso hacia atrás con su pie izquierdo y haciendo seis cristos (vuelos) dorsales superiores.

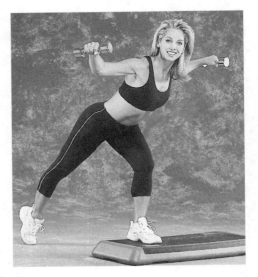

MEJORES RESULTADOS	Menos Tiempo
Mantenga la espalda alargada y recta. Trate de no dejar que su columna se encorve hacia adelante.	

DESCANSO PARA ESTIRARSE

Inclinación hacia adelante

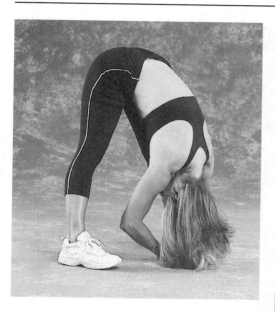

Párese con los pies alineados debajo de sus caderas. Inhale y alargue su columna, apriete sus músculos abdominales y luego exhale e inclínese hacia adelante desde la cintura. Coloque suavemente sus manos sobre sus muslos cuando vaya bajando lentamente su torso. Una vez que haya bajado lo más que pueda con la espalda recta, deje que sus manos caigan al piso, como se muestra, dejándolas colgar sin hacer esfuerzo para liberar cualquier tensión que se haya acumulado durante los ejercicios anteriores. Mantenga esta posición durante 20 segundos, respirando normalmente, y luego relájese.

MEJORES RESULTADOS	Menos Tiempo

Muchas mujeres encorvan la espalda cuando hacen este estiramiento. Esto provoca que se estiren más los músculos de la espalda que los músculos de las piernas. Asimismo, si usted es propensa a los problemas de la columna, como discos herniados, hacer la inclinación hacia adelante con la columna encorvada puede causarle molestias. Cuando se esté inclinando hacia adelante, mantenga la columna alargada. Para alentarse a alargarla, presione suavemente sus manos contra sus muslos o espinillas.

" Acaba de **hacer que sus piernas** trabajen **muy duro**. Déles un **buen descanso relajante** antes de empezar a ejercitar sus abdominales. "

LA RUTINA QUEMAGRASA DE 10 MINUTOS

➤ REDUCE EL TAMAÑO DE SU CINTURA ➤ CALIFICADO COMO EL EJERCICIO ABDOMINAL MÁS
EFICAZ POR EL CONSEJO EN EJERCICIO DE LOS ESTADOS UNIDOS

Bicicleta

A. Recuéstese boca arriba sobre su colchoneta. Doble sus rodillas y levante sus pies y muslos hasta que forme un ángulo de 90 grados entre su torso y sus muslos. Ponga los dedos detrás de su cabeza, abriendo los codos hacia los lados. Levante el torso superior para despegarlo de la colchoneta, de modo que sus omóplatos queden justo por encima de la superficie de la colchoneta. Exhale y lleve su hombro izquierdo hacia su rodilla derecha, extendiendo simultáneamente su pierna izquierda.

B. En sucesión rápida, inhale y baje su hombro izquierdo y rodilla derecha mientras exhala y lleva su hombro derecho hacia su rodilla izquierda, extendiendo simultáneamente su pierna derecha. Siga alternando hasta que haga de 10 a 15 repeticiones de cada lado.

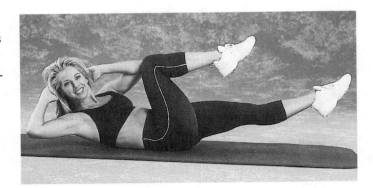

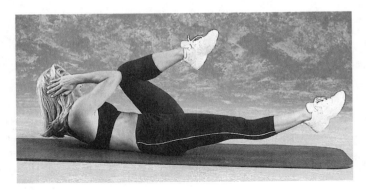

MEJORES RESULTADOS	Menos Tiempo
Es fácil perder el control y moverse con demasiada rapidez. Trate de hacer el movimiento con mayor lentitud, concentrándose en mantener el ombligo hacia adentro y la espalda inferior recargada contra la colchoneta. Trate de crear un vientre plano y hueco durante todo el ejercicio.	

Abdominales con ambas piernas estiradas

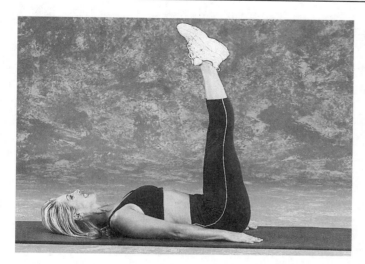

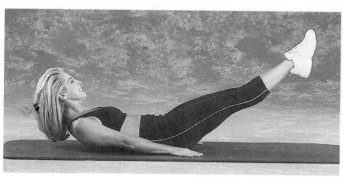

A. Recuéstese boca arriba sobre su colchoneta, con las rodillas dobladas, los pies planos sobre el piso y los brazos a los lados. Eleve los pies hacia el techo, extendiendo sus piernas hasta formar un ángulo de 90 grados entre sus piernas y su torso, como se muestra. Junte los muslos internos y talones y gire los dedos de los pies hacia afuera. Levante el torso superior para despegarlo de la colchoneta, de modo que sus omóplatos queden justo por encima de la superficie de la colchoneta.

B. Exhale y baje lentamente las piernas mientras aprieta sus músculos abdominales. Para mantener su espalda en una posición neutral, imagine que sus músculos abdominales se alargan conforme va bajando las piernas. Deténgase una vez que ya no pueda mantener la columna en una posición neutral. Inhale y eleve las piernas hasta llegar a la posición inicial. Repita 10 veces.

MEJORES RESULTADOS	Menos Tiempo
Mantenga los muslos internos juntos mientras baja y sube las piernas. Esto hará que también trabajen estos músculos durante el ejercicio.	

Rodamiento hacia atrás

A. Recuéstese boca arriba sobre su colchoneta, con las rodillas dobladas, los pies planos sobre el piso y los brazos a los lados. Eleve los pies hacia el techo, formando un ángulo de 90 grados entre sus piernas y su torso, como se muestra. Junte los muslos internos y los talones y gire los dedos de los pies hacia afuera.

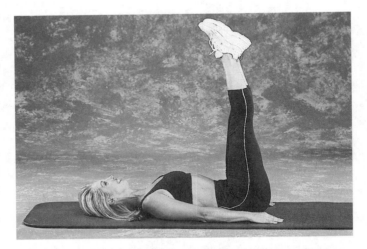

B. Con los músculos abdominales planos y apretados, exhale y ruede las caderas hacia sus costillas, levantando lentamente una vértebra a la vez. Una vez que sus piernas hayan llegado lo más atrás que pueda, inhale y regrese lentamente a la posición inicial, bajando una vértebra a la vez. Una vez que todas las vértebras queden contra la colchoneta, repita 10 veces.

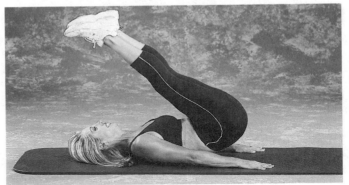

MEJORES RESULTADOS	Menos Tiempo

Cuando esté rodando hacia atrás, concéntrese en levantar las caderas. Trate de no dejar que el peso de sus piernas sea lo que la haga rodar hacia atrás. ¡El propósito es ejercitar los músculos abdominales inferiores y no dejar que la gravedad trabaje por usted!

Tabla con elevación de pierna

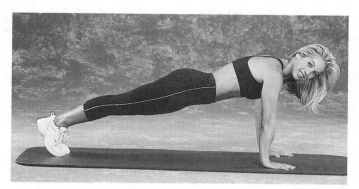

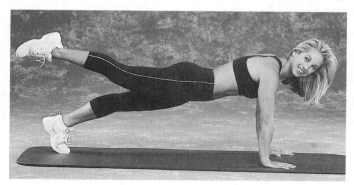

A. Póngase en cuatro patas, colocando las manos debajo de los hombros y las rodillas debajo de las caderas. Extienda una pierna hacia atrás y equilíbrese sobre la punta de ese pie. Extienda la otra pierna para quedar en la posición de plancha (lagartija). Jale los músculos abdominales hacia arriba para formar una línea recta desde sus hombros hasta sus pies, como se muestra.

B. Mientras mantiene el torso en la posición de tabla, exhale y eleve su pierna derecha extendida lo más alto que pueda sin perder el equilibrio y sin voltear o dejar caer las caderas. Baje la pierna mientras inhala. Repita lo mismo con su pierna izquierda. Siga alternando entre la pierna derecha e izquierda hasta que haya hecho 15 repeticiones.

MEJORES RESULTADOS	Menos Tiempo

Cuando eleve su pierna, deberá sentir que el área abdominal inferior se aprieta para que las caderas se mantengan en su lugar. Trate de no girar las caderas y de no dejar que se caigan mientras sube o baja las piernas.

DESCANSO PARA ESTIRARSE

Estiramiento de cobra

A. Recuéstese boca abajo sobre la colchoneta, extendiendo las piernas hacia atrás. Coloque las palmas de las manos sobre el piso debajo de sus hombros.

B. Exhale, empuje la nariz ligeramente hacia adelante y luego recárguese sobre las palmas de sus manos para jalar su pecho hacia adelante y hacia arriba, arqueando la espalda. Sienta cómo se abre su pecho y se alejan sus costillas de su cadera a medida que levanta su cabeza y sus hombros, creando un arco largo en su espalda. No deberá sentir como que algo se le está pellizcando en la espalda. Si siente esto, entonces no la ha alargado lo suficiente jalándose hacia adelante mientras levanta la cabeza y los hombros. Mantenga esta posición durante cuatro respiraciones, baje de nuevo y luego repita una vez más.

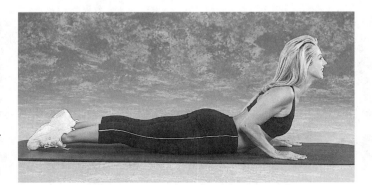

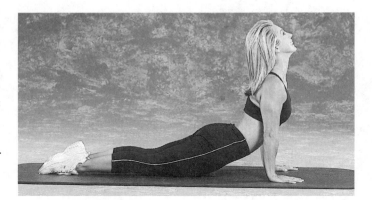

MEJORES RESULTADOS	Menos Tiempo
Imagine que está alargando su columna entre cada vértebra en su espalda mientras se levanta, creando una columna larga y arqueada.	

Plancha

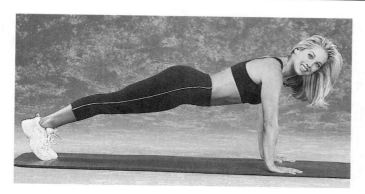

A. Póngase de manos y rodillas, con las palmas de las manos debajo de sus clavículas y las rodillas debajo de sus caderas. Extienda una pierna hacia atrás y equilíbrese sobre la punta de ese pie. Extienda la otra pierna, llevando su cuerpo a la posición de plancha (lagartija).

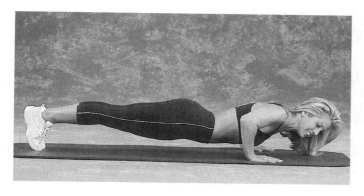

B. Con la espalda recta, inhale y doble lentamente sus codos para bajar su pecho hacia la colchoneta. Baje su pecho lo más que pueda, pero sólo hasta donde todavía pueda empujarse para regresar a la posición inicial. Enderece los codos para regresar a la posición inicial y exhale. Repita este ejercicio el mayor número de veces posible, haciendo de 10 a 15 repeticiones como máximo.

MEJORES RESULTADOS	Menos Tiempo

Si apenas está empezando, trate de hacer este ejercicio con las rodillas sobre el piso y las manos elevadas sobre una banca de aeróbicos. Una vez que esto le sea muy fácil, siga haciéndolo con las rodillas dobladas pero con las manos sobre el piso en lugar de ponerlas sobre la banca. Luego, una vez que ya lo pueda hacer así, trate de hacer la plancha completa que se muestra aquí.

> ➤ ALARGA SU COLUMNA   ➤ ESTIRA TODA SU ESPALDA
> ➤ LE DA UN DESCANSO PROFUNDO Y PLACENTERO

DESCANSO PARA ESTIRARSE
Pose de niño

A. Póngase de manos y rodillas, colocando las rodillas debajo de sus caderas y las manos sobre la colchoneta debajo de sus hombros.

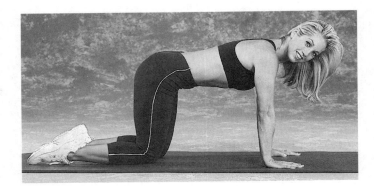

B. Meta su abdomen hacia su columna al mismo tiempo que lleva el trasero hacia sus talones. Una vez que su trasero esté descansando sobre sus talones, inclínese hacia adelante con la columna alargada, bajando su frente hacia el piso y el torso hacia sus muslos. Luego deslice los brazos por el piso para llevarlos detrás de su cuerpo, con las palmas de las manos hacia el techo. Respire profundamente tres veces para relajarse.

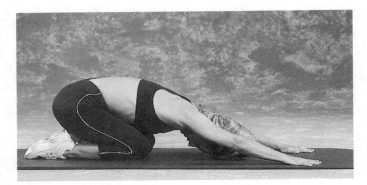

MEJORES RESULTADOS	Menos Tiempo

Antes de deslizar sus brazos hacia atrás, estírese hacia adelante con los dedos lo más lejos que pueda y luego trate de hundir las palmas de las manos en la colchoneta para alargar más la columna y llevar el trasero aún más cerca de sus talones.

Extensión dorsal

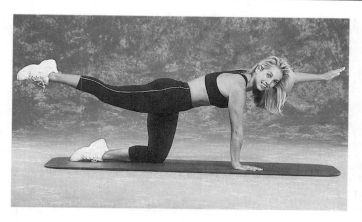

Póngase de manos y rodillas, colocando las manos sobre la colchoneta debajo de sus hombros y las rodillas debajo de sus caderas. Exhale y extienda su brazo izquierdo, extendiendo simultáneamente su pierna derecha. Inhale y regrese su brazo izquierdo y pierna derecha a la posición inicial. Luego extienda su brazo derecho y pierna izquierda. Siga alternando hasta que se fatigue.

MEJORES RESULTADOS	Menos Tiempo

Cuando esté extendiendo su brazo y su pierna, asegúrese de mantener apretado el abdomen y la espalda alargada y plana. ¡No deje que desciendan sus caderas! Asimismo, estírese a través de los dedos de las manos y los pies cuando esté extendiendo su brazo y su pierna para alargar y fortalecer los músculos de su espalda.

"Hagase de cuenta que está equilibrando una pequeña tabla de madera colocada transversalmente sobre su espalda inferior. ¡No deje que se le deslice!"

DESCANSO PARA ESTIRARSE
Abridor de caderas circular

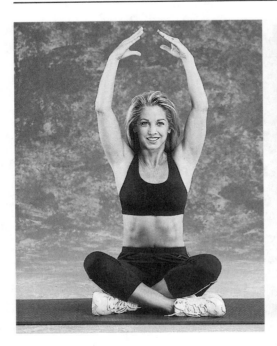 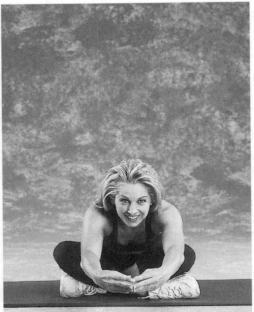

A. Siéntese sobre su colchoneta en una posición cómoda, cruzando su pierna enfrente o por encima de su pierna izquierda. Alárguese desde la corona de la cabeza y levante los brazos por encima de esta, como se muestra, con las palmas de las manos de frente una a la otra.

B. Con los músculos abdominales firmes, inclínese lentamente hacia adelante desde la cintura, manteniendo ambos glúteos contra la colchoneta.

> **Me encanta** este **estiramiento.** Lo hago siempre que **he estado sentada** durante **mucho tiempo** y que **necesito** un **pequeño descanso.**

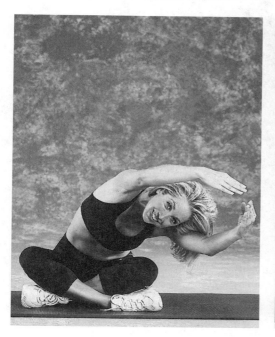 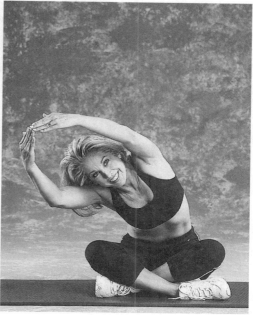

C. Lleve su torso y sus brazos extendidos hacia la izquierda, respirando normalmente.

D. Siga haciendo círculos, llevando su torso de regreso a la posición anterior (C) y luego hacia la derecha, en medio y hacia la izquierda. Haga tres semicírculos grandes y luego cambie de dirección para hacer tres círculos más. Luego, cambie sus piernas para que su pierna izquierda quede enfrente y repita toda la secuencia.

MEJORES RESULTADOS	Menos Tiempo
Trate de no encorvar su espalda mientras esté haciendo los círculos. Mantenga la espalda alargada y extendida, aunque esto signifique que su pecho tenga que estar más lejos del piso, ya que así logrará estirar más sus caderas, sus muslos y su trasero.	

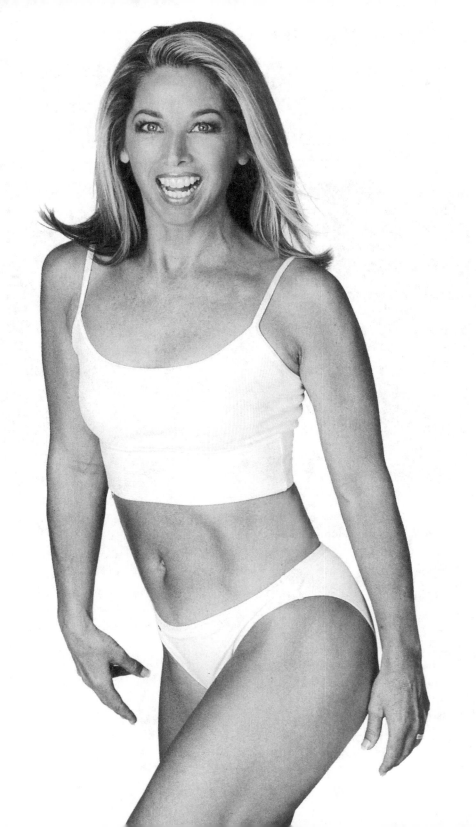

CUARTA PARTE

La dieta para hacer desaparecer las zonas

CAPÍTULO 9

El Plan Coma y Queme

Me encanta comer y me encanta cocinar, pero sólo cuando cocino platos rápidos y fáciles y tengo el tiempo para hacerlo. Pero incluso cuando salgo corriendo de una sesión fotográfica para ir a recoger a mis hijas a la escuela, trato de tomar yogur o comer alguna otra cosa saludable.

He descubierto que *sí* se puede tener una vida ajetreada y aun así seguir una alimentación nutritiva y adelgazadora. Esto es de lo que se trata este plan: comidas y meriendas (refrigerios, tentempiés) fáciles y nutritivos, que combinados con los ejercicios correctos, le ayudarán a adelgazar.

Yo creo firmemente en el equilibrio. Nunca me ha funcionado eliminar por completo todo un universo de alimentos, como postres o alimentos que contienen carbohidratos o grasa. Siempre termino teniendo un antojo irresistible por los alimentos que no puedo comer y me siento como si hubiera fracasado cuando "cedo" ante mis antojos. En vez, he descubierto que la clave está en la moderación. Tomando esto en cuenta, he ingeniado un plan alimenticio delicioso que le permite disfrutar sus alimentos favoritos —¡incluso golosinas!— y aun así perder esas libritas de manera rápida y segura.

No quiero que sienta que va a estar a dieta durante las próximas seis semanas. *No va a estar a dieta*; va a seguir un plan alimenticio saludable que la hará bajar de peso. Yo quiero que me prometa ahora mismo que no se molestará consigo misma ni se sentirá como si hubiera fracasado si un día deja de seguir este plan. No se preocupe; esto no le ocurrirá con frecuencia cuando esté siguiendo mi plan de seis semanas, ya que mi plan incluye gustos dulces y alimentos cotidianos como *chili* y pan de maíz (pastel de elote) o *brownies* con helado y chocolate como parte de su alimentación general. Así que no piense negativamente, ¿de acuerdo? Piense de manera positiva. ¡Yo sé que lo puede lograr!

¡Comencemos!

Cómo funciona este plan

Cuando se trata de las zonas de grasa femenina, los científicos aún no han descubierto los alimentos que ayudan a derretir la grasa que se ha acumulado en el abdomen, los muslos u otras áreas. (Sin embargo, han descubierto que el estrés puede hacer que su vientre aumente de tamaño; hablaremos sobre esto con mayor detalle en la Sexta Semana). Pero la buena noticia es que usted eliminará la grasa que ha acumulado por todo su cuerpo al seguir este plan.

A lo largo de las próximas seis semanas, yo le enseñaré una manera de comer que le permitirá mantenerse en un peso ideal durante el resto de su vida. A diferencia de las dietas estrictas que funcionan un par de semanas antes de que ya no pueda soportar comer un pedazo más de carne o una cucharada más de sopa de repollo (col) o lo que sea, este es un plan con el que querrá seguir el resto de su vida.

Una de las principales razones por las que no funcionan las dietas rigurosas es porque prometen cambios de la noche a la mañana. Pero piense en una cosa: si le llevó toda una vida acumular todos esos hábitos que la hacen engordar, ¿cómo puede esperar cambiarlos todos en un solo día?

Por esta razón, el Plan Coma y Queme es un plan sencillo pero inteligente. Usted tendrá una semana para deshacerse de uno de los seis hábitos que la hacen engordar y cambiarlos por una nueva estrategia adelgazadora que en lo personal me ha funcionado.

Comida saludable para niños

Yo TRATO DE SER UN BUEN EJEMPLO para mis dos hijas, comiendo alimentos saludables y ofreciéndoles meriendas y comidas nutritivas. Los siguientes alimentos les encantan a mis hijas.

DESAYUNOS

- Cereales para niños con menos azúcar y más fibra (3 gramos o más por ración), como *Cheerios*
- *Waffles* para tostadora de la marca *Go Lean* con un poco de mantequilla y miel de abeja y cualquier fruta que les guste
- Yogures de sabor y un poco de *trail mix* (una mezcla de frutos secos y frutas deshidratadas)
- Pan integral tostado con mermelada

ALMUERZOS

- Sopa de pollo con tallarines, con maíz y chícharos (guisantes, arvejas) y una rebanada de pan de trigo
- Taco de pollo o frijoles con salsa picante
- Sándwich de queso a la parrilla con queso reducido en grasa (alrededor de 5 gramos de grasa por cada onza o 28 gramos de queso) —pero no queso sin grasa— y fruta
- *Hummus* en pan de pita (pan árabe) y alguna verdura o fruta
- Sándwich de mantequilla de cacahuate (maní) y mermelada con un vaso de leche y zanahorias cambray
- Sándwich de pavo y alguna fruta o verdura

MERIENDAS/GUSTOS

- Plátano amarillo congelado en un palo
- Zanahorias cambray
- Cereal con leche (pruebe mezclar cereales sin endulzar y endulzados)
- Galletas y un palito de queso
- Fruta fresca
- Yogur con frutas
- Frutos secos
- Palomitas de maíz bajas en grasa
- Licuados (batidos) como los que aparecen en este libro, agregando una cucharadita más de miel de abeja si es necesario
- Paletas heladas de yogur (combine fruta picada con yogur de vainilla en vasitos desechables, póngales palos para paleta y congélelos)

CENAS

- Pollo con frijoles guisados con tomate y alguna verdura
- *Morningstar Farm Chik Nuggets* (hechos de soya) y alguna verdura
- Pizza con muchas verduras
- Espagueti con salsa de tomate y carne
- Hamburguesa de pavo en un panecillo suave de trigo integral y alguna verdura
- Macarrones de trigo integral con queso y alguna verdura

Para cuando terminen las seis semanas, usted contará con todas las herramientas que necesitará para seguir bajando de peso o no volver a recuperar el peso que ha perdido. Una ventaja adicional y maravillosa es que también se estará protegiendo de la osteoporosis, el cáncer, la diabetes, las enfermedades cardíacas y docenas de afecciones distintas. ¡Instintivamente escogerá alimentos más saludables y se deleitará al saborearlos! Y lo mejor de todo es que logrará hacer esto sin esfuerzo.

A continuación están las seis estrategias saludables y adelgazadoras.

■ **Primera Semana: Coma las porciones correctas.** Usted aprenderá lo que es una porción razonable y dejará de vivir engañada por las raciones exageradas que ve todo el tiempo en los restaurantes y en los pasillos del supermercado donde venden las galletitas y las papitas fritas, etc. Pero a mí no me agrada estar midiendo y pesando constantemente lo que como, entonces le voy a enseñar a calcular una ración "a ojo de buen cubero" y a saber cuánta comida hay en una *verdadera* ración.

■ **Segunda Semana: Consuma más fibra.** Suena demasiado sencillo para ser cierto, pero muchos estudios de investigación han demostrado que tan sólo con aumentar la cantidad de fibra que ingiere, usted puede perder peso —y también grasa— con mayor rapidez.

■ **Tercera Semana: Consuma más grasas buenas y menos grasas malas.** Resulta que la grasa —cuando se ingiere con moderación— en realidad puede ayudarle a seguir con su plan para bajar de peso. ¡Hurra!

■ **Cuarta Semana: Coma más frutas y verduras.** Estas golosinas naturales la harán sentirse más satisfecha con menos calorías y además ayudan a prevenir el cáncer y otras enfermedades. Como verá con este plan, comer más frutas y verduras es mucho más fácil de lo que imagina.

■ **Quinta Semana: Coma cuando tenga hambre.** Con esta estrategia, usted volverá a escuchar las señales de hambre y volverá a confiar en su cuerpo para que le diga cuándo necesita alimentos y cuándo no.

■ **Sexta Semana: Deje de comer en exceso.** Si los antojos y los festines han saboteado sus intentos por ponerse a dieta en el pasado, entonces le va a fascinar esta parte del plan. Yo le ayudaré a conquistar este problema, ¡además de que todavía podrá comer helado, *chips* y otras delicias!

Usted no sentirá hambre al seguir este plan. Esto se debe a que he formado un equipo con la dietista registrada Janis Jibrin para diseñar comidas nutritivamente equilibradas para que usted se mantenga satisfecha y vigorizada de modo que no esté pensando en comer todo el día. No es magia: simplemente hemos incluido abundantes frutas, verduras y cereales integrales, que son los supresores del apetito que nos ha dado la naturaleza.

No se preocupe. ¡No va a comer alimentos para conejos! En este plan, ocasionalmente podrá darse gustos como pizza, cerveza, helado y hasta hamburguesas. También descubrirá platos nuevos que son asombrosamente sencillos de preparar, como *chili* hecho en casa y lasaña a la mexicana (¡un plato que a todos gusta y que puede congelar!). Usted encontrará una amplia variedad de alimentos que le encantarán. Las recetas son fáciles y deliciosas. Verdaderamente es una manera de vivir saludablemente por el resto de su vida.

Elija su nivel de calorías

Otra estrategia que le ayudará a no sentir hambre es que podrá escoger entre tres niveles diferentes de calorías: 1,400, 1,600 y 1,800. Para poder determinar su nivel apropiado de calorías, tendrá que pasar por un período de ensayo y error. Usted sabrá que está en el nivel correcto de calorías cuando esté bajando de ½ a 2 libras (de ¼ a 1 kg) a la semana sin sentir hambre. Quizá baje más rápido durante las primeras dos semanas; el cuerpo a menudo pierde peso en la forma de grasa y agua al principio. Pero para cuando llegue a la Tercera Semana del programa, podría ser dañino para su salud bajar más de 2 libras de peso a la semana. Si esto le ocurre, es probable que se esté matando de hambre. . . ¡literalmente! Es posible que su cuerpo no esté recibiendo suficientes nutrientes y el resultado podría ser un metabolismo más lento. En este caso, aumente su nivel de calorías.

¡Reduje mis zonas de grasa femenina!

El ejercicio diario y la mentalidad de que nunca se pondría a dieta ayudó a Lori J. Delgado a transformar su cuerpo y su vida.

Denise me ha ayudado a cambiar por completo la perspectiva desde la que miraba el acondicionamiento físico y la nutrición. Antes de mi primer embarazo, yo pesaba como 30 libras (14 kg) más de lo que hubiera querido y luego aumenté 26 libras (12 kg) más durante mi embarazo. Después de dar a luz, yo quería deshacerme rápido de mi peso excedente. Primero probé las dietas de *Slim-Fast* y otras dietas drásticas. Con ninguna pude evitar recuperar el peso que había perdido, hasta que recurrí a Denise y a su programa de ejercicio y nutrición.

Empecé a hacer ejercicio casi todos los días de la semana y a leer todo lo que podía acerca de la nutrición. Como resultado, mi alimentación cambió drásticamente y perdí todo el peso excedente en un año.

Ya no me considero como una persona "que está a dieta". Como Denise a menudo dice, este es un cambio en mi estilo de vida que continuaré para siempre. En vez de ponerme a dieta, estoy alimentando a mi cuerpo con comida saludable y nutritiva.

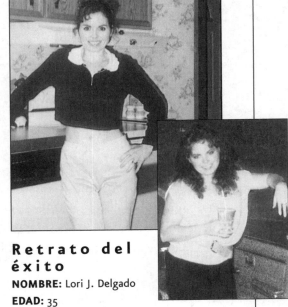

Retrato del éxito

NOMBRE: Lori J. Delgado
EDAD: 35
CIUDAD: Auburn, Washington
OCUPACIÓN: Mamá a tiempo completo
PESO PERDIDO: Más de 52 libras (24 kg)
OTROS LOGROS: Bajó su nivel de colesterol en sangre y su grasa corporal

El secreto del éxito de Lori

"¡Quiérase como es! Aprenda que tomarse un tiempo para usted misma no significa que sea una persona egoísta. Tiene que quererse y estar contenta consigo misma para que pueda dar lo mejor de usted a sí misma y a su familia. Yo sé que soy una mejor persona, esposa, madre y amiga porque estoy contenta conmigo misma".

He aquí algunas pautas que le ayudarán a decidir a qué nivel debe empezar.

▪ **1,400 calorías:** Si tiende a aumentar de peso con mucha facilidad y sospecha que tiene un metabolismo lento, pruebe primero este nivel de calorías. Si está perdiendo más de 2 libras a la semana, puede pasar al nivel de 1,600 calorías. Asimismo, en esas raras ocasiones en las que de plano no pueda hacer nada de ejercicio, definitivamente quédese al nivel de 1,400 calorías.

▪ **1,600 calorías:** Si, en su experiencia, usted es una persona que baja de peso con relativa facilidad sin tener que reducir demasiado su consumo de calorías, entonces pruebe el nivel de 1,600 calorías. Si no está bajando al menos ½ libra a la semana, baje al nivel de 1,400 calorías o alterne entre días de 1,400 y 1,600 calorías. Si está perdiendo peso con demasiada rapidez (más de 2 libras a la semana), cambie al nivel de 1,800 calorías o alterne entre días de 1,600 y 1,800 calorías.

▪ **1,800 calorías:** Si, en su experiencia, usted es una persona que baja de peso con facilidad sin tener que reducir demasiado su consumo de calorías, pruebe el nivel de 1,800 calorías al día. Y si está haciendo más ejercicio del que incluye este plan, es probable que necesite consumir más de 1,800 calorías. Si no está bajando al menos ½ libra a la semana, pase al nivel de 1,600 calorías. Si está perdiendo más de 2 libras (0.91 kg) a la semana, entonces agregue de 100 a 200 calorías al día. Cada uno de estos alimentos contiene 100 calorías: ½ taza (4 onzas o 120 ml) de requesón con un 2 por ciento de grasa, 1¼ tazas de leche descremada, ½ taza de arroz integral, 1 plátano amarillo, 16 almendras.

"La comida no es nuestra enemiga. ¡La inactividad sí lo es!"

Comidas que satisfacen las necesidades femeninas

Además de mantener las calorías bajo control, Janis y yo también nos aseguramos que este plan incluyera todas las vitaminas, minerales y demás nutrientes saludables que necesita para ayudar a prevenir las enfermedades que enfrentan las mujeres, como las enfermedades cardíacas, la osteoporosis, el cáncer y otras afecciones. Aunque también le recomendamos tomar un suplemento multivitamínico y de minerales cada día como respaldo nutricional, lo mejor es que los nutrientes provengan de los alimentos. Aquí le decimos cómo cubrir todos sus requerimientos.

- **Productos lácteos.** La leche, el yogur y el queso (o la leche de soya enriquecida con calcio) son alimentos básicos en este plan porque son fuentes muy concentradas de calcio. Usted necesita 1,000 miligramos de calcio al día hasta los 50 años de edad y 1,200 miligramos de ahí en adelante. Este plan alimenticio le brinda un promedio de 1,050 miligramos de calcio al día. Por lo tanto, si tiene más de 50 años de edad, tome un suplemento diario de calcio o revise su suplemento multivitamínico y de minerales para ver cuánto le aporta de este mineral. Lo único que necesita es una cantidad adicional de 200 miligramos al día, que es la cantidad que contienen muchos suplementos multivitamínicos y de minerales.

Por desgracia, una mujer estadounidense común sólo consume 570 miligramos de calcio al día, más o menos la mitad de lo que necesita. Y esta deficiencia de calcio puede conducir a una enfermedad llamada osteoporosis, en la que se debilitan los huesos. Conforme vamos envejeciendo, los huesos tienden a perder calcio, pero si consumimos suficiente calcio —y vitamina D—, podemos minimizar o prevenir la pérdida ósea. Debido a que los productos lácteos son la fuente más rica de calcio, yo me aseguro de tomar al menos dos raciones de leche o yogur —o leche de soya enriquecida con calcio— cada día. Eso es justo lo que consumirá al seguir este plan: algún producto lácteo o leche de soya cada mañana durante el desayuno y una merienda (refrigerio, tentempié) rica en calcio más adelante en el día.

▪ **Frutas y verduras de todos los colores.** Fresas, arándanos, naranjas (chinas), cantaloup, sandía, ciruelas, brócoli, batatas dulces. . . En este plan, puede comer todas estas frutas, verduras y más. Entre más frutas y verduras de colores diferentes coma, más vitaminas y fitonutrientes obtendrá. Los fitonutrientes son compuestos benéficos que contienen los alimentos de origen vegetal que combaten el envejecimiento y las afecciones relacionadas con la edad, como el cáncer y las enfermedades cardíacas. Probablemente ha oído hablar sobre el betacaroteno; este fitonutriente es el que hace que las zanahorias sean de color anaranjado. Pero hay cientos de fitonutrientes diferentes y yo le enseñaré algo con respecto a ellos en los pequeños recuadros titulados "¡Nútrase mejor!" que aparecen a lo largo del plan de seis semanas.

La mejor manera de asegurarse de estar obteniendo una amplia gama de fitonutrientes es procurar comer frutas y verduras de todos los colores, ya que estos pigmentos vegetales en realidad combaten las enfermedades. Los tomates (jitomates) y la sandía son rojos porque contienen un antioxidante llamado licopeno (sobre el cual hablaremos con mayor detalle en la Primera Semana del plan). Las espinacas y otras verduras de hojas color verde oscuro contienen compuestos que protegen sus ojos y están repletos de folato (también conocido como ácido fólico), que es una vitamina que es absolutamente indispensable para nosotras las mujeres (también profundizaremos en este tema en la Sexta Semana del plan). Los arándanos y otras bayas contienen toda una variedad de compuestos que promueven la salud (vea más en la Segunda Semana). ¡Cada semana le presentaré los beneficios que nos brindan todos estos alimentos deliciosos y llenos de color!

▪ **Cereales integrales.** El trigo integral, el arroz integral, el centeno integral y otros cereales integrales son particularmente importantes para las

¡Este plan no es una dieta, sino una elección que aumentará su energía y fuerza!

mujeres. No sólo son importantes por su alto contenido de fibra, sino que estos alimentos también nos dan fitonutrientes importantes que combaten el cáncer de mama y otros tipos de cáncer, así como las enfermedades cardíacas.

Por ejemplo, el lino (linaza) y la harina de centeno integral contienen fitoestrógenos, los cuales son compuestos de origen vegetal que se asemejan al estrógeno humano. (Yo estoy tan convencida de los beneficios del lino que todos los días agrego unas cuantas cucharadas de lino molido a mi cereal o a mi licuado. Trate de moler usted misma una cantidad suficiente de lino para que le dure una semana y asegúrese de guardar el lino molido en el refrigerador, dado que los aceites que contiene se pueden echar a perder cuando se exponen al calor). Estos fitoestrógenos nos pueden proteger del cáncer de mama y de colon inducidos por el estrógeno al disminuir el impacto potencialmente dañino que el verdadero estrógeno puede causar en los tejidos sensibles.

En este plan, usted comerá cantidades abundantes de alimentos hechos a base de cereales integrales. Sin embargo, verá que ocasionalmente he incluido "pan (de preferencia de trigo integral)" o "arroz (de preferencia integral)" en los menús. Esto lo he hecho por si llega a comer en un restaurante donde no sirvan alimentos integrales. En ese caso, puede comer pan o arroz blanco sin problemas.

▪ **Pescado.** Coma pescado dos veces a la semana. Eso es lo que recomienda la Asociación del Corazón de los Estados Unidos, debido a que ahora existen muchísimos estudios de investigación en donde se demuestra que el pescado ayuda a prevenir las enfermedades cardíacas y los ataques al corazón. Recuerde: no sólo los hombres padecen enfermedades cardíacas. Estas son la principal causa de muerte en mujeres estadounidenses. Los famosos ácidos grasos omega-3 que contiene el pescado protegen a su corazón al ayudar a prevenir la formación de coágulos sanguíneos, normalizar los ritmos cardíacos y bajar el nivel de colesterol y otras grasas en la sangre. También pueden aliviar las articulaciones artríticas y otros estudios de investigación más recientes han mostrado que incluso pueden ayudar a prevenir la depresión.

Desayuno: ¡Ni se le ocurra saltárselo!

Las personas que desayunan son personas más delgadas. Las personas que comen cereal son personas más delgadas. Las personas que desayunan están más alertas. Las personas que se saltan el desayuno consumen menos vitaminas. Estos son los resultados de docenas de estudios científicos que señalan los beneficios asombrosos del desayuno. Si usted de verdad quiere bajar de peso, entonces tiene que desayunar. Le estoy dando seis semanas de desayunos supersaludables, ¡entonces prométame que se los comerá!

Si necesita más para convencerse, vea todo los beneficios que obtendrá al desayunar.

- **Para empezar, el desayuno acelera su metabolismo.** Si se lo salta, su cuerpo puede hacer que su metabolismo se desacelere, por miedo a que no lo vayan a alimentar. Esto significa que podría estar quemando menos calorías al inicio del día.

- **El desayuno evita que coma en exceso a altas horas de la noche.** Muchas personas me han dicho, "Denise, me porto bien todo el día, pero luego en la noche no puedo evitar atiborrarme de galletitas o helado u otros alimentos para merendar". Bueno, esa es la manera que su cuerpo tiene para decirle que usted no le dio suficientes calorías ese día. . . ¡porque se saltó el desayuno!

- **Desayunar carbohidratos buenos le da energía.** Los alimentos ricos en fibra como los copos de avena, los cereales altos en fibra y la fruta fresca le ayudan a mantener un nivel estable de azúcar en sangre, lo cual le permitirá tener un nivel de energía constante. Por el contrario, los rollos de canela (*Danishes*) y las *donuts* hacen que su nivel de azúcar en sangre —y su nivel de energía— suba rapidísimo, para luego caer con la misma rapidez.

- **El desayuno le agudiza la mente.** Ciertos estudios de investigación realizados en Gran Bretaña han mostrado que las personas que desayunan obtienen una mejor puntuación en los exámenes de memoria y se sienten más calmadas y positivas que las personas que se saltan el desayuno.

■ **Las personas que comen cereales tienen una mejor salud.** En dos estudios británicos que incluyeron a 262 personas de 21 a 85 años de edad, se encontró que las personas que comen cereales en la mañana tienen una mejor condición tanto física como mental. En un estudio de investigación que aún sigue en marcha y en el que se está dando seguimiento a 31,000 mujeres en Iowa, se encontró que las que comen cereales integrales repletos de fibra al menos tres veces a la semana presentan un riesgo 33 por ciento menor de contraer enfermedades cardíacas y un riesgo 25 por ciento menor de contraer diabetes que las personas que desayunan alimentos bajos en fibra. Como verá, este plan está cargado de desayunos ricos en fibra.

Mi filosofía alimenticia

No existe una bala mágica para "matar" el apetito. No existe una dieta o un fármaco milagroso que le permita bajar de peso de manera permanente. La verdad es que todo se trata de cuantas calorías consume y cuántas quema. Si consume menos calorías de las que quema, bajará de peso. Si hace lo opuesto, entonces aumentará de peso.

También se trata de elecciones: nuestras elecciones *personales* sobre lo que nos metemos a la boca. De igual modo, también somos *nosotras* las que decidimos cuánto nos movemos cada día. Todo depende de nosotras: nosotras tenemos el poder y el control para cambiar nuestra propia vida. Lo que yo le voy a enseñar es la mejor manera, y también la más fácil, de bajar de peso y lograr tener una buena salud. Yo sé que esto funciona. Recuerde: está en nuestras manos. . . y en nuestras bocas.

Con el paso de las semanas, usted empezará a sentirse más cómoda eligiendo alimentos más saludables en lugar de los alimentos que contienen un gran número de calorías. Yo le enseñaré cómo hacerlo. La comida no es nuestra enemiga. ¡La inactividad sí lo es!

La comida es un placer. Nos sirve de combustible y nos da la energía y los nutrientes que nuestros cuerpos necesitan para reabastecerse y rejuvenecerse. Así es cómo vamos a pensar de ahora en adelante. Yo le enseñaré por qué debe creer en la comida.

Es contraproducente ayunar o dejar de comer porque causa que el metabolismo se haga más lento. Si come de manera consistente a lo largo del día, como yo le enseñaré a comer, su metabolismo se mantendrá a un nivel constantemente acelerado durante todo el día.

Con la edad, el metabolismo se va haciendo más lento. Por lo tanto, necesitamos movernos más y disminuir ligeramente nuestro consumo de calorías. Y, por ejemplo, si se come media taza más de helado, entonces tendrá que caminar aproximadamente una milla más. Es decir, si ingiere 100 calorías más, tiene que quemar 100 calorías más.

Por último, quisiera motivarla a que se reúna con su familia para cenar lo más a menudo que pueda. Trate de reorganizar su horario, donde sea que se encuentre, para pasar un rato agradable cenando en compañía de su familia. Esta es una herramienta muy útil para ayudarla a bajar de peso y la razón de esto es que reunirnos con la familia a cenar nos produce una sensación de bienestar, sobre todo si somos mamás. Para mí, no existe un mejor momento para estar con mi familia, todos sentados a la mesa, hablando sobre cómo nos fue en el día, comiendo alimentos nutritivos y simplemente estando juntos. Sentarme a cenar con mi familia me ayuda a deshacerme del estrés, y como averiguará en la Sexta Semana del plan alimenticio, disminuir el estrés puede ayudarle a reducir una de las zonas de grasa femeninas más difíciles: su abdomen.

Además, hablar con su familia y tomarse su tiempo cuando está comiendo puede ayudarle a tomar las cosas con más calma para que no se atiborre de

(continúa en la página 285)

> "**Cuente conmigo.** Yo quiero que usted **baje de peso** y nunca más **lo vuelva** a **recuperar.** Este es un **plan a largo plazo.** Usted **lo seguirá** el resto **de su vida.**"

Dése un gusto

UNA DE LAS COSAS REALMENTE maravillosas de este plan alimenticio es que todos los días puede darse un gusto. El simple hecho de saber que todavía podrá comer alimentos deliciosos como galletitas, *chips* y helado hace que le sea mucho más fácil seguir con este plan para bajar de peso. A veces, yo sugiero una golosina (¡como un *brownie* con helado y jarabe de chocolate!). Pero a menudo, sólo especifico el número de calorías y dejo que usted decida cuál gusto darse. Las calorías de los gustos varían de un día a otro en dependencia de cuántas calorías le sobren después de hacer sus tres comidas y comerse también una merienda.

Algunas de estos gustos —particularmente los productos horneados— sí contienen un poco de aceite hidrogenado. Estos aceites contienen ácidos transgrasos, que elevan el colesterol. Pero debido a que el resto del plan alimenticio es muy bajo en ácidos transgrasos, las cantidades que consumirá al darse estos gustos no deben de causarle daño.

Para facilitarle la vida, he elaborado esta lista de gustos y los he ordenado según las calorías que contienen. También incluyo algunas de las marcas comunes de los EE.UU. Como siempre, revise las etiquetas para verificar los tamaños de las raciones y las calorías.

70 A 75 CALORÍAS

- 1 paleta helada *Creamsicle* (1.75 onzas/49 gramos)
- 1 paleta helada de frutas *Frozfruit*, por ejemplo de cantaloup (melón chino), sandía o cereza

- 1 tubo de *Yoplait Exprèsse*
- 2 trozos de queso *Light Laughing Cow*
- 2 galletitas *Pepperidge Farm Bordeaux*
- 3 chocolates *Hershey's Kisses*

80 A 90 CALORÍAS

- ¾ de onza de *pretzels* sin grasa
- 1 copa de frutas *Dole Fruit-n-Gel Bowl*
- 1 paleta helada con frutas naturales de la marca *Edy's* o *Dreyer's* (excepto la de coco)
- 1 paleta helada *Fudgsicle* (2.7 onzas)
- 1 *Tootsie Pop* gigante
- 3 galletitas de jengibre
- 4 tazas de palomitas de maíz de las marcas *Orville Redenbacher's Butter Light* o *General Mills' Pop Secret Light*
- 4 onzas de puré de manzana
- 4 onzas de vino
- 7 *Milk Duds*
- 8 *Junior Mints*

100 A 110 CALORÍAS

- ¾ de taza de gelatina *Jell-O*
- 1 galletita glaseada de limón
- 1 paleta helada de la marca *Good Humor Creamsicle* (2.5 onzas)
- 1 paquete chico de chocolates de la marca *M&M* (20.9 gramos), simples o con cacahuate (maní)
- 1 cucharada de mantequilla de cacahuate (maní)
- 1 onza (28 gramos) de *pretzels*
- 1¼ tazas de *Baked Bugles*
- 2 galletas *Fig Newton*

2 barras de chocolate de la marca *Nestlé Crunch* chicas (10 gramos cada una)

2 galletitas *Oreo*

12 onzas (360 ml) de cerveza *light*

25 gomitas confitadas pequeñas o 10 gomitas confitadas grandes

120 A 130 CALORÍAS

2/3 de taza de *Fiddle Faddle*

1 barra de helado de café *Starbucks*, por ejemplo, *Mocha Frappuccino* o *Java Fudge Frappuccino*

2 galletas *Fig Newmans* bajas en grasa

2 galletas tipo sándwich *Newman-O's*

4 *Twizzlers*

6 tazas de palomitas de maíz de las marcas *Orville Redenbacher's Butter Light* o *General Mills' Pop Secret Light*

6 onzas de vino

8 galletas de animalitos *Barnum's Animals*

140 A 150 CALORÍAS

2/3 de taza de helado o yogur congelado bajo en calorías (que no contenga más de 110 calorías por cada ½ taza)

1 onza de papitas fritas reducidas en grasa

1 onza de totopos

5 *Twizzlers*

7 galletas *Graham* (de sabor a amaranto o a salvado de avena)

10 u 11 *Sunchips*

15 *Junior Mints*

30 *Goobers*

35 gomitas confitadas pequeñas

160 A 170 CALORÍAS

1 *Milky Way Lite* (44.5 gramos)

2 galletitas *Keebler Sandies*

3 galletitas *Oreo*

4 chocolates con mantequilla de cacahuate (maní) *Reese's* tamaño mini

200 CALORÍAS

1 barra de chocolate de la marca *Chunky* (1.4 onzas)

1 paleta de la marca *Dove* (1.3 onzas)

1 taza de helado o yogur congelado bajo en calorías (que no contenga más de 110 calorías por cada ½ taza)

2 galletitas glaseadas de limón

2 galletitas de azúcar

5 galletitas *Keebler Fudge Shoppe Grasshopper Fudge Mint*

15 *Sunchips*

210 A 220 CALORÍAS

1 barra de frutas de la marca *Edy's Creamy Banana Chocolate*

2 onzas (56 gramos) de *pretzels*

5 galletitas de la marca *Chips Ahoy!*

27 papitas fritas reducidas en grasa

¡Reduje mis zonas de grasa femenina!

Hacer ejercicio con regularidad y alimentarse sanamente ayudó a Janice Cammon a mantenerse en un peso saludable toda su vida.

Yo adoro a Denise y he seguido sus programas de ejercicio durante los últimos 25 años. Ahora que tengo 51 años de edad, necesito todos los consejos que ella pueda darme. . . ¡y sus consejos siempre han sido los mejores! Su Programa Reduzca sus Zonas de Grasa Femenina no es la excepción.

Hacer ejercicio con regularidad verdaderamente me ha ayudado a reducir mis zonas de grasa femenina. He descubierto que el ejercicio y una buena alimentación son las soluciones. Quizá la celulitis no desaparezca por completo, pero definitivamente mejora tremendamente.

Siempre he procurado beber mucha agua a lo largo del día, especialmente después de que Denise me enseñó a tener siempre un pomo de agua en el carro, en la oficina y en mi casa para acordarme de tomarla. ¡Ahora tengo pomos de agua por todas partes!

Me da orgullo poder decir que a mis 52 años de edad, no tomo hormonas ni medicamentos y que hago ejercicio seis días a la semana, procuro alimentarme sanamente y me siento mejor ahora que cuando estaba en la veintena y la treintena.

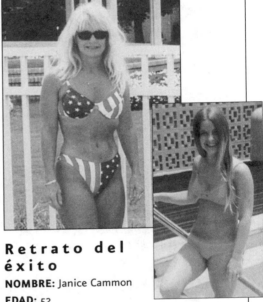

Retrato del éxito

NOMBRE: Janice Cammon
EDAD: 52
CIUDAD: Panama City, Florida
OCUPACIÓN: Comerciante
ACONDICIONAMIENTO FÍSICO LOGRADO:
Se ha mantenido en un mismo peso de 110 libras (50 kg) a lo largo de su vida
OTROS LOGROS: Mayor energía y una mejor actitud mental

El secreto del éxito de Janice

"Usted tiene que controlar su salud y eso es fácil de lograr. Edúquese acerca del ejercicio y la nutrición y también acerca de su cuerpo. ¡Leer este libro es un excelente punto de partida! Haga que el ejercicio y la buena nutrición sean una forma de vida, y que pasen a formar parte de su rutina normal cotidiana".

comida sin darse cuenta. Al tomar las cosas con más calma, puede ver sus raciones y registrar que está satisfecha y que en realidad no necesita servirse otra tanda. (Hablaremos más sobre el hambre y la sensación de satisfacción en la Quinta Semana).

Por lo tanto, siéntese a cenar con su familia con la mayor frecuencia posible. Si sus horarios simplemente hacen que sea imposible que cenen juntos a la hora tradicional, entonces aparten otra hora especial para sentarse todos juntos a comer. (Podría ser el desayuno, pero al menos en mi caso, siempre estoy apurada para que mis hijas lleguen a tiempo a la escuela). ¡Entre más coman juntos, comerá con más calma y su sistema digestivo se lo agradecerá!

Hagamos un trato

Usted bajará de peso y no lo volverá a recuperar si sigue este plan de seis semanas de duración —tanto la parte alimenticia como la parte del ejercicio— y hace que pase a formar parte de su estilo de vida. Si usted cumple con su parte, su recompensa será el éxito garantizado.

Yo quiero que nunca se sienta insatisfecha consigo misma. Usted es una persona maravillosa con muchas cualidades. Simplemente siga animándose. ¡Usted lo merece! Su salud lo merece. Su familia la ama y quiere que usted les dure mucho tiempo. ¡Entonces hágalo ahora!

> "Tómese el tiempo para disfrutar su comida. Comer es uno de los grandes placeres de la vida."

CAPÍTULO 10

Patrulle sus porciones

"Estoy llenísima".

"Comí demasiado".

"¿Por qué comí tanto?"

¿Cuántas veces se ha dicho esto? Yo lo digo, pero no con tanta frecuencia como en el pasado. Ahora ya sé que debo comer raciones más pequeñas y luego esperar. El cerebro tarda alrededor de 15 minutos en registrar que su estómago ya está lleno.

Una razón por la que nos atiborramos de comida es porque las raciones han crecido desproporcionadamente de tamaño. ¿Ese *bagel* enorme tendrá 100 o 400 calorías? ¿Qué es una ración *normal*? Saber la respuesta a estas preguntas puede marcar la diferencia entre el éxito y el fracaso en su esfuerzo por bajar de peso. Sin importar cómo lo quiera disfrazar, la pérdida de peso tiene que ver con las calorías y las calorías tienen que ver con las raciones. En este, "El País de las Raciones Descomunales", casi todo lo que compramos —y todo lo que nos sirven en un restaurante— es demasiado.

Para resolver esto, mi esposo Jeff y yo a veces compartimos un plato fuerte en un restaurante y pedimos una ensalada o sopa como entremés. Esto no sólo nos ayuda a mantenernos en nuestro peso, sino que también nos sirve para darles un buen ejemplo a nuestras hijas. Queremos que aprendan a determinar lo que es una ración saludable en lugar de dejar que cualquier restaurante decida por ellas.

Independientemente de que vaya a comer en un restaurante o en casa, ayude a sus hijos a determinar cuánta comida constituye una porción razonable. Los niños necesitan tener una influencia positiva con respecto a la comida y la actitud que usted adopte será contagiosa. Si usted practica el equilibrio y la moderación, ellos también lo harán.

¿A cuánto equivale una ración?

Esta semana usted aprenderá cómo se ve una porción razonable. A medida que vaya siguiendo el menú de la Primera Semana, mida cualquier alimento con respecto al cual tenga dudas. Una taza de sopa, dos cucharadas de *granola*, 1 taza de pasta. . . ¡quizá la sorprenda ver la cantidad a la que realmente equivale una ración! A continuación explico lo que debe hacer.

■ **Mida.** Simplemente saque sus tazas y cucharas medidoras y téngalas siempre a la mano. La única manera de saber si verdaderamente se está comiendo una taza (200 calorías) o 3 tazas (600 calorías) de pasta cocida es midiéndolas. No se preocupe; no tendrá que medir sus raciones por el resto de su vida. El truco está en medir los alimentos y luego ponerlos en los tazones que normalmente usa para comer y siga usando siempre los mismos tazones. Por ejemplo, mida las hojuelas (copos) de salvado y póngalas en un tazón para cereal, y apréndase hasta dónde llegan las hojuelas en el tazón. La próxima vez, mida las hojuelas de nuevo y use el mismo tazón. Para la tercera vez que coma hojuelas de salvado, lo más probable es que ya no necesite medirlas; simplemente podrá calcular la ración "a ojo de buen cubero".

El aliño para ensaladas y las pastas para untar —así como la mantequilla de cacahuate (maní)— son un poquito más difíciles de calcular. Después de medir y probar unas cuantas veces, aprenderá a distinguir la diferencia entre una ensalada con poco aliño y una ensalada inundada en aliño. Y después de medir 2 cucharadas de mantequilla de cacahuate, queso crema u otros

CÓMO CALCULAR LAS RACIONES

Estos ejemplos le ayudarán a calcular rápidamente el tamaño de una ración.

	PESO/DIMENSIONES	APROXIMADAMENTE EL. . .	CALORÍAS
BAGEL			
ANTIGUO TAMAÑO ESTÁNDAR	2 oz; 3" de diámetro; 1" de alto	Diámetro de una tarjeta de crédito	157
TAMAÑO MÁS GRANDE	4 oz; 4½" de diámetro; 1¼" de alto	Tamaño de un disco compacto	302
TAMAÑO AUN MÁS GRANDE	6 a 7 oz; 5" de diámetro; 2" de alto	Tamaño de un plato para taza	470 a 550
PASTA (COCIDA, SIN SALSA)			
TAMAÑO PARA CONTROLAR EL PESO	1 a 1¼ tazas	Tamaño de su puño (para 1 taza)	200 a 250
PORCIÓN DE RESTAURANTE	3½ tazas	Tamaño de todo el plato y la longitud de su pulgar de profundidad	700
GALLETITA			
ANTIGUO TAMAÑO ESTÁNDAR	⅓ oz; 2¼" de diámetro	Tamaño de un rollo pequeño de cinta adhesiva transparente	48
TAMAÑO SÚPER	4 oz	Tamaño de un disco compacto, incluso a veces un poco más grande	550
MUFFIN			
ANTIGUO TAMAÑO ESTÁNDAR	2 oz; 2¾" de diámetro; 2" de alto	Tamaño de una pelota de tenis, pero un poquito más pequeño	170
MUFFIN MÁS GRANDE	6 oz; 3½" de diámetro; 3½" de alto	Tamaño de una pelota de *softball*	500
MUFFIN AÚN MÁS GRANDE	10 a 12 oz; 4½" de diámetro, 4" de alto	Tamaño de ambas manos en concha, con los dedos abiertos	850 a 1,020

alimentos untables, usted podrá reconocer una capa ligera a mediana en su pan o galletas saladas.

■ **Lea las etiquetas.** La tabla de cantidades nutricionales que aparece en las etiquetas de los alimentos es una gran herramienta para controlar las porciones. Siempre verifique las calorías y las raciones por paquete. Por ejemplo, el miércoles podrá escoger una golosina de 200 calorías. Quizá quiera un pastelillo cuya etiqueta diga que contiene "200 calorías". ¡Suena maravilloso! Pero ahora voltee a ver el tamaño de la ración: "Porciones por paquete: 2". ¡Uy! Eso significa que ese pastelillo tiene 400 calorías.

■ **Divida y vencerá.** Seamos realistas: no vamos a hacer el ridículo de llevar unas tazas medidoras a un restaurante. En vez, aplique esta regla práctica: dibuje una línea imaginaria que cruce su plato. Llene la parte superior del plato con verduras o ensalada. (No se vale llenarlo de papas a la francesa u otros alimentos fritos. ¡Vamos, usted puede lograrlo!)

Ahora mire la mitad inferior de su plato y divídala en dos. En una sección, coloque su pieza de pescado, pollo o carne. Si la pieza no cabe en esa sección, entonces la porción es demasiado grande. Simplemente no se coma el excedente; mejor pida después que se lo pongan para llevar. En la otra sección, ponga algún alimento que contenga almidón, por ejemplo, un pan, arroz, papas o pasta. De nuevo, si estos alimentos con almidón no caben en este cuarto de plato, quiere decir que le sirvieron demasiado. ¡Que también se lo pongan para llevar!

La lasaña, la berenjena a la parmesana y otros platillos mixtos no deben de llenar más de una tercera parte de su plato. Siempre debe haber suficiente espacio para llenar la mitad del plato con verduras o una ensalada.

Estos consejos deberán ayudarle a aprender a cuánto equivale realmente una porción: una de las claves para bajar de peso. Si puede llegar a dominar el control de las porciones, entonces podrá controlar su peso el resto de su vida.

Registre sus avances

Hoy mismo, antes de empezar a seguir este plan alimenticio y de ejercicio, vea en qué punto está. Como mencionamos en el Capítulo 1, además de subirse a la pesa, pruébese unos pantalones muy entallados o mídase la cintura (en su punto más delgado), las caderas (en el punto más ancho) y cualquier otra zona de grasa. (Si ya está decepcionada por todas las veces que ha tratado de bajar de peso sin lograrlo y le da ansias medirse, ¡entonces no se mida! No hay problema; de cualquier modo usted sabrá cuánto mejor se siente su cuerpo).

Cada semana le recordaré que deberá llevar un registro de sus avances. (*Nota*: Si no conoce algunos de los términos empleados para los alimentos en la lista del supermercado o en los menús, vea el glosario en la página 457).

LISTA DEL SUPERMERCADO

Aunque quizá esto le parezca una lista interminable, mucha de la comida le servirá para las semanas siguientes. Las porciones variarán en dependencia de cuántas personas haya en su familia y cuál es el nivel de calorías que usted haya elegido. Por lo tanto, simplemente revise el plan de menús y anote cuánto de cada cosa necesitará comprar. (Cabe notar que aquí recomiendo alimentos de marcas comunes en los EE.UU.).

Si algo no le agrada, sustitúyalo por otro alimento semejante. Por ejemplo, coma fresas en vez de arándanos o queso *mozzarella* en lugar de queso *Cheddar*. Pero no sustituya los productos hechos con harina integral (por ejemplo, el pan de trigo integral) por productos hechos con harina blanca (como el pan blanco). Los cereales integrales son herramientas importantes para bajar de peso.

FRUTA FRESCA

Fresas

Limones (no los compre si va a salir a cenar el lunes).

Mangos (sólo para los planes de 1,600 y 1,800 calorías)

Manzanas o bayas (como arándanos o frambuesas)

Naranjas

Peras

Plátanos amarillos

Uvas (sólo para el plan de 1,800 calorías)

VERDURAS Y HIERBAS FRESCAS

Aguacate *Haas*

Ajo

Apio

Brócoli

Cebollines

Eneldo

Espinaca

Jengibre

Lechuga (ya sea romana u otra lechuga frondosa o una bolsa de verduras de hojas verdes mixtas)

Maíz

Pepinos

Perejil o albahaca

Pimientos verdes

Squash, butternut squash o batatas dulces

Tomates pequeños y normales

Zanahorias cambray

Zucchini

PRODUCTOS ENLATADOS O ENVASADOS

Aceite de oliva

Aceite de *canola*

Aliño para ensalada César

Aliño italiano o vinagreta reducido en calorías

Aliño normal italiano o vinagreta (sólo para el plan de 1,800 calorías)

Atún en agua

Frijoles pintos o negros, enlatados

Fruta enlatada en su propio jugo o en almíbar ligero que contenga de 50 a 60 calorías por ración

Garbanzos enlatados

Jarabe de chocolate

Jugo de limón

Mantequilla de cacahuate

Mermelada

Miel de abeja

Miel de maple o con sabor a maple

Mostaza *Dijon*

Pasta de anchoas (no la compre si va a salir a almorzar el martes o si va a comprar el aliño para ensalada César envasado).

Puré de manzana, sin endulzar (por ejemplo, *Musselman's* o *Mott's Natural Style*)

Salsa de chile picante

Salsa de soya reducida en sodio

Salsa *Worchestershire*

Salsa para pizza (no la compre si va a comprar una pizza para el sábado).

Salsa para pasta sin carne

Salsa picante

Sopa de frijoles negros

Sopa de lenteja

Vinagre, de preferencia balsámico

PRODUCTOS SECOS Y PAN

Almendras

Arroz integral

Bagels de trigo integral o salvado de avena, como *Lender's* (no los compre si va a desayunar fuera de casa el miércoles).

Cereal *granola*

Cereal de copos de avena (sin sabor)

Cereal de rueditas de avena (por ejemplo, *Kashi Heart to Heart* o *Cheerios*)

Fettuccine de trigo integral

Galletas *Graham*

Galletas integrales (por ejemplo, las de la marca *Ak-Mak*)

Herbes de Provence u otra marca de hierbas mixtas o sazonador para carne de ave (no las compre si va a salir a cenar el lunes).

Masa para pizza, como la de la marca *Boboli Original*, de aproximadamente 1,100 calorías (no la compre si va a comprar una pizza para la cena del sábado).

Muffins de salvado (no los compre si va a desayunar fuera de casa el viernes).

Pan de trigo integral; que no contenga más de 90 calorías y que contenga al menos 2 gramos de fibra por rebanada

ALIMENTOS REFRIGERADOS

Leche descremada

Mantequilla o margarina libre de ácidos transgrasos

Queso *mozzarella* semidescremado (no lo compre si va a comprar una pizza para el sábado).

Queso reducido en grasa (por ejemplo, el de la marca *Cabot 50% Light Cheddar*)

Queso crema reducido en grasa (no lo compre si va a desayunar fuera de casa el miércoles).

Queso parmesano

Requesón con un 1% o 2% de grasa (sólo para los planes de 1,600 y 1,800 calorías)

Salsa Alfredo reducida en grasa (como *Buitoni* o *DiGiorno*)

Tortellini relleno de queso

Tortillas de harina (de preferencia de trigo integral) 8 pulgadas de diámetro (no las compre si va a comprar un burrito el viernes y si va a almorzar la enchilada para horno de microondas el domingo).

Tortillas de maíz de 8 pulgadas de diámetro (no las compre si va a usar tortillas de harina para el almuerzo del domingo).

Yogur con frutas bajo en grasa, que contenga alrededor de 210 calorías por cada 8 onzas (sólo para los planes de 1,600 y 1,800 calorías)

Yogur de sabor (reducido en calorías) que contenga no más de 120 calorías por cada 8 onzas

Yogur natural bajo en grasa

CARNE DE RES, CARNE DE AVE Y PESCADO

Carne de res magra, como el *sirloin*

Filetes de pescado (por ejemplo, salmón, atún o rape)

Muslos de pollo sin hueso y sin piel

Pechugas de pollo sin hueso y sin piel o precocidas, por ejemplo *Perdue Short Cuts* o *Louis Rich Strips*

Pollo entero (no lo compre si va a salir a cenar el lunes).

ALIMENTOS CONGELADOS

Burrito de frijoles (no lo compre si va a ir a *Taco Bell* el viernes o si va a preparar el burrito en casa).

Enchilada de pollo ya preparada que no contenga más de 310 calorías, como *Healthy Choice* o *Lean Cuisine Everyday Favorites* (no la compre si va a preparar la enchilada en casa para el almuerzo del domingo).

Helado o yogur congelado bajo en calorías, que no contenga más de 110 calorías por cada ½ taza

Paletas heladas de fruta, que no contengan más de 80 calorías

Pizza vegetariana (no la compre si va a pedir una pizza para entrega a domicilio o si la va a preparar en casa el sábado).

Verduras

Waffles integrales para tostadora, que contengan alrededor de 170 calorías por cada 2 *waffles*

OPCIONALES

Cerveza *light*

Cilantro

Golosinas

Vino

LUNES

1,400 calorías	1,600 calorías

DESAYUNO

LICUADO DE FRESA Y PLÁTANO: Licúe bien 1 plátano amarillo pequeño, ½ taza de fresas, ½ taza de leche descremada, ½ taza de yogur natural bajo en grasa, 2 cucharaditas de miel y 1 ó 2 cubos de hielo.

PAN DE TRIGO INTEGRAL TOSTADO: 1 rebanada con 1 cucharadita de margarina libre de ácidos transgrasos.

LICUADO DE FRESA Y PLÁTANO: Licúe bien 1 plátano amarillo pequeño, ½ taza de fresas, ½ taza de leche descremada, ½ taza de yogur natural bajo en grasa, 2 cucharaditas de miel y 1 ó 2 cubos de hielo.

PAN DE TRIGO INTEGRAL TOSTADO: 2 rebanadas con 2 cucharaditas de margarina libre de ácidos transgrasos.

ALMUERZO

SOPA DE LENTEJA: 1 taza de sopa con un chorrito de jugo de limón.

SÁNDWICH DE QUESO Y TOMATE: Ponga 1 rebanada de queso reducido en grasa sobre 1 rebanada de pan de trigo integral untado con mostaza y luego agregue rebanadas de tomate.

TOMATE: Lo que sobre, rebanado.

SOPA DE LENTEJA: 1 taza de sopa con un chorrito de jugo de limón.

SÁNDWICH DE QUESO Y TOMATE: Ponga 2 rebanadas de queso reducido en grasa sobre 2 rebanadas de pan de trigo integral untadas con mostaza y luego agregue rebanadas de tomate.

TOMATE: Lo que sobre, rebanado.

MERIENDA

CAFÉ LATTE: 1 taza de leche descremada con un chorrito de café *espresso* y 1 cucharadita de azúcar.

ALMENDRAS: 2 cucharadas.

CAFÉ LATTE: 1 taza de leche descremada con un chorrito de café *espresso* y 1 cucharadita de azúcar.

ALMENDRAS: 2 cucharadas.

CENA

POLLO ROSTIZADO: *En casa*, prepare pollo rostizado (página 422). *En el Boston Market*, coma ¼ de pollo (carne blanca sin alas) o ¼ de pollo (carne oscura), ambos sin piel. *En otros restaurantes*, pida 1 pierna o ½ pechuga (sin ala), ambos sin piel.

2 GUARNICIONES: *En casa*, coma 1 taza de verduras cocidas al vapor y ¾ de taza de maíz, papas hervidas, batatas dulces (camotes, *batatas dulces*) o *butternut squash*. *En el Boston Market*, ordene verduras al vapor, además de maíz con mantequilla y hierbas, *butternut squash*, o papas con ajo y eneldo. *En otros restaurantes*, pida 1 taza de verduras al vapor y ¾ taza de maíz o papas hervidas preparadas con *poquita* mantequilla.

POLLO ROSTIZADO: *En casa*, prepare pollo rostizado (página 422). *En el Boston Market*, coma ¼ de pollo (carne blanca sin alas) o ¼ de pollo (carne oscura), ambos sin piel. *En otros restaurantes*, pida 1 pierna o ½ pechuga (sin ala), ambos sin piel.

2 GUARNICIONES: *En casa*, coma 1 taza de verduras cocidas al vapor y ¾ de taza de maíz, papas hervidas, batatas dulces o *butternut squash*. *En el Boston Market*, ordene verduras al vapor, además de maíz con mantequilla y hierbas, *butternut squash*, o papas con ajo y eneldo. *En otros restaurantes*, pida 1 taza de verduras al vapor y ¾ taza de maíz o papas hervidas preparadas con *poquita* mantequilla.

GUSTO

HELADO O YOGUR CONGELADO BAJO EN CALORÍAS: ¾ de taza, que no contenga más de 110 calorías por cada ½ taza con 1 cucharada de jarabe de chocolate.

HELADO O YOGUR CONGELADO BAJO EN CALORÍAS: ¾ de taza, que no contenga más de 110 calorías por cada ½ taza con 1 cucharada de jarabe de chocolate.

	1,800 calorías

DESAYUNO

LICUADO DE FRESA Y PLÁTANO: Licúe bien 1 plátano amarillo pequeño, ½ taza de fresas, ½ taza de leche descremada, ½ taza de yogur natural bajo en grasa, 2 cucharaditas de miel y 1 ó 2 cubos de hielo.

PAN DE TRIGO INTEGRAL TOSTADO: 2 rebanadas con 2 cucharaditas de margarina libre de ácidos transgrasos.

ALMUERZO

SOPA DE LENTEJA: 1 taza de sopa con un chorrito de jugo de limón.

SÁNDWICH DE QUESO Y TOMATE: Ponga 2 rebanadas de queso reducido en grasa sobre 2 rebanadas de pan de trigo integral untadas con mostaza y luego agregue rebanadas de tomate.

TOMATE: Lo que sobre, rebanado.

MERIENDA

CAFÉ LATTE: 1 taza de leche descremada con un chorrito de café *espresso* y 1 cucharadita de azúcar.

ALMENDRAS: 2 cucharadas.

CENA

POLLO ROSTIZADO: *En casa*, prepare pollo rostizado (página 422). *En el Boston Market*, coma ¼ de pollo (carne blanca sin alas) o ¼ de pollo (carne oscura), ambos sin piel. *En otros restaurantes*, pida 1 pierna o ½ pechuga (sin ala), ambos sin piel.

3 GUARNICIONES: *En casa*, coma 1 taza de verduras cocidas al vapor y ¾ de taza de maíz, papas hervidas, batatas dulces o *butternut squash* (tres en total). *En el Boston Market*, pida verduras al vapor, además de maíz con mantequilla y hierbas y papas con ajo y eneldo (tres en total). *En otros restaurantes*, pida 1 taza de verduras al vapor y ¾ taza de maíz o papas hervidas preparadas con *poquita* mantequilla.

GUSTO

HELADO O YOGUR CONGELADO BAJO EN CALORÍAS: ¾ de taza, que no contenga más de 110 calorías por cada ½ taza con 1 cucharada de jarabe de chocolate.

Conteo de nutrientes

	1,400	1,600	1,800
CALORÍAS	1,363	1,609	1,786
GRASA (G)	33	43	48
GRASA SATURADA (G)	14.2	18.3	19.3
PROTEÍNAS (G)	82	96	99
CARBOHIDRATOS (G)	198	225	256
FIBRA DIETÉTICA (G)	23	27	30
COLESTEROL (MG)	155	170	170
SODIO (MG)	2,266	2,781	3,208
CALCIO (MG)	1,232	1,489	1,499

¡Nútrase mejor!

DESPUÉS DE REVISAR EL TAMAÑO DE LA PORCIÓN en la etiqueta, también lea el resto de la etiqueta: los gramos de grasa, carbohidratos y proteínas; niveles de sodio y demás. Yo comparo las etiquetas y elijo las marcas que tienen un menor contenido de grasa total, grasa saturada y sodio. También reviso la lista de ingredientes y trato de comprar alimentos que no contengan aceites parcialmente hidrogenados. Estos son un tipo de grasa mala que contribuye a las enfermedades cardíacas.

MARTES

1,400 calorías	**1,600 calorías**

DESAYUNO

CEREAL: 150 calorías de cereal de rueditas de avena (por ejemplo, de la marca *Kashi Heart to Heart* o 1⅓ tazas de *Cheerios*) con 1 taza de leche descremada, 1 manzana pequeña rebanada o 1 taza de bayas y 2 cucharadas de *granola*.

OJO Revise la etiqueta: el cereal debe contener al menos 3 gramos de fibra por ración.

CEREAL: 150 calorías de cereal de rueditas de avena (por ejemplo, de la marca *Kashi Heart to Heart* o 1⅓ tazas de *Cheerios*) con 1 taza de leche descremada, 1 manzana pequeña rebanada o 1 taza de bayas y 2 cucharadas de *granola*.

OJO Revise la etiqueta: el cereal debe contener al menos 3 gramos de fibra por ración.

ALMUERZO

ENSALADA CÉSAR CON POLLO: 2½ o más tazas de lechuga romana con ⅔ de taza de pollo (una porción más o menos del tamaño de un juego de barajas) y 2 cucharadas de aliño para ensalada César.

OJO *Si sale a comer*, pida que le traigan el aliño a un lado para que usted pueda decidir cuánto ponerle. *En casa*, use el pollo que haya sobrado la noche anterior; vea la receta para el aliño en la página 423.

1 PANECILLO PEQUEÑO: Coma un panecillo (de 2½ pulgadas) o sustitúyalo por 1 rebanada de pan (de preferencia integral).

ENSALADA CÉSAR CON POLLO: 2½ o más tazas de lechuga romana con ⅔ de taza de pollo (una porción más o menos del tamaño de un juego de barajas) y 2 cucharadas de aliño para ensalada César.

OJO *Si sale a comer*, pida que le traigan el aliño a un lado para que usted pueda decidir cuánto ponerle. *En casa*, use el pollo que haya sobrado la noche anterior; vea la receta para el aliño en la página 423.

1 PANECILLO PEQUEÑO: Coma un panecillo (de 2½ pulgadas) o sustitúyalo por 1 rebanada de pan (de preferencia integral).

MERIENDA

YOGUR: 8 onzas de yogur de sabor (reducido en calorías) que no contenga más de 120 calorías.

YOGUR: 8 onzas de yogur bajo en grasa con fruta que no contenga más de 210 calorías.

CENA

***FETTUCCINE* CON SALSA DE TOMATE AL-FREDO:** Vea la receta en la página 424.

VERDURAS MIXTAS CONGELADAS: 1 taza, cocidas en horno de microondas o al vapor, con un chorrito de jugo de limón.

***FETTUCCINE* CON SALSA DE TOMATE AL-FREDO:** Vea la receta en la página 424.

QUESO PARMESANO: 1 cucharada.

VERDURAS MIXTAS CONGELADAS: 1 taza, cocidas en horno de microondas o al vapor, con un chorrito de jugo de limón.

GUSTO

1 PALETA HELADA DE FRUTAS: Elija una que no contenga más de 80 calorías (como las de las marcas *Frozfruit* o *Edy's*).

1 PALETA HELADA DE FRUTAS: Elija una que no contenga más de 80 calorías (como las de las marcas *Frozfruit* o *Edy's*).

DESAYUNO

CEREAL: 150 calorías de cereal de rueditas de avena (por ejemplo, de la marca *Kashi Heart to Heart* o $1\frac{1}{3}$ tazas de *Cheerios*) con 1 taza de leche descremada, 1 manzana pequeña rebanada o 1 taza de bayas y 3 cucharadas de *granola*.

OJO Revise la etiqueta: el cereal debe contener al menos 3 gramos de fibra por ración.

ALMUERZO

ENSALADA CÉSAR CON POLLO: $2\frac{1}{2}$ o más tazas de lechuga romana con $\frac{2}{3}$ de taza de pollo (una porción más o menos del tamaño de un juego de barajas) y 2 cucharadas de aliño para ensalada César.

OJO *Si sale a comer*, pida que le traigan el aliño a un lado para que usted pueda decidir cuánto ponerle. *En casa*, use el pollo que haya sobrado la noche anterior; vea la receta para el aliño en la página 423.

1 PANECILLO PEQUEÑO: Coma un panecillo (de $2\frac{1}{2}$ pulgadas) o sustitúyalo por 1 rebanada de pan (de preferencia integral) con 1 cucharadita de mantequilla o margarina libre de ácidos transgrasos.

MERIENDA

YOGUR: 8 onzas de yogur bajo en grasa con fruta que no contenga más de 210 calorías.

ALMENDRAS: 2 cucharadas.

CENA

***FETTUCCINE* CON SALSA DE TOMATE ALFREDO:** Vea la receta en la página 424.

QUESO PARMESANO: 1 cucharada.

VERDURAS MIXTAS CONGELADAS: 1 taza, cocidas en horno de microondas o al vapor, con un chorrito de jugo de limón.

GUSTO

1 PALETA HELADA DE FRUTAS: Elija una que no contenga más de 80 calorías (como las de las marcas *Frozfruit* o *Edy's*).

Conteo de nutrientes

	1,400	1,600	1,800
CALORÍAS	1,418	1,575	1,763
GRASA (G)	33	37	53
GRASA SATURADA (G)	8.9	10.7	14.4
PROTEÍNAS (G)	76	81	87
CARBOHIDRATOS (G)	213	241	249
FIBRA DIETÉTICA (G)	24	24	28
COLESTEROL (MG)	110	113	124
SODIO (MG)	1,631	1,763	1,805
CALCIO (MG)	825	981	1,039

MIÉRCOLES

1,400 calorías	1,600 calorías

DESAYUNO

BAGEL: La mitad de uno grande (de 3½ a 4 onzas) o uno pequeño (2 onzas); que sean de salvado de avena o trigo integral y puede untarles 2 cucharadas de queso crema reducido en grasa.

LECHE DESCREMADA: 1 taza.

ENSALADA DE FRUTAS: 1 taza (las frutas que elija).

BAGEL: Uno grande (de 3½ a 4 onzas) de salvado de avena o trigo integral; puede untarle 4 cucharadas de queso crema reducido en grasa.

LECHE DESCREMADA: 1 taza.

ENSALADA DE FRUTAS: 1 taza (las frutas que elija).

ALMUERZO

ENSALADA DE ATÚN Y GARBANZOS: Vea la receta en la página 427.

ENSALADA DE ATÚN Y GARBANZOS: Vea la receta en la página 427.

MERIENDA

LECHE CON CHOCOLATE FRÍA O CALIENTE: 1 taza de leche descremada con 2 cucharaditas de jarabe de chocolate.

LECHE CON CHOCOLATE FRÍA O CALIENTE: 1 taza de leche descremada con 2 cucharaditas de jarabe de chocolate.

CENA

POLLO A LA PARRILLA CON MOSTAZA Y MIEL: Vea la receta en la página 425.

ARROZ INTEGRAL: Sirva con ⅔ de taza de arroz cocido o cómase la otra mitad del *bagel* que se comió durante el desayuno (tostado).

1 NARANJA

POLLO A LA PARRILLA CON MOSTAZA Y MIEL: Vea la receta en la página 425.

ARROZ INTEGRAL: ⅔ de taza, cocido.

1 NARANJA

GUSTO

15 *SUNCHIPS*: Elija estas frituras o el equivalente a 200 calorías de alguna otra golosina (para más sugerencias, vea la página 282).

OJO ¡Revise la etiqueta para verificar el número de calorías!

15 *SUNCHIPS*: Elija estas frituras o el equivalente a 200 calorías de alguna otra golosina (para más sugerencias, vea la página 282).

OJO ¡Revise la etiqueta para verificar el número de calorías!

DESAYUNO

BAGEL: Uno grande (de 3½ a 4 onzas) de salvado de avena o trigo integral; puede untarle 4 cucharadas de queso crema reducido en grasa.

LECHE DESCREMADA: 1 taza.

ENSALADA DE FRUTAS: 1 taza (las frutas que elija).

ALMUERZO

ENSALADA DE ATÚN Y GARBANZOS: Vea la receta en la página 427.

1 PANECILLO DE TRIGO INTEGRAL: Coma esto o sustitúyalo por 1 rebanada de pan francés.

MERIENDA

LECHE CON CHOCOLATE FRÍA O CALIENTE: 1 taza de leche descremada con 2 cucharaditas de jarabe de chocolate.

CENA

POLLO A LA PARRILLA CON MOSTAZA Y MIEL: Vea la receta en la página 425.

ARROZ INTEGRAL: ⅔ de taza, cocido.

1 NARANJA

GUSTO

15 SUNCHIPS: Elija estas frituras o el equivalente a 200 calorías de alguna otra golosina (para más sugerencias, vea la página 282).

OJO ¡Revise la etiqueta para verificar el número de calorías!

	1,400	1,600	1,800
CALORÍAS	1,423	1,607	1,828
GRASA (G)	36	42	47
GRASA SATURADA (G)	18.9	22.3	23.2
PROTEÍNAS (G)	89	95	101
CARBOHIDRATOS (G)	195	223	262
FIBRA DIETÉTICA (G)	23	25	29
COLESTEROL (MG)	157	174	174
SODIO (MG)	1,881	2,259	2,273
CALCIO (MG)	980	1,019	1,067

JUEVES

1,400 calorías	1,600 calorías

DESAYUNO

CEREAL: 150 calorías de cereal de rueditas de avena con 1 taza de leche descremada, 1 manzana pequeña rebanada o 1 taza de bayas y 2 cucharadas de *granola*.

OJO Revise la etiqueta: el cereal debe contener al menos 3 gramos de fibra por ración.

CEREAL: 150 calorías de cereal de rueditas de avena con 1 taza de leche descremada, 1 manzana pequeña rebanada o 1 taza de bayas y 2 cucharadas de *granola*.

OJO Revise la etiqueta: el cereal debe contener al menos 3 gramos de fibra por ración.

ALMUERZO

SÁNDWICH DE MANTEQUILLA DE CACAHUATE Y MERMELADA: Unte 2 cucharadas de mantequilla de cacahuate y 2 cucharadas de mermelada sobre 2 rebanadas de pan de trigo integral.

LECHE DESCREMADA: 1 taza.

PALITOS DE APIO Y ZANAHORIAS CAMBRAY: 1 taza.

SÁNDWICH DE MANTEQUILLA DE CACAHUATE Y MERMELADA: Unte 2 cucharadas de mantequilla de cacahuate y 2 cucharadas de mermelada sobre 2 rebanadas de pan de trigo integral.

LECHE DESCREMADA: 1 taza.

PALITOS DE APIO Y ZANAHORIAS CAMBRAY: 1 taza.

MERIENDA

COPA DE FRUTA: Elija alguna fruta que venga en su propio almíbar natural (como *Dole FruitBowls* o *Del Monte Fruit Naturals*).

OJO Revise la etiqueta para verificar que contenga de 50 a 60 calorías por recipiente.

COPA DE FRUTA: Elija alguna fruta que venga en su propio almíbar natural (como la de las marcas *Dole FruitBowls* o *Del Monte Fruit Naturals*).

OJO Revise la etiqueta para verificar que contenga de 50 a 60 calorías por recipiente.

REQUESÓN BAJO EN GRASA: ½ taza.

CENA

SOFRITO DE CARNE DE RES Y BRÓCOLI: Vea la receta en la página 426.

ARROZ INTEGRAL: ¾ de taza, cocido (puede usar el arroz de cocción rápida de la marca *Uncle Ben's*; si tiene más tiempo, pruebe el arroz integral *basmati* o *Texmati*).

OJO Prepare más arroz y guárdelo para la cena de mañana.

SOFRITO DE CARNE DE RES Y BRÓCOLI: Vea la receta en la página 426.

ARROZ INTEGRAL: 1 taza, cocido (puede usar el arroz de cocción rápida de la marca *Uncle Ben's*; si tiene más tiempo, pruebe el arroz integral *basmati* o *Texmati*).

OJO Prepare más arroz y guárdelo para la cena de mañana.

GUSTO

3 GALLETITAS DE JENGIBRE: Elija estas o el equivalente a 80 calorías de alguna otra golosina (para más sugerencias, vea la página 282).

3 GALLETITAS OREO: Elija estas o el equivalente a 160 calorías de alguna otra golosina (para más sugerencias, vea la página 282).

DESAYUNO

CEREAL: 150 calorías de cereal de rueditas de avena con 1 taza de leche descremada, 1 manzana pequeña rebanada o 1 taza de bayas y 3 cucharadas de *granola*.

OJO Revise la etiqueta: el cereal debe contener al menos 3 gramos de fibra por ración.

ALMUERZO

SÁNDWICH DE MANTEQUILLA DE CACAHUATE Y MERMELADA: Unte 2 cucharadas de mantequilla de cacahuate y 2 cucharadas de mermelada sobre 2 rebanadas de pan de trigo integral.

LECHE DESCREMADA: 1 taza.

PALITOS DE APIO Y ZANAHORIAS CAMBRAY: 1 taza.

UVAS: 1 taza.

MERIENDA

COPA DE FRUTA: Elija alguna fruta que venga en su propio almíbar natural (como la de las marcas *Dole FruitBowls* o *Del Monte Fruit Naturals*).

OJO Revise las etiquetas para verificar que contenga de 50 a 60 calorías por recipiente.

REQUESÓN BAJO EN GRASA: ½ taza.

CENA

SOFRITO DE CARNE DE RES Y BRÓCOLI: Vea la receta en la página 426.

ARROZ INTEGRAL: 1 taza, cocido (puede usar el arroz de cocción rápida de la marca *Uncle Ben's*; si tiene más tiempo, pruebe el arroz integral *basmati* o *Texmati*).

OJO Prepare más arroz y guárdelo para la cena de mañana.

GUSTO

3 GALLETITAS OREO: Elija estas o el equivalente a 160 calorías de alguna otra golosina (para más sugerencias, vea la página 282).

	1,400	1,600	1,800
CALORÍAS	1,403	1,635	1,783
GRASA (G)	44	51	54
GRASA SATURADA (G)	10.1	14.3	14.9
PROTEÍNAS (G)	64	82	84
CARBOHIDRATOS (G)	207	231	263
FIBRA DIETÉTICA (G)	24	26	28
COLESTEROL (MG)	64	77	77
SODIO (MG)	1,426	1,900	1,904
CALCIO (MG)	825	936	958

¡Nútrase mejor!

¿MANTEQUILLA DE CACAHUATE (MANÍ) AUNQUE ESTÉ A DIETA? Sí, siempre y cuando se tomen en cuenta los gramos de grasa (observe que el jueves, el desayuno y la cena son bajos en grasa), se puede incluir la mantequilla de cacahuate en un plan para bajar de peso. Aunque es cierto que es alta en grasa, la mantequilla de cacahuate contiene grasas "buenas" monoinsaturadas y poliinsaturadas que no elevan el nivel de colesterol en sangre. De hecho, en un estudio de investigación muy famoso que se sigue llevando a cabo en Harvard y en el que le han dado seguimiento a miles de mujeres, se ha encontrado que aquellas que comen de 2 a 4 onzas (56 a 112 g) de cacahuates a la semana (el equivalente de 3½ a 7 cucharadas de mantequilla de cacahuate) presentan un riesgo 50 por ciento menor de sufrir un ataque al corazón que las mujeres que rara vez comen cacahuates.

VIERNES

1,400 calorías

DESAYUNO

MUFFIN DE SALVADO: La mitad de uno grande o uno pequeño.

PURÉ DE MANZANA: ½ taza, sin endulzar.

LECHE DESCREMADA: 1 taza.

ALMUERZO

1 BURRITO DE FRIJOLES: *Si sale a comer:* Ordénelo en *Taco Bell. En casa:* Coma un burrito congelado para calentar en horno de microondas (que no contenga más de 370 calorías y 12 gramos de grasa) o prepárese uno de la manera siguiente: caliente una tortilla de 8 pulgadas (de preferencia de trigo integral) y póngale ⅓ de taza de frijoles negros o pintos enlatados parcialmente machacados, 4 cucharadas de queso *Cheddar* reducido en grasa rallado y tres cucharadas de salsa picante.

OJO Si usted se prepara su propio burrito, puede darse un gusto doble hoy.

1 PERA MEDIANA

MERIENDA

YOGUR: 8 onzas de yogur de sabor (reducido en calorías) que no contenga más de 120 calorías.

CENA

PESCADO A LA PARRILLA: Vea la receta en la página 424.

VERDURAS DE HOJAS VERDES SALTEADAS: ½ diente de ajo finamente picado y 2 tazas de espinacas u otras verduras de hojas verdes salteadas en 1 cucharadita de aceite de oliva justo hasta que se marchiten.

ARROZ INTEGRAL: ½ taza, cocido.

GUSTO

HELADO O YOGUR CONGELADO BAJO EN CALORÍAS: ½ taza, que no contenga más de 110 calorías por cada ½ taza.

FRESAS: ½ taza de fresas frescas.

VINO: 4 onzas (120 ml) junto con la cena o el equivalente a 80 calorías de alguna otra golosina.

1,600 calorías

MUFFIN DE SALVADO: Uno grande.

PURÉ DE MANZANA: ½ taza, sin endulzar.

LECHE DESCREMADA: 1 taza.

1 BURRITO DE FRIJOLES: *Si sale a comer:* Ordénelo en *Taco Bell. En casa:* Coma un burrito congelado para calentar en horno de microondas (que no contenga más de 370 calorías y 12 gramos de grasa) o prepárese uno de la manera siguiente: caliente una tortilla de 8 pulgadas de diámetro (de preferencia de trigo integral) y póngale ⅓ de taza de frijoles negros o pintos enlatados parcialmente machacados, 4 cucharadas de queso *Cheddar* reducido en grasa rallado y tres cucharadas de salsa picante.

OJO Si usted se prepara su propio burrito, puede darse un gusto doble hoy.

1 PERA MEDIANA

YOGUR: 8 onzas de yogur bajo en grasa con fruta que no contenga más de 210 calorías.

PESCADO A LA PARRILLA: Vea la receta en la página 424.

VERDURAS DE HOJAS VERDES SALTEADAS: ½ diente de ajo finamente picado y 2 tazas de espinacas u otras verduras de hojas verdes salteadas en 1 cucharadita de aceite de oliva justo hasta que se marchiten.

ARROZ INTEGRAL: ½ taza, cocido.

HELADO O YOGUR CONGELADO BAJO EN CALORÍAS: ½ taza, que no contenga más de 110 calorías por cada ½ taza.

FRESAS: ½ taza de fresas frescas.

VINO: 4 onzas (120 ml) junto con la cena o el equivalente a 80 calorías de alguna otra golosina.

DESAYUNO

MUFFIN DE SALVADO: Uno grande.

PURÉ DE MANZANA: ½ taza, sin endulzar.

LECHE DESCREMADA: 1 taza.

ALMUERZO

1 BURRITO DE FRIJOLES: *Si sale a comer:* Ordénelo en *Taco Bell*. *En casa:* Coma un burrito congelado para calentar en horno de microondas (que no contenga más de 370 calorías y 12 gramos de grasa) o prepárese uno de la manera siguiente: caliente una tortilla de 8 pulgadas de diámetro (de preferencia de trigo integral) y póngale ⅓ de taza de frijoles negros o pintos enlatados parcialmente machacados, 4 cucharadas de queso *Cheddar* reducido en grasa rallado y tres cucharadas de salsa picante.

OJO Si usted se prepara su propio burrito, puede darse un gusto doble hoy.

1 PERA MEDIANA

YOGUR: 8 onzas de yogur bajo en grasa con fruta que no contenga más de 210 calorías.

MERIENDA

CENA

PESCADO A LA PARRILLA: Vea la receta en la página 424.

VERDURAS DE HOJAS VERDES SALTEADAS: ½ diente de ajo finamente picado y 2 tazas de espinacas u otras verduras de hojas verdes salteadas en 1 cucharadita de aceite de oliva justo hasta que se marchiten.

ARROZ INTEGRAL: 1 taza, cocido.

HELADO O YOGUR CONGELADO BAJO EN CALORÍAS: ¾ taza, que no contenga más de 110 calorías por cada ½ taza.

FRESAS: ½ taza de fresas frescas.

VINO: 4 onzas (120 ml) junto con la cena o el equivalente a 80 calorías de alguna otra golosina.

GUSTO

Conteo de nutrientes

	1,400	1,600	1,800
CALORÍAS	1,427	1,572	1,820
GRASA (G)	33	39	43
GRASA SATURADA (G)	10.5	12.2	14.1
PROTEÍNAS (G)	72	78	83
CARBOHIDRATOS (G)	202	225	274
FIBRA DIETÉTICA (G)	30	36	38
COLESTEROL (MG)	157	199	203
SODIO (MG)	1,826	2,025	2,093
CALCIO (MG)	1,150	1,270	1,414

Siempre me preguntan. . .

"¿Puedo comer en restaurantes de comida rápida?"

Claro, siempre y cuando no lo haga más de una vez por semana y pida los artículos de menor tamaño y menos grasosos. Por ejemplo, el burrito de frijoles de *Taco Bell* tiene 370 calorías y 12 gramos de grasa, lo cual es bajo en comparación con otros alimentos que se venden en los restaurantes de comida rápida. Las hamburguesas pequeñas también se encuentran en este rango. Averigüe la cantidad de calorías y grasa que contienen estos alimentos visitando las páginas de Internet www.burgerking.com, www.mcdonalds.com, www.tacobell.com y www.wendys.com.

SÁBADO

1,400 calorías	1,600 calorías

DESAYUNO

AVENA: 1 taza de copos de avena sin sabor, cocidos, con 1 plátano amarillo pequeño picado, 2 cucharadas de almendras y 1 cucharadita de miel de maple.

LECHE DESCREMADA: 1 taza.

AVENA: 1 taza de copos de avena sin sabor, cocidos, con 1 plátano amarillo pequeño picado, 2 cucharadas de almendras y 1 cucharadita de miel de maple.

LECHE DESCREMADA: 1 taza.

ALMUERZO

SOPA DE FRIJOLES NEGROS: 1 taza de sopa (por ejemplo, de la marca *Progresso*), dejándola hervir a fuego lento con una 1 taza de espinacas.

5 GALLETAS DE LA MARCA *AK-MAK*: Cómase estas galletas o el equivalente a 115 calorías de alguna otra galleta integral.

SOPA DE FRIJOLES NEGROS: 1 taza de sopa (por ejemplo, de la marca *Progresso*), dejándola hervir a fuego lento con una 1 taza de espinacas.

5 GALLETAS DE LA MARCA *AK-MAK*: Cómase estas galletas o el equivalente a 115 calorías de alguna otra galleta integral.

MERIENDA

GALLETAS *GRAHAM*: 1 rectángulo.

LECHE CON CHOCOLATE FRÍA O CALIENTE: 1 taza de leche descremada con 2 cucharaditas de jarabe de chocolate.

GALLETAS *GRAHAM*: 2 rectángulos.

LECHE CON CHOCOLATE FRÍA O CALIENTE: 1 taza de leche descremada con 2 cucharaditas de jarabe de chocolate.

1 NARANJA U OTRA FRUTA

CENA

PIZZA VEGETARIANA: Pizza vegetariana rápida (vea la receta en la página 428), 2 rebanadas de una pizza grande con verduras pero sin carne (2 de 8 rebanadas de una pizza de 14 pulgadas de diámetro, como la de la marca *Domino's Hand-Tossed*), o el equivalente a 525 calorías de pizza congelada.

ENSALADA MIXTA: de 2 a 3 tazas, con 1 cucharada de aliño reducido en calorías.

PIZZA VEGETARIANA: Pizza vegetariana rápida (vea la receta en la página 428), 2 rebanadas de una pizza grande con verduras pero sin carne (2 de 8 rebanadas de una pizza de 14 pulgadas de diámetro, como la de la marca *Domino's Hand-Tossed*), o el equivalente a 525 calorías de pizza congelada.

ENSALADA MIXTA: de 2 a 3 tazas, con 1 cucharada de aliño reducido en calorías.

GUSTO

PRETZELS: 1 onza u otro gusto de 100 calorías, como 12 onzas de cerveza *light* (para más sugerencias, vea la página 282).

PRETZELS: 1 onza u otro gusto de 100 calorías, como 12 onzas de cerveza *light* (para más sugerencias, vea la página 282).

DESAYUNO

AVENA: 1 taza de copos de avena sin sabor, cocidos, con 1 plátano amarillo pequeño picado, 2 cucharadas de almendras y 1 cucharadita de miel de maple.

LECHE DESCREMADA: 1 taza.

ALMUERZO

SOPA DE FRIJOLES NEGROS: 1 taza de sopa (por ejemplo, de la marca *Progresso*), dejándola hervir a fuego lento con una 1 taza de espinacas.

5 GALLETAS DE LA MARCA *AK-MAK*: Cómase estas galletas o el equivalente a 115 calorías de alguna otra galleta integral.

MERIENDA

GALLETAS *GRAHAM*: 2 rectángulos.

MANTEQUILLA DE CACAHUATE: 2 cucharaditas.

LECHE CON CHOCOLATE FRÍA O CALIENTE: 1 taza de leche descremada con 2 cucharaditas de jarabe de chocolate.

1 NARANJA U OTRA FRUTA

CENA

PIZZA VEGETARIANA: Pizza vegetariana rápida (vea la receta en la página 428), 2 rebanadas de una pizza grande con verduras pero sin carne (2 de 8 rebanadas de una pizza de 14 pulgadas de diámetro, como la de la marca *Domino's Hand-Tossed*), o el equivalente a 525 calorías de pizza congelada.

ENSALADA MIXTA: de 2 a 3 tazas, con 1 cucharada de aliño normal.

GUSTO

PRETZELS: 2 onzas o el equivalente a 200 calorías de otro gusto (para más sugerencias, vea la página 282).

Conteo de nutrientes

	1,400	1,600	1,800
CALORÍAS	1,402	1,608	1,788
GRASA (G)	28	30	43
GRASA SATURADA (G)	8.9	9.1	11.9
PROTEÍNAS (G)	61	67	70
CARBOHIDRATOS (G)	214	256	270
FIBRA DIETÉTICA (G)	31	39	40
COLESTEROL (MG)	38	38	46
SODIO (MG)	2,402	2,852	2,891
CALCIO (MG)	1,043	1,129	1,143

Consejo quemagrasa

FÍJESE: El calcio definitivamente ayuda a mantener fuertes sus huesos, pero también le ayudará a bajar de peso. Los estudios de investigación han mostrado que las personas que consumen la cantidad recomendada de 1,000 miligramos de calcio al día pierden más peso que las personas que ingieren menos calcio. (En este plan, usted obtiene la cantidad recomendada o incluso más). Cuando el nivel de calcio es bajo, el cuerpo almacena más grasa. Los estudios de investigación han demostrado que el calcio que contienen los productos lácteos es incluso más eficaz para disminuir la grasa corporal que el calcio que contienen los suplementos. Por esta razón, este plan alimenticio incluye al menos dos raciones de productos lácteos al día.

DOMINGO

1,400 calorías	1,600 calorías

DESAYUNO

WAFFLES: 2 *waffles* integrales para tostadora con 1 cucharadita de margarina libre de ácidos transgrasos, ½ taza de fresas y 1 cucharadita de miel de maple.

OJO Busque *waffles* que contengan alrededor de 170 calorías y 4 gramos de fibra por cada dos *waffles*.

LECHE DESCREMADA: 1 taza.

ALMUERZO

1 ENCHILADA DE POLLO: Coma una enchilada para calentar en el horno de microondas que no contenga más de 310 calorías. O prepárese su propia enchilada: caliente una tortilla de harina de trigo integral o una tortilla de maíz de 8 pulgadas de diámetro y póngale ⅓ de taza de pechuga de pollo picada en cubitos (sin piel), 2 cucharadas de queso reducido en grasa rallado, de 2 a 4 cucharadas de salsa picante y ¼ de aguacate *Haas* (de cáscara oscura) rebanado. Enrolle la tortilla.

ZANAHORIAS CAMBRAY: ½ taza.

MERIENDA

LECHE CON MIEL DE MAPLE: 1 taza de leche descremada con 1 cucharadita de miel de maple.

GALLETAS *GRAHAM*: 1 rectángulo.

CENA

***TORTELLINI* DE QUESO:** ¾ de taza o el equivalente a 250 calorías de alguna otra marca de *tortellini*.

SALSA PARA PASTA: de ¼ a ⅓ de taza de salsa para pasta sin carne y 1 cucharada de queso parmesano rallado.

ENSALADA: 2 tazas de verduras de hojas verdes mixtas, ½ taza de verduras picadas y 1½ cucharadas de aliño reducido en calorías.

GUSTO

1 PALETA HELADA DE FRUTAS: Elija una que no contenga más de 80 calorías.

DESAYUNO

WAFFLES: 2 *waffles* integrales para tostadora con 1 cucharadita de margarina libre de ácidos transgrasos, ½ taza de fresas y 1 cucharadita de miel de maple.

OJO Busque *waffles* que contengan alrededor de 170 calorías y 4 gramos de fibra por cada dos *waffles*.

LECHE DESCREMADA: 1 taza.

ALMUERZO

1 ENCHILADA DE POLLO: Coma una enchilada para calentar en el horno de microondas que no contenga más de 310 calorías. O prepárese su propia enchilada: caliente una tortilla de harina de trigo integral o una tortilla de maíz de 8 pulgadas de diámetro y póngale ⅓ de taza de pechuga de pollo picada en cubitos (sin piel), 2 cucharadas de queso reducido en grasa rallado, de 2 a 4 cucharadas de salsa picante y ¼ de aguacate *Haas* (de cáscara oscura) rebanado. Enrolle la tortilla.

ZANAHORIAS CAMBRAY: ½ taza.

1 MANGO U OTRA FRUTA

MERIENDA

LECHE CON MIEL DE MAPLE: 1 taza de leche descremada con 1 cucharadita de miel de maple.

GALLETAS *GRAHAM*: 2 rectángulos.

CENA

***TORTELLINI* DE QUESO:** 1 taza o el equivalente a 330 calorías de alguna otra marca de *tortellini*.

SALSA PARA PASTA: de ¼ a ⅓ de taza de salsa para pasta sin carne y 1 cucharada de queso parmesano rallado.

ENSALADA: 2 tazas de verduras de hojas verdes mixtas, ½ taza de verduras picadas y 1½ cucharadas de aliño reducido en calorías.

GUSTO

1 PALETA HELADA DE FRUTAS: Elija una que no contenga más de 80 calorías.

1,800 calorías

DESAYUNO

WAFFLES: 2 *waffles* integrales para tostadora con 1 cucharadita de margarina libre de ácidos transgrasos, ½ taza de fresas y 1 cucharadita de miel de maple.

OJO Busque *waffles* que contengan alrededor de 170 calorías y 4 gramos de fibra por cada dos *waffles*.

LECHE DESCREMADA: 1 taza.

ALMUERZO

1 ENCHILADA DE POLLO: Coma una enchilada para calentar en el horno de microondas que no contenga más de 310 calorías. O prepárese su propia enchilada: caliente una tortilla de harina de trigo integral o una tortilla de maíz de 8 pulgadas de diámetro y póngale ⅓ de taza de pechuga de pollo picada en cubitos (sin piel), 2 cucharadas de queso reducido en grasa rallado, de 2 a 4 cucharadas de salsa picante y ¼ de aguacate *Haas* (de cáscara oscura) rebanado. Enrolle la tortilla.

ZANAHORIAS CAMBRAY: ½ taza.

1 MANGO U OTRA FRUTA

MERIENDA

LECHE CON MIEL DE MAPLE: 1 taza de leche descremada con 1 cucharadita de miel de maple.

GALLETAS *GRAHAM*: 2 rectángulos.

MANTEQUILLA DE CACAHUATE: 2 cucharaditas.

CENA

TORTELLINI DE QUESO: 1 taza o el equivalente a 330 calorías de alguna otra marca de *tortellini*.

SALSA PARA PASTA: de ¼ a ⅓ de taza de salsa para pasta sin carne y 1 cucharada de queso parmesano rallado.

ENSALADA: 2 tazas de verduras de hojas verdes mixtas, ½ taza de verduras picadas y 1½ cucharadas de aliño normal.

GUSTO

15 *JUNIOR MINTS*: Elija estas o el equivalente a 150 calorías de otro gusto (para más sugerencias, vea la página 282).

Conteo de nutrientes

	1,400	1,600	1,800
CALORÍAS	1,382	1,599	1,799
GRASA (G)	44	47	59
GRASA SATURADA (G)	11	12.3	14.7
PROTEÍNAS (G)	65	70	74
CARBOHIDRATOS (G)	199	247	269
FIBRA DIETÉTICA (G)	22	27	28
COLESTEROL (MG)	109	126	132
SODIO (MG)	2,730	2,850	2,853
CALCIO (MG)	1,351	1,405	1,420

¡Nútrase mejor!

CUENTE ½ TAZA de salsa de tomate sin carne como una ración de verdura. Los productos concentrados de tomate, como las salsas para pasta y las salsas picantes, están repletas de uno de los antioxidantes más potentes: el licopeno. El licopeno es lo que les confiere a los tomates su hermoso color rojo y es el compuesto responsable de reducir a la mitad el riesgo de contraer cáncer en las personas que comen tomates y productos de tomate con regularidad.

CAPÍTULO 11

Ataque la grasa con fibra

Tal vez usted haya leído o visto un reportaje en el noticiero que haya dicho que tener una alimentación rica en fibra ayuda a prevenir el cáncer y otras enfermedades. ¡Pues sí, es cierto! ¿Pero también sabía que la fibra combate la grasa?

Los estudios de investigación han demostrado que si dos grupos de personas siguen prácticamente la misma dieta —con la misma cantidad de calorías y alimentos similares— salvo que la dieta de un grupo es rica en fibra y la otra es baja en fibra, las personas del grupo que tiene una dieta rica en fibra *perderán más peso*. Y las encuestas han mostrado que las personas más delgadas sí consumen más fibra que las personas con sobrepeso.

La magia de la fibra

También conocida como alimento indigerible, la fibra es una maravilla multifacética que combate la grasa de diversas maneras.

■ **La fibra ayuda a disminuir el apetito.** Además de ayudarla a sentirse más llena durante más tiempo y con menos calorías, la fibra también hace

Promedios diarios para la Segunda Semana

1,400 CALORÍAS: 22% de las calorías provienen de la grasa, 22% de la proteína, 56% de los carbohidratos

1,600 CALORÍAS: 25% de las calorías provienen de la grasa, 21% de la proteína, 54% de los carbohidratos

1,800 CALORÍAS: 26% de las calorías provienen de la grasa, 21% de la proteína, 53% de los carbohidratos

que el nivel de azúcar en sangre se mantenga estable. Todos los carbohidratos —frutas, verduras, pan, cereales— están hechos de miles de filamentos de azúcar. Si usted consume carbohidratos bajos en fibra —como hojuelas de maíz (*cornflakes*), pan blanco o azúcar— los filamentos se deshacen rápidamente y con mucha facilidad. Esto hace que su nivel de azúcar en sangre (glucosa) aumente drásticamente, para luego caer con la misma rapidez, dejándola más hambrienta que antes. Pero la fibra impide que el azúcar entre en las oleadas a la sangre. Se necesita más tiempo y esfuerzo para desenredar los filamentos de azúcar cuando la fibra se interpone en el camino. Por lo tanto, después de que usted come algún alimento rico en fibra, como los copos de avena, la glucosa pasa hacia el torrente sanguíneo a una velocidad lenta y constante, suprimiendo así el hambre. Es un supresor del apetito natural. Qué maravilloso, ¿verdad?

■ **La fibra elimina la grasa.** La fibra transporta los desechos para que salgan del cuerpo con mayor rapidez, llevándose consigo ciertas grasas que no se absorbieron, junto con algunas calorías también. Se calcula que la fibra

RECORDATORIO SEMANAL: ¡Es hora de felicitarse por haber terminado una semana completa del Plan Reduzca sus Zonas de Grasa Femenina! Independientemente de que decida subirse a la pesa, probarse sus pantalones o usar una cinta para medir, tome nota de cómo ha cambiado su cuerpo esta semana. Anote sus resultados en su Diario (página 451).

puede eliminar hasta un 5 por ciento de la grasa que contiene una comida. Este 5 por ciento se va sumando al cabo de meses y años, y también es una de las maneras en que la fibra nos protege del cáncer del colon, ya que saca los agentes cancerígenos del intestino.

■ **La fibra enciende el "interruptor quemagrasa".** La fibra disminuye los niveles de insulina. La hormona insulina es la encargada de limpiar la glucosa en la sangre. Cuando aumenta el nivel de azúcar en sangre, la insulina hace su entrada, recoge la glucosa y la deposita en las células para que la usen para producir energía. Si usted tiene una alimentación baja en fibra, su cuerpo frecuentemente tendrá que soportar grandes oleadas de azúcar, y la insulina tendrá que ponerse a trabajar horas extras. Mientras el nivel de insulina permanece elevado, usted quema carbohidratos para producir energía y almacena la grasa. Pero cuando el nivel de insulina es bajo, el cuerpo empieza a quemar grasa. Por lo tanto, una dieta rica en fibra hace que disminuya el nivel de azúcar en sangre, lo cual hace que baje el nivel de insulina, ayudándole a quemar más grasa y almacenar menos de esta sustancia tan antiestética.

Este plan de seis semanas va incrementando gradualmente su consumo de fibra para que llegue al nivel de 25 a 35 gramos de fibra al día que recomiendan las principales organizaciones de la salud, el cual es suficiente para combatir las enfermedades y atacar la grasa. Además, equivale a más del doble de la fibra que consume una persona estadounidense común. Una ventaja adicional de la fibra es que previene el estreñimiento, particularmente si usted bebe mucha agua, es decir, al menos ocho vasos de agua al día. (*Nota:* Si no conoce algunos de los términos empleados para los alimentos en la lista del supermercado o en los menús, vea el glosario en la página 457).

LISTA DEL SUPERMERCADO

REVISE SU REFRIGERADOR y su alacena. Quizá la semana pasada le hayan sobrado muchos de estos alimentos. Y algunos de los que comprará esta semana también le servirán para las semanas siguientes. No se listan porciones porque estas varían en dependencia de cuántas personas haya en su familia. Por lo tanto, sólo revise los menús y anote cuánto de cada cosa necesitará comprar. (Cabe notar que aquí recomiendo alimentos de marcas comunes en los EE.UU.).

Si algo no le agrada, sustitúyalo por algún otro alimento que sea lo más parecido al que viene en la lista. Por ejemplo, puede comerse una pera en vez de una manzana o frijoles pintos en vez de frijoles negros. Pero cuando el menú indique algún producto de harina integral (como pan de trigo integral), no lo sustituya por productos hechos con harina blanca (como pan blanco). Los cereales integrales son herramientas importantes para bajar de peso.

FRUTA FRESCA

Arándanos

Bayas, como frambuesas

Cantaloup

Fresas

Limones

Manzanas

Melocotones

Naranjas

Nectarinas (para los planes de 1,600 y 1,800 calorías)

Plátanos amarillos

VERDURAS Y HIERBAS FRESCAS

Aguacate *Haas*

Ajo

Albahaca

Apio

Brócoli

Cebollas

Hongos *portobello* o champiñones

Chícharos o habichuelas verdes

Espárragos

Lechuga

Maíz

Pepino

Pimientos rojos

Pimientos verdes

Tomates pequeños, saladet y normales

Verduras de hojas verdes mixtas o espinacas

Zanahorias cambray y normales

PRODUCTOS ENLATADOS Y ENVASADOS

Aceite de oliva

Aceitunas negras

Alcaparras

Aliño italiano o vinagreta reducido en calorías

Aliño italiano o vinagreta normal (sólo para el plan de 1,800 calorías)

Atún en agua

Catsup

Confitura de albaricoque

Chili vegetariano

Frijoles blancos enlatados

Frijoles colorados o pintos enlatados

Frijoles negros enlatados

Garbanzos enlatados

Jarabe de chocolate

Jugo de limón

Mantequilla de cacahuate

Mayonesa baja en grasa

Mermelada

Miel de abeja

Miel de maple o con sabor a maple

Mostaza *Dijon*

Pepinillos

Salsa de chile picante

Salsa para pasta sin carne

Tomate picado en cubitos, enlatado

Tomates enteros enlatados

Vinagre de vino tino (no lo compre si va a usar el *chili* enlatado para la cena del viernes).

PRODUCTOS SECOS Y PAN

Almendras (sólo para los planes de 1,600 y 1,800 calorías)

Arroz integral

Panecillos para hamburguesa de trigo integral

Canela

Cereal *granola*

Cereal de copos de avena (natural, sin sabor)

Cereal rico en fibra, que contenga de 5 a 8 gramos de fibra por ración

Comino

Condimento de *chili*

Cuscús de trigo integral

Muffins ingleses de salvado de avena o trigo integral

Galletas *Graham*

Galletas de centeno integral (por ejemplo, *Wasa* o *Ryvita*)

Nueces

Pan de maíz o *muffin* de maíz

Pan de trigo integral para sándwich, que contenga no más de 90 calorías y al menos 2 gramos de fibra por rebanada

Pasas

Pasta de trigo integral (tallarines o tubitos)

Semillas de girasol (sólo para el plan de 1,800 calorías)

ALIMENTOS REFRIGERADOS

Huevo o sustituto de huevo (por ejemplo, *Egg Beaters*)

Leche descremada (si no se ha adaptado a tomar leche descremada, compre leche con un 1% de grasa o mezcle partes iguales de leche con un 1% y un 2% de grasa. Si usted es intolerante a la lactosa, pruebe la leche *Lactaid*. Si prefiere leche de soya —baja en grasa o sin grasa— compre alguna que venga enriquecida con calcio y que contenga al menos del 25% de la Cantidad Diaria Recomendada de calcio por taza).

Mantequilla o margarina libre de ácidos transgrasos (debe decir "*trans-free*" en la etiqueta)

Palitos de queso que contengan alrededor de 70 calorías cada uno (como *Polly-O* o *Sargento*)

Queso reducido en grasa

Queso parmesano

Requesón con un 1% o 2% de grasa (para los planes de 1,600 y 1,800 calorías)

Yogur con frutas bajo en grasa, que contenga alrededor de 210 calorías por cada 8 onzas/240 ml (para los planes de 1,600 y 1,800 calorías)

Yogur de sabor (reducido en grasa) que no contenga más de 120 calorías por cada 8 onzas

Yogur natural bajo en grasa

CARNE DE RES, CARNE DE AVE Y PESCADO

Camarones grandes

Carne de res magra, molida

Filetes de pescado blanco (por ejemplo, pargo o tilapia)

Pechuga de pavo rebanada

Pechugas de pollo sin hueso y sin piel

ALIMENTOS CONGELADOS

Hamburguesas vegetarianas que contengan alrededor de 120 calorías (como *Gardenburgers*)

Helado o yogur congelado bajo en calorías, que no contenga más de 110 calorías por cada ½ taza

Paletas heladas de fruta, que no contengan más de 80 calorías

Waffles integrales para tostadora, que contengan alrededor de 170 calorías por cada 2 *waffles*

OPCIONALES

Cerveza *light*

Chile rojo seco en hojuelas (para la Pasta con brócoli y pollo del martes)

Eneldo o perejil (para el Alambre de camarón y verduras del lunes)

Gustos (vea los menús para lunes, sábado y domingo)

Sal de ajo (para la cena del viernes)

Vino

LUNES

1,400 calorías

DESAYUNO

CEREAL: 150 calorías de algún cereal rico en fibra (como 1¼ tazas de cereal de las marcas *Kashi Good Friends* o *Kellogg's Complete Wheat Bran Flakes*) con 1 taza de leche descremada, ½ taza de arándanos u otras bayas y 2 cucharadas de *granola*.

> **OJO** Revise la etiqueta para verificar que el cereal contenga de 5 a 8 gramos de fibra por cada ración de 30 gramos.

ALMUERZO

SÁNDWICH DE PAVO Y QUESO: Entre 2 rebanadas de pan de trigo integral, ponga 2 rebanadas de pechuga de pavo, 1 rebanada de queso reducido en grasa, rebanadas de tomate y lechuga. Si lo desea, unte 1 cucharadita de mayonesa baja en grasa en una rebanada de pan y unte mostaza en la otra.

PIMIENTO ROJO EN REBANADAS: 1 taza.

1 NARANJA O MANZANA

MERIENDA

YOGUR: 8 onzas de yogur de sabor (reducido en calorías) que no contenga más de 120 calorías.

CENA

ALAMBRE DE CAMARÓN Y VERDURAS: Vea la receta en la página 429.

ARROZ INTEGRAL: 1 taza, cocido.

> **OJO** Pruebe el arroz integral *Texmati* o *basmati*.

GUSTO

2 GALLETITAS DE LA MARCA *KEEBLER SANDIES*: Elija estas u otro gusto de 160 calorías (para más sugerencias, vea la página 282).

1,600 calorías

CEREAL: 150 calorías de algún cereal rico en fibra (como 1¼ tazas del cereal de las marcas *Kashi Good Friends* o *Kellogg's Complete Wheat Bran Flakes*) con 1 taza de leche descremada, ½ taza de arándanos u otras bayas y 2 cucharadas de *granola*.

> **OJO** Revise la etiqueta para verificar que el cereal contenga de 5 a 8 gramos de fibra por cada ración de 30 gramos.

SÁNDWICH DE PAVO Y QUESO: Entre 2 rebanadas de pan de trigo integral, ponga 2 rebanadas de pechuga de pavo, 1 rebanada de queso reducido en grasa, rebanadas de tomate y lechuga. Si lo desea, unte 1 cucharadita de mayonesa baja en grasa en una rebanada de pan y unte mostaza en la otra.

PIMIENTO ROJO EN REBANADAS: 1 taza.

REQUESÓN BAJO EN GRASA: ½ taza.

1 NARANJA O MANZANA

YOGUR: 8 onzas de yogur bajo en grasa con fruta que no contenga más de 210 calorías.

ALMENDRAS: 2 cucharadas.

ALAMBRE DE CAMARÓN Y VERDURAS: Vea la receta en la página 429.

ARROZ INTEGRAL: 1 taza, cocido.

> **OJO** Pruebe el arroz integral *Texmati* o *basmati*.

2 GALLETITAS DE LA MARCA *KEEBLER SANDIES*: Elija estas u otro gusto de 160 calorías (para más sugerencias, vea la página 282).

DESAYUNO

CEREAL: 150 calorías de algún cereal rico en fibra (como 1¼ tazas del cereal de las marcas *Kashi Good Friends* o *Kellogg's Complete Wheat Bran Flakes*) con 1 taza de leche descremada, ½ taza de arándanos u otras bayas y 3 cucharadas de *granola*.

OJO Revise la etiqueta para verificar que el cereal contenga de 5 a 8 gramos de fibra por cada ración de 30 gramos.

ALMUERZO

SÁNDWICH DE PAVO Y QUESO: Entre 2 rebanadas de pan de trigo integral, ponga 2 rebanadas de pechuga de pavo, 2 rebanadas de queso reducido en grasa, rebanadas de tomate y lechuga. Si lo desea, unte 1 cucharadita de mayonesa baja en grasa en una rebanada de pan y unte mostaza en la otra.

PIMIENTO ROJO EN REBANADAS: 1 taza.

REQUESÓN BAJO EN GRASA: ½ taza.

1 NARANJA O MANZANA

MERIENDA

YOGUR: 8 onzas de yogur bajo en grasa con fruta que no contenga más de 210 calorías.

ALMENDRAS: 2 cucharadas.

CENA

ALAMBRE DE CAMARÓN Y VERDURAS: Vea la receta en la página 429.

ARROZ INTEGRAL: 1 taza, cocido.

OJO Pruebe el arroz integral *Texmati* o *basmati*.

GUSTO

2 GALLETITAS DE LA MARCA *KEEBLER SANDIES*: Elija estas u otro gusto de 160 calorías (para más sugerencias, vea la página 282).

	1,400	1,600	1,800
CALORÍAS	1,397	1,613	1,773
GRASA (G)	28	41	52
GRASA SATURADA (G)	7.4	9.4	13.4
PROTEÍNAS (G)	73	93	102
CARBOHIDRATOS (G)	230	237	256
FIBRA DIETÉTICA (G)	29	31	31
COLESTEROL (MG)	167	168	190
SODIO (MG)	1,978	2,464	2,641
CALCIO (MG)	969	1,134	1,38

Consejo quemagrasa

Gracias a su contenido de fibra, los cereales de avena y salvado que incluye este plan pueden ayudarle a bajar de peso al suprimir su apetito. En dos estudios de investigación diferentes, estos campeones fueron comparados contra las hojuelas de maíz (*cornflakes*), las cuales prácticamente no contienen fibra. Después de comer cereales ricos en fibra, las personas pudieron llegar hasta el almuerzo sin sentir hambre. Aquellas personas que iniciaron el día con *cornflakes* tuvieron que soportar los gruñidos que provenían de su estómago.

MARTES

1,400 calorías	1,600 calorías

DESAYUNO

MUFFIN INGLÉS: Uno de salvado de avena o de trigo integral, partido a la mitad y tostado, con 1 cucharadita de margarina libre de ácidos transgrasos en cada mitad.

FRESAS: 1 taza de fresas o de arándanos.

LECHE DESCREMADA: 1 taza.

MUFFIN INGLÉS: 1 *muffin* inglés de salvado de avena o trigo integral, partido a la mitad y tostado, con 1 cucharadita de margarina libre de ácidos transgrasos y 1 cucharada de mermelada o jalea en cada mitad.

FRESAS: 1 taza de fresas o de arándanos.

LECHE DESCREMADA: 1 taza.

ALMUERZO

ENSALADA DE VERDURAS LLENADORA: Mezcle 1 taza de verduras de hojas verdes mixtas o espinacas con 1 taza de otras verduras (como zanahorias, tomate o pepino), ½ taza de garbanzos u otros frijoles enlatados, 2 cucharadas de huevo duro picado o queso rallado y 2 cucharadas de aliño reducido en calorías.

1 PANECILLO PEQUEÑO: Coma esto o sustitúyalo por 1 rebanada de pan (de preferencia integral).

ENSALADA DE VERDURAS LLENADORA: Mezcle 1 taza de verduras de hojas verdes mixtas o espinacas con 1 taza de otras verduras (como zanahorias, tomate, pepino), ½ taza garbanzos u otros frijoles enlatados, 2 cucharadas de huevo duro picado o queso rallado y 2 cucharadas de aliño reducido en calorías.

1 PANECILLO PEQUEÑO: Coma esto o sustitúyalo por 1 rebanada de pan (de preferencia integral).

REQUESÓN BAJO EN GRASA: ½ taza.

MERIENDA

LECHE CON CHOCOLATE: 1 taza de leche descremada con 2 cucharaditas de jarabe de chocolate

GALLETAS *GRAHAM*: 1 rectángulo.

LECHE CON CHOCOLATE: 1 taza de leche descremada con 2 cucharaditas de jarabe de chocolate.

GALLETAS *GRAHAM*: 1 rectángulo.

CENA

PASTA CON BRÓCOLI Y POLLO: Vea la receta en la página 430.

PASTA CON BRÓCOLI Y POLLO: Vea la receta en la página 430.

GUSTO

1 PALETA HELADA DE FRUTAS: Elija una que no contenga más de 70 a 80 calorías.

1 PALETA HELADA DE FRUTAS: Elija una que no contenga más de 70 a 80 calorías.

DESAYUNO

MUFFIN INGLÉS: Uno de salvado de avena o de trigo integral, partido a la mitad y tostado, con 1 cucharadita de margarina libre de ácidos transgrasos y 1 cucharada de mermelada o jalea en cada mitad.

FRESAS: 1 taza de fresas o de arándanos.

LECHE DESCREMADA: 1 taza.

ALMUERZO

ENSALADA DE VERDURAS LLENADORA: Mezcle 1 taza de verduras de hojas verdes mixtas o espinacas con 1 taza de otras verduras (como zanahorias, tomate, pepino), ½ taza garbanzos u otros frijoles enlatados, 2 cucharadas de huevo duro picado o queso rallado y 2 cucharadas de aliño reducido en calorías y 2 cucharadas de semillas de girasol.

1 PANECILLO PEQUEÑO: Coma esto o sustitúyalo por 1 rebanada de pan (de preferencia integral).

REQUESÓN BAJO EN GRASA: ½ taza.

MERIENDA

LECHE CON CHOCOLATE: 1 taza de leche descremada con 2 cucharaditas de jarabe de chocolate.

GALLETAS GRAHAM: 2 rectángulos.

CENA

PASTA CON BRÓCOLI Y POLLO: Vea la receta en la página 430.

GUSTO

1 PALETA HELADA DE FRUTAS: Elija una que no contenga más de 70 a 80 calorías.

	1,400	1,600	1,800
CALORÍAS	1,395	1,639	1,791
GRASA (G)	36	38	48
GRASA SATURADA (G)	8.6	10	11.1
PROTEÍNAS (G)	80	99	104
CARBOHIDRATOS (G)	205	242	256
FIBRA DIETÉTICA (G)	31	35	37
COLESTEROL (MG)	120	129	129
SODIO (MG)	1,879	2,346	2,431
CALCIO (MG)	1,121	1,213	1,228

¡Nútrase mejor!

LAS BAYAS ESTÁN REPLETAS de compuestos asombrosos. Por ejemplo, el arándano y el arándano agrio ayudan a prevenir las infecciones de vías urinarias, y el arándano contiene más antioxidantes —que son compuestos que previenen el cáncer, las enfermedades cardíacas y otras afecciones relacionadas con la edad— que casi cualquier otra fruta. Quizá por eso las ratas de laboratorio de edad avanzada que fueron alimentadas con extractos de arándano mostraron mejoras en su memoria y equilibrio. Una taza de fresas le ofrece casi el doble del requerimiento diario de vitamina C y también contiene un potente agente anticancerígeno llamado ácido elágico.

MIÉRCOLES

DESAYUNO

ALMUERZO

MERIENDA

CENA

GUSTO

1,400 calorías

LICUADO DE MELOCOTÓN Y PLÁTANO:
Licúe bien 1 plátano amarillo pequeño maduro, ½ taza de melocotón fresco o enlatado (en su jugo o en almíbar ligero), ½ taza de leche descremada, ½ taza de yogur natural bajo en grasa, 2 cucharaditas de miel y 1 ó 2 cubos de hielo.

PAN DE TRIGO INTEGRAL: 1 rebanada untada con 1 cucharadita de margarina libre de ácidos transgrasos.

SÁNDWICH DE ATÚN: Mezcle 3 onzas de atún en agua; 1 cucharada de apio, zanahoria, o pepinillo finamente picados; 1 cucharadita de mayonesa baja en grasa; 1 cucharadita de yogur natural bajo en grasa y ½ cucharadita de mostaza *Dijon*. Unte la mezcla sobre 2 rebanadas de pan de trigo integral.

PALITOS DE ZANAHORIA Y APIO: 1 taza.

1 PALITO DE QUESO: Elija uno que no contenga más de 70 calorías.

1 PEPINILLO

HAMBURGUESA: 1 hamburguesa pequeña (ase a la parrilla 4 onzas de carne de res magra molida) en 1 panecillo de trigo integral con *catsup* y mostaza.

MAÍZ: 1 mazorca.

CHÍCHAROS: ½ taza.

HELADO O YOGUR CONGELADO BAJO EN CALORÍAS: 1 taza, que no contenga más de 110 calorías por cada ½ taza.

1,600 calorías

LICUADO DE MELOCOTÓN Y PLÁTANO:
Licúe bien 1 plátano amarillo pequeño maduro, ½ taza de melocotón fresco o enlatado (en su jugo o en almíbar ligero), ½ taza de leche descremada, ½ taza de yogur natural bajo en grasa, 2 cucharaditas de miel y 1 ó 2 cubos de hielo.

PAN DE TRIGO INTEGRAL: 2 rebanadas untadas con 2 cucharaditas de margarina libre de ácidos transgrasos.

SÁNDWICH DE ATÚN: Mezcle 3 onzas de atún en agua; 1 cucharada de apio, zanahoria, o pepinillo finamente picados; 1 cucharadita de mayonesa baja en grasa; 1 cucharadita de yogur natural bajo en grasa y ½ cucharadita de mostaza *Dijon*. Unte la mezcla sobre 2 rebanadas de pan de trigo integral.

PALITOS DE ZANAHORIA Y APIO: 1 taza.

1 NECTARINA U OTRA FRUTA

1 PALITO DE QUESO: Elija uno que no contenga más de 70 calorías.

1 PEPINILLO

HAMBURGUESA: 1 hamburguesa pequeña (ase a la parrilla 4 onzas de carne de res magra molida) en 1 panecillo de trigo integral con *catsup* y mostaza.

MAÍZ: 1 mazorca.

CHÍCHAROS: ½ taza.

HELADO O YOGUR CONGELADO BAJO EN CALORÍAS: 1 taza, que no contenga más de 110 calorías por cada ½ taza.

DESAYUNO

LICUADO DE MELOCOTÓN Y PLÁTANO:
Licúe bien 1 plátano amarillo pequeño maduro, ½ taza de melocotón fresco o enlatado (en su jugo o en almíbar ligero), ½ taza de leche descremada, ½ taza de yogur natural bajo en grasa, 1 cucharada de miel y 1 ó 2 cubos de hielo.

PAN DE TRIGO INTEGRAL: 2 rebanadas untadas con 2 cucharaditas de margarina libre de ácidos transgrasos.

ALMUERZO

SÁNDWICH DE ATÚN: Mezcle 3 onzas de atún en agua; 1 cucharada de apio, zanahoria, o pepinillo finamente picados; 1 cucharadita de mayonesa baja en grasa; 1 cucharadita de yogur natural bajo en grasa y ½ cucharadita de mostaza *Dijon*. Unte la mezcla sobre 2 rebanadas de pan de trigo integral.

PALITOS DE ZANAHORIA Y APIO: 1 taza.

1 NECTARINA U OTRA FRUTA

MERIENDA

1 PALITO DE QUESO: Elija uno que no contenga más de 70 calorías.

1 PEPINILLO

3 GALLETAS DE FIBRA DE CENTENO DE LA MARCA *WASA*: Coma estas o el equivalente a 90 calorías de alguna otra galleta de centeno integral (como las de la marca *Ryvita*).

CENA

HAMBURGUESA: 1 hamburguesa pequeña (ase a la parrilla 4 onzas de carne de res magra molida) en 1 panecillo de trigo integral con *catsup* y mostaza.

MAÍZ: 1 mazorca.

CHÍCHAROS: ½ taza.

GUSTO

HELADO O YOGUR CONGELADO BAJO EN CALORÍAS: 1 taza, que no contenga más de 110 calorías por cada ½ taza.

Conteo de nutrientes

	1,400	1,600	1,800
CALORÍAS	1,441	1,619	1,750
GRASA (G)	42	48	51
GRASA SATURADA (G)	17.1	18.1	18.2
PROTEÍNAS (G)	87	91	95
CARBOHIDRATOS (G)	192	222	253
FIBRA DIETÉTICA (G)	22	27	35
COLESTEROL (MG)	148	148	148
SODIO (MG)	2,678	2,897	2,903
CALCIO (MG)	1,042	1,082	1,176

¡Nútrase mejor!

LOS CARBOHIDRATOS RICOS EN FIBRA son "carbohidratos buenos", o sea, aquellos que pueden ayudarle a bajar de peso. Usted verá que esta semana —y cada semana— la tendré comiendo muchos de los alimentos que aparecen en esta lista.

Arroz integral

Cebada

Cereal (rico en fibra, como hojuelas de salvado)

Copos de avena

Cuscús (de trigo integral)

Frijoles (negros, pintos, garbanzos, lentejas y todos los demás tipos de frijoles)

Galletas de centeno (como las de las marcas *Wasa* o *Ryvita*)

Pan (100% de trigo integral)

Pasta (de trigo integral)

Tortillas (de trigo integral)

JUEVES

1,400 calorías	1,600 calorías

DESAYUNO

COPOS DE AVENA CON CANELA: Cueza ½ taza de avena molida instantánea según las instrucciones que aparezcan en el empaque, agregando 1 manzana pequeña picada en cubitos, 2 cucharaditas de miel de maple y una pizca de canela.

LECHE DESCREMADA: 1 taza.

COPOS DE AVENA CON CANELA: Cueza ½ taza de avena molida instantánea según las instrucciones que aparezcan en el empaque, agregando 1 manzana pequeña picada en cubitos, 2 cucharaditas de miel de maple y una pizca de canela.

LECHE DESCREMADA: 1 taza.

NUECES: 2 cucharadas.

ALMUERZO

ENSALADA DE AGUACATE Y FRIJOL BLANCO *CANNELLINI*: Vea la receta en la página 432.

2 GALLETAS DE FIBRA DE CENTENO DE LA MARCA *WASA*: Coma estas o el equivalente a 60 calorías de alguna otra galleta integral (como las de la marca *Ryvita*).

ENSALADA DE AGUACATE Y FRIJOL BLANCO *CANNELLINI*: Vea la receta en la página 432.

5 GALLETAS DE FIBRA DE CENTENO *WASA*: Coma estas o el equivalente a 150 calorías de alguna otra galleta integral (como las de la marca *Ryvita*).

MERIENDA

YOGUR: 8 onzas de yogur reducido en calorías que no contenga más de 120 calorías.

YOGUR: 8 onzas de yogur de sabor reducido en calorías que no contenga más de 120 calorías.

CENA

POLLO AL ALBARICOQUE: Vea la receta en la página 431.

> **OJO** Prepare una pieza adicional de pechuga de pollo para hacer la ensalada Waldorf mañana (vea el almuerzo de mañana).

CUSCÚS AL LIMÓN: 1 taza (vea la receta en la página 432).

> **OJO** Si no puede encontrar cuscús de trigo integral (como los de la marca *Fantastic Foods*), coma arroz integral o pasta de trigo integral.

ESPÁRRAGOS: de 4 a 6 tallos cocidos al vapor, con un chorrito de jugo de limón.

POLLO AL ALBARICOQUE: Vea la receta en la página 431.

> **OJO** Prepare una pieza adicional de pechuga de pollo para hacer la ensalada Waldorf mañana (vea el almuerzo de mañana).

CUSCÚS AL LIMÓN: 1 taza (vea la receta en la página 432).

> **OJO** Si no puede encontrar cuscús de trigo integral (como los de la marca *Fantastic Foods*), coma arroz integral o pasta de trigo integral.

ESPÁRRAGOS: de 4 a 6 tallos cocidos al vapor, con un chorrito de jugo de limón.

GUSTO

CHOCOLATE CALIENTE: 1 taza de leche descremada caliente mezclada con 2 cucharaditas de jarabe de chocolate.

CHOCOLATE CALIENTE: 1 taza de leche descremada caliente mezclada con 2 cucharaditas de jarabe de chocolate.

DESAYUNO

COPOS DE AVENA CON CANELA: Cueza ½ taza de avena molida instantánea según las instrucciones que aparezcan en el empaque, agregando 1 manzana pequeña picada en cubitos, 2 cucharaditas de miel de maple y una pizca de canela.

LECHE DESCREMADA: 1 taza.

NUECES: 2 cucharadas.

ALMUERZO

ENSALADA DE AGUACATE Y FRIJOL BLANCO *CANNELLINI*: Vea la receta en la página 432.

5 GALLETAS DE FIBRA DE CENTENO DE LA MARCA *WASA*: Coma estas o el equivalente a 150 calorías de alguna otra galleta integral (como las de la marca *Ryvita*).

QUESO REDUCIDO EN GRASA: 1 onza.

MERIENDA

YOGUR: 8 onzas de yogur bajo en grasa con fruta que no contenga más de 210 calorías.

CENA

POLLO AL ALBARICOQUE: Vea la receta en la página 431.

ojo Prepare una pieza adicional de pechuga de pollo para hacer la ensalada Waldorf mañana (vea el almuerzo de mañana).

CUSCÚS AL LIMÓN: 1 taza (vea la receta en la página 432).

ojo Si no puede encontrar cuscús de trigo integral (como los de la marca *Fantastic Foods*), coma arroz integral o pasta de trigo integral.

ESPÁRRAGOS: de 4 a 6 tallos cocidos al vapor, con un chorrito de jugo de limón.

GUSTO

CHOCOLATE CALIENTE: 1 taza de leche descremada caliente mezclada con 2 cucharaditas de jarabe de chocolate.

Conteo de nutrientes

	1,400	1,600	1,800
CALORÍAS	1,356	1,587	1,786
GRASA (G)	16	36	47
GRASA SATURADA (G)	3.4	4.8	9.3
PROTEÍNAS (G)	88	93	102
CARBOHIDRATOS (G)	227	251	270
FIBRA DIETÉTICA (G)	29	38	28
COLESTEROL (MG)	94	94	116
SODIO (MG)	897	904	1,081
CALCIO (MG)	1,053	1,167	1,417

Siempre me preguntan. . .

"¿Cuántas raciones de frijoles debo comer?"

Coma al menos ½ taza, cuatro o más veces a la semana. Según una enorme encuesta realizada por el gobierno en la que se incluyeron a más de 9,600 personas que viven en los Estados Unidos, las personas que comen frijoles (habichuelas) cuatro veces a la semana tienen una probabilidad 22 por ciento menor de contraer enfermedades cardíacas que las personas que comen frijoles menos de una vez a la semana. Los frijoles disminuyen los niveles de colesterol y azúcar en sangre y están cargados de hierro y vitaminas del complejo B.

VIERNES

1,400 calorías	1,600 calorías

DESAYUNO

YOGUR: 8 onzas de yogur natural bajo en grasa mezclado con 2 cucharaditas de miel de maple y servido encima de ½ taza de arándanos.

2 GALLETAS DE FIBRA DE CENTENO DE LA MARCA *WASA*: Coma estas o el equivalente a 60 calorías de algunas otras galletas de centeno integral (Úntelas con 1 cucharadita de mantequilla de cacahuate).

YOGUR: 8 onzas de yogur natural bajo en grasa mezclado con 2 cucharaditas de miel de maple y servido encima de ½ taza de arándanos.

2 GALLETAS DE FIBRA DE CENTENO DE LA MARCA *WASA*: Coma estas o el equivalente a 60 calorías de algunas otras galletas de centeno integral (Úntelas con 1 cucharadita de mantequilla de cacahuate).

ALMUERZO

ENSALADA WALDORF CON POLLO: Vea la receta en la página 433.

5 GALLETAS DE FIBRA DE CENTENO DE LA MARCA *WASA*: Coma estas o el equivalente a 150 calorías de alguna otra galleta de centeno integral.

ENSALADA WALDORF CON POLLO: Vea la receta en la página 433.

5 GALLETAS DE FIBRA DE CENTENO DE LA MARCA *WASA*: Coma estas o el equivalente a 150 calorías de alguna otra galleta de centeno integral.

MERIENDA

1 PALITO DE QUESO: Elija uno que no contenga más de 70 calorías.

5 ZANAHORIAS CAMBRAY

1 PALITO DE QUESO: Elija uno que no contenga más de 70 calorías.

5 ZANAHORIAS CAMBRAY

CENA

CHILI VEGETARIANO: Elija ¾ de taza de *chili* enlatado o ¾ de taza de *Chili* casero sencillito (vea la receta en la página 433).

PAN DE MAÍZ: Coma el equivalente a 170 calorías de pan de maíz (una pieza de 2 × 4 pulgadas o un *muffin* de maíz de 2 onzas.

GUACAMOLE RÁPIDO: ¼ de aguacate que haya sobrado de ayer, machacado con un chorrito de jugo de limón y una pizca de sal de ajo (opcional).

ENSALADA MIXTA: 2 tazas, con 1 cucharada de aliño reducido en calorías.

CHILI VEGETARIANO: Elija ¾ de taza de *chili* enlatado o ¾ de taza de *Chili* casero sencillito (vea la receta en la página 433).

PAN DE MAÍZ: Coma el equivalente a 170 calorías de pan de maíz (una pieza de 2 × 4 pulgadas) o un *muffin* de maíz de 2 onzas.

GUACAMOLE RÁPIDO: ¼ de aguacate que haya sobrado de ayer, machacado con un chorrito de jugo de limón y una pizca de sal de ajo (opcional).

ENSALADA MIXTA: 2 tazas, con 1 cucharada de aliño reducido en calorías.

GUSTO

HELADO O YOGUR CONGELADO BAJO EN CALORÍAS: ½ taza, que no contenga más de 110 calorías por cada ½ taza.

HELADO O YOGUR CONGELADO BAJO EN CALORÍAS: ¾ taza, que no contenga más de 110 calorías por cada ½ taza.

DESAYUNO

YOGUR: 8 onzas de yogur natural bajo en grasa mezclado con 2 cucharaditas de miel de maple y servido encima de ½ taza de arándanos.

2 GALLETAS DE FIBRA DE CENTENO *WASA*: Coma estas o el equivalente a 60 calorías de algunas otras galletas de centeno integral (Úntelas con 1 cucharadita de mantequilla de cacahuate).

ALMUERZO

ENSALADA WALDORF CON POLLO: Vea la receta en la página 433.

5 GALLETAS DE FIBRA DE CENTENO DE LA MARCA *WASA*: Coma estas o el equivalente a 150 calorías de alguna otra galleta de centeno integral.

1 NARANJA U OTRA FRUTA

MERIENDA

1 PALITO DE QUESO: Elija uno que no contenga más de 70 calorías.

5 ZANAHORIAS CAMBRAY

CENA

***CHILI* VEGETARIANO:** Elija ¾ de taza de *chili* enlatado o ¾ de taza de *Chili* casero sencillito (vea la receta en la página 433).

PAN DE MAÍZ: Coma el equivalente a 170 calorías de pan de maíz (una pieza de 2 × 4 pulgadas) o un *muffin* de maíz de 2 onzas.

GUACAMOLE RÁPIDO: ½ aguacate que haya sobrado de ayer, machacado con un chorrito de jugo de limón y una pizca de sal de ajo (opcional).

ENSALADA MIXTA: 2 tazas, con 2 cucharadas de aliño normal.

GUSTO

HELADO O YOGUR CONGELADO BAJO EN CALORÍAS: 1¼ taza, que no contenga más de 110 calorías por cada ½ taza.

Conteo de nutrientes

	1,400	1,600	1,800
CALORÍAS	1,453	1,566	1,802
GRASA (G)	46	49	66
GRASA SATURADA (G)	12.7	14.2	17.7
PROTEÍNAS (G)	76	80	82
CARBOHIDRATOS (G)	198	214	244
FIBRA DIETÉTICA (G)	28	30	37
COLESTEROL (MG)	141	146	156
SODIO (MG)	1,922	1,979	2,400
CALCIO (MG)	963	1,020	1,231

¡Nútrase mejor!

¡VEA CUÁNTA FIBRA MÁS obtiene al hacer estos cambios!

Cuscús blancos (2 gramos en 1 taza de cuscús cocido) por **cuscús de trigo integral** (7 gramos)

Cornflakes (0 gramos de fibra en 1 onza/28 g) por **cereal hecho a base de salvado** (de 5 a 15 gramos)

Pan blanco (1 gramo por rebanada) por **pan de trigo integral** (de 2 a 3 gramos)

Pasta blanca (2 gramos en 1 taza de pasta cocida) por **pasta de trigo integral** (6 gramos)

Tortilla de harina blanca (de 1 a 2 gramos en una tortilla de 8 pulgadas de diámetro) por **tortilla de harina de trigo integral** (5 gramos)

SÁBADO

1,400 calorías

DESAYUNO

HUEVOS REVUELTOS: ½ taza de sustituto de huevo, como el de la marca *Egg Beaters* (o 1 huevo y 1 clara), revueltos con 1 cucharadita de mantequilla o margarina libre de ácidos transgrasos.

MUFFIN INGLÉS: Uno de salvado de avena o trigo integral, partido a la mitad y tostado.

CANTALOUP: 1 taza, picado en cubos.

ALMUERZO

SÁNDWICH DE MANTEQUILLA DE CACA-HUATE Y MERMELADA: Unte 2 cucharadas de mantequilla de cacahuate y 2 cucharadas de jalea o mermelada sobre 2 rebanadas de pan de trigo integral.

LECHE DESCREMADA: 1 taza.

ZANAHORIAS CAMBRAY: ½ taza.

MERIENDA

TARRO DE GRANOLA: 2 cucharadas de *granola* en ¼ de taza de leche descremada.

CENA

ESPAGUETI: 1 taza de espagueti de trigo integral, con ¼ de taza de salsa para pasta sin carne, 2 cucharadas de queso parmesano y 2 cucharaditas de albahaca picada.

ENSALADA MIXTA: 2 tazas, con 1 cucharada de aliño reducido en calorías.

GUSTO

3 GALLETITAS DE JENGIBRE: Elija estas u otra golosina de 85 calorías (para más sugerencias, vea la página 282).

1,600 calorías

HUEVOS REVUELTOS: ½ taza de sustituto de huevo, como el de la marca *Egg Beaters* (o 1 huevo y 1 clara), revueltos con 1 cucharadita de mantequilla o margarina libre de ácidos transgrasos.

MUFFIN INGLÉS: Uno de salvado de avena o trigo integral, partido a la mitad y tostado, con 1 cucharadita de margarina libre de ácidos transgrasos y 1 cucharadita de mermelada o jalea en cada mitad.

CANTALOUP: 1 taza, picado en cubos.

SÁNDWICH DE MANTEQUILLA DE CACA-HUATE Y MERMELADA: Unte 2 cucharadas de mantequilla de cacahuate y 2 cucharadas de jalea o mermelada sobre 2 rebanadas de pan de trigo integral.

LECHE DESCREMADA: 1 taza.

ZANAHORIAS CAMBRAY: ½ taza.

TARRO DE GRANOLA: ¼ de taza de *granola* en ¼ de taza de leche descremada.

ESPAGUETI: 1½ tazas de espagueti de trigo integral, con ¼ de taza de salsa para pasta sin carne, 2 cucharadas de queso parmesano y 2 cucharaditas de albahaca picada.

ENSALADA MIXTA: 2 tazas, con 1 cucharada de aliño reducido en calorías.

3 GALLETITAS DE JENGIBRE: Elija estas u otra golosina de 85 calorías (para más sugerencias, vea la página 282).

DESAYUNO

HUEVOS REVUELTOS: ½ taza de sustituto de huevo, como el de la marca *Egg Beaters* (o 1 huevo y 1 clara), revueltos con 1 cucharadita de mantequilla o margarina libre de ácidos transgrasos.

MUFFIN INGLÉS: 1 *muffin* inglés de salvado de avena o trigo integral, partido a la mitad y tostado, con 1 cucharadita de margarina libre de ácidos transgrasos y 1 cucharadita de mermelada o jalea en cada mitad.

CANTALOUP: 1 taza, picado en cubos.

ALMUERZO

SÁNDWICH DE MANTEQUILLA DE CACAHUATE Y MERMELADA: Unte 2 cucharadas de mantequilla de cacahuate y 2 cucharadas de jalea o mermelada sobre 2 rebanadas de pan de trigo integral.

LECHE DESCREMADA: 1 taza.

ZANAHORIAS CAMBRAY: ½ taza.

MERIENDA

TARRO DE GRANOLA: ¼ de taza de *granola* en ¼ de taza de leche descremada.

CENA

ESPAGUETI: 1¾ tazas de espagueti de trigo integral, con ½ de taza de salsa para pasta sin carne, 3 cucharadas de queso parmesano y 2 cucharaditas de albahaca picada.

ENSALADA MIXTA: 2 tazas, con 1 cucharada de aliño normal.

GUSTO

FIDDLE FADDLE: ⅔ de taza u otra golosina de 125 calorías (para más sugerencias, vea la página 282).

	1,400	1,600	1,800
CALORÍAS	1,440	1,591	1,786
GRASA (G)	42	50	57
GRASA SATURADA (G)	10	11.4	13.3
PROTEÍNAS (G)	67	69	75
CARBOHIDRATOS (G)	194	213	233
FIBRA DIETÉTICA (G)	26	28	31
COLESTEROL (MG)	230	230	234
SODIO (MG)	1,793	1,906	2,010
CALCIO (MG)	1,144	1,155	1,236

DOMINGO

1,400 calorías	1,600 calorías

DESAYUNO

WAFFLES: 2 *waffles* integrales para tostadora (que contengan alrededor de 170 calorías y 4 gramos de fibra por cada dos *waffles*) con ½ taza de fresas u otras bayas y 1 cucharadita de miel de maple.

LECHE DESCREMADA: 1 taza.

WAFFLES: 2 *waffles* integrales para tostadora (que contengan alrededor de 170 calorías y 4 gramos de fibra por cada dos *waffles*) con 2 cucharaditas de margarina libre de ácidos transgrasos, ½ taza de fresas u otras bayas y 1 cucharadita de miel de maple.

LECHE DESCREMADA: 1 taza.

ALMUERZO

HAMBURGUESA VEGETARIANA CON QUESO: Cueza 1 hamburguesa vegetariana (de alrededor de 120 calorías, por ejemplo, *Gardenburger*) según las instrucciones que aparezcan en el empaque. Derrita 1 rebanada de queso reducido en grasa encima de la hamburguesa y póngala sobre 1 panecillo para hamburguesa de trigo integral con 2 cucharaditas de mayonesa baja en grasa, mostaza, rebanadas de tomate y lechuga.

PIMIENTO ROJO EN REBANADAS: 1 taza.

HAMBURGUESA VEGETARIANA CON QUESO: Cueza 1 hamburguesa vegetariana (de alrededor de 120 calorías, por ejemplo, *Gardenburger*) según las instrucciones que aparezcan en el empaque. Derrita 1 rebanada de queso reducido en grasa encima de la hamburguesa y póngala sobre 1 panecillo para hamburguesa de trigo integral con 2 cucharaditas de mayonesa baja en grasa, mostaza, rebanadas de tomate y lechuga.

PIMIENTO ROJO EN REBANADAS: 1 taza.

MERIENDA

LECHE CON MIEL DE MAPLE: 1 taza de leche descremada fría o caliente con 1 cucharadita de miel de maple.

LECHE CON MIEL DE MAPLE: 1 taza de leche descremada fría o caliente con 1 cucharadita de miel de maple.

NUECES: 2 cucharadas.

PASAS: 2 cucharadas.

CENA

PESCADO CON ACEITUNAS Y ALCAPARRAS: Vea la receta en la página 434.

CUSCÚS AL LIMÓN: 1 taza (vea la receta en la página 432).

OJO Si no puede encontrar cuscús de trigo integral, coma arroz integral o pasta de trigo integral.

BRÓCOLI: ½ taza, cocido al vapor, con un chorrito de jugo de limón.

PESCADO CON ACEITUNAS Y ALCAPARRAS: Vea la receta en la página 434.

CUSCÚS AL LIMÓN: 1 taza (vea la receta en la página 432).

OJO Si no puede encontrar cuscús de trigo integral, coma arroz integral o pasta de trigo integral.

BRÓCOLI: ½ taza, cocido al vapor, con un chorrito de jugo de limón.

GUSTO

5 GALLETITAS *CHIPS AHOY!*: Coma estas u otro gusto de 220 calorías (para más sugerencias, vea la página 282).

5 GALLETITAS *CHIPS AHOY!*: Coma estas u otro gusto de 220 calorías (para más sugerencias, vea la página 282).

DESAYUNO

WAFFLES: 2 *waffles* integrales para tostadora (que contengan alrededor de 170 calorías y 4 gramos de fibra por cada dos *waffles*) con 2 cucharaditas de margarina libre de ácidos transgrasos, ½ taza de fresas u otras bayas y 1 cucharadita de miel de maple.

LECHE DESCREMADA: 1 taza.

ALMUERZO

HAMBURGUESA VEGETARIANA CON QUESO: Cueza 1 hamburguesa vegetariana (de alrededor de 120 calorías, por ejemplo, *Gardenburger*) según las instrucciones que aparezcan en el empaque. Derrita 1 rebanada de queso reducido en grasa encima de la hamburguesa y póngala sobre 1 panecillo para hamburguesa de trigo integral con 2 cucharaditas de mayonesa baja en grasa, mostaza, rebanadas de tomate y lechuga.

PIMIENTO ROJO EN REBANADAS: 1 taza.

REQUESÓN BAJO EN GRASA: ½ taza.

MERIENDA

LECHE CON MIEL DE MAPLE: 1 taza de leche descremada fría o caliente con 1 cucharadita de miel de maple.

NUECES: 2 cucharadas.

PASAS: 2 cucharadas.

CENA

PESCADO CON ACEITUNAS Y ALCAPARRAS: Vea la receta en la página 434.

CUSCÚS AL LIMÓN: 1 taza (vea la receta en la página 432).

OJO Si no puede encontrar cuscús de trigo integral, coma arroz integral o pasta de trigo integral.

BRÓCOLI: 1 taza, cocido al vapor, con un chorrito de jugo de limón y 1 cucharada de queso parmesano.

GUSTO

5 GALLETITAS *CHIPS AHOY!*: Coma estas u otro gusto de 220 calorías (para más sugerencias, vea la página 282).

	1,400	1,600	1,800
CALORÍAS	1,396	1,598	1,785
GRASA (G)	33	48	53
GRASA SATURADA (G)	6.7	8.9	11.2
PROTEÍNAS (G)	77	80	100
CARBOHIDRATOS (G)	215	231	250
FIBRA DIETÉTICA (G)	29	31	33
COLESTEROL (MG)	84	84	97
SODIO (MG)	2,453	2,555	3,116
CALCIO (MG)	1,264	1,289	1,457

CAPÍTULO 12

Goce de las grasas buenas

¿Cómo le ha ido hasta ahora? A estas alturas, usted ya está adquiriendo hábitos alimenticios más saludables y probablemente ha perdido un poco de peso. ¡Continúe así! ¡Lo está haciendo estupendamente bien!

¿Quiere tener más energía? ¿Una piel suave y tersa? ¿Cabello brillante y hermoso? Entonces —aunque usted no lo crea— lo que necesita es consumir un poco de grasa. Yo sé que el simple hecho de escuchar la palabra "grasa" la ha de asustar, y en realidad no es para menos. Durante años, nos han bombardeado con mensajes que nos dicen que debemos comer alimentos bajos en grasa, reducidos en grasa y sin grasa. Miles de productos sin grasa y reducidos en grasa inundaron el mercado durante los años 80 y 90, ¿y qué fue lo que pasó? ¡Los estadounidenses engordaron todavía más! Eso nos hizo dudar si realmente deberíamos tener una alimentación baja en grasa o simplemente atiborrarnos de hamburguesas y bistec (biftec) todos los días sin preocupaciones de ninguna clase.

Pues ahora que los expertos en nutrición han tenido unas cuántas décadas para reflexionar e investigar a mayor profundidad esta vieja recomendación, resulta que una alimentación *moderadamente* baja en grasa es la clave para lograr el éxito en sus esfuerzos por adelgazar y mantenerse en su nuevo peso. Si una dieta es demasiado baja en grasa —es decir, una en la que el 20 por ciento o menos del total de las calorías diarias provienen de la grasa— las personas simplemente no la toleran. La comida no sabe bien. Y si es demasiado alta en grasa —es decir, si mucho más del 30 por ciento de las calorías diarias provienen de la grasa— entonces es muy difícil consumir el número apropiado de calorías, ya que la grasa contiene más del doble de las calorías que contienen los carbohidratos y las proteínas. (Además, si ingiere grandes cantidades de grasa saturada, se eleva mucho el nivel de colesterol en sangre y la pone en riesgo de contraer enfermedades cardíacas).

Entonces, ¿qué es lo ideal para bajar de peso? Según un estudio de investigación llamado El Registro Nacional de Pérdida de Peso, lo ideal es que alrededor del 24 por ciento de las calorías diarias totales provengan de la grasa. Este estudio de investigación, que aún sigue en marcha, lleva un registro de miles de personas que han podido bajar cuando menos 30 libras (14 kg) y se han podido mantener en su nuevo peso durante cinco años o más. Estos "éxitos esbeltos" tienen una alimentación en la que del 23 al 24 por ciento en promedio de las calorías que consumen a diario provienen de la grasa, mientras que otro 19 a 20 por ciento de calorías provienen de la proteína y el 56 por ciento restante proviene de los carbohidratos.

También está bien que ingiera más grasa —hasta un 30 por ciento de sus calorías totales— siempre y cuando la mayor parte de esta grasa provenga del aceite de oliva, los frutos secos y otros alimentos ricos en grasas "buenas". De hecho, en la alimentación mediterránea tradicional, la cual permite que las personas se mantengan delgadas y que presenten un riesgo muy bajo de contraer

---

RECORDATORIO SEMANAL: ¡Es hora de felicitarse por haber terminado otra semana completa del Plan Reduzca sus Zonas de Grasa Femenina! Independientemente de que decida subirse a la pesa (báscula), probarse sus pantalones o usar una cinta para medirse, tome nota de cómo ha cambiado su cuerpo esta semana. Anote sus resultados en su Diario (página 453).

cáncer de mama y enfermedades cardíacas, alrededor del *40 por ciento* de las calorías provienen de la grasa.

Por lo tanto, en mi plan alimenticio, el 25 por ciento en promedio de las calorías totales diarias provienen de la grasa. Debido a que este es un plan para la vida real, los niveles de grasa variarán de un día a otro. Un día usted comerá alimentos más bajos en grasa, por lo que sólo el 20 por ciento de las calorías que ingerirá provendrán de la grasa. Otro día, comerá mantequilla de cacahuate (maní) en el almuerzo y un poco de guacamole para acompañar su cena estilo mexicano, por lo que el 28 por ciento de las calorías de ese día provendrán de la grasa. Y no tiene que preocuparse por su salud: la mayor parte de la grasa de mi plan es del tipo que no hace que se eleve su nivel de colesterol.

La grasa buena puede ser su aliada

La grasa buena es el tipo de grasa que se encuentra en el aceite de oliva, los frutos secos, el aguacate (palta), la semilla de lino, otros alimentos de origen vegetal y el pescado. Entonces, ¿cómo es que realmente puede ayudarla a *bajar* de peso? La respuesta radica en usarla sabiamente. No se trata de atiborrarse de comida rápida y otros alimentos grasosos. (¡Lo siento!) Pero si usted consume grasas buenas con moderación, estas le ayudarán a bajar de peso por los motivos siguientes.

■ **La grasa buena ayuda a que el estómago se vacíe con mayor lentitud.** Esto significa que usted se sentirá más llena durante más tiempo. Entonces, trate de comer algo de grasa en cada comida, aunque sea sólo unos cuantos frutos secos.

■ **La grasa buena la alienta a comer verduras.** Las 50 a 100 calorías que se gasta en el aliño para ensaladas o en el aceite de oliva para su sofrito son calorías bien gastadas. Esas verduras la hacen sentirse satisfecha con relativamente pocas calorías.

■ **La grasa buena le permite darse un gusto.** Si la grasa que contienen sus platillos principales es grasa buena, entonces le quedará un lugarcito para un poquito de grasa saturada, como la que contiene el helado, las frituras (*chips*), el chocolate y otros gustos con grasa. Usted necesita comer estos alimentos —con moderación— para no sentirse privada. Nuestra meta no es privarnos de comida, ya que esto no nos ayuda a seguir un plan alimenticio saludable. Sentirnos privadas es lo que nos hace renunciar por completo, o peor aún, quedar atrapadas en un círculo vicioso de "portarnos bien" para luego comer en exceso. Por eso he incluido golosinas en mi plan; así, nunca se sentirá privada. Vida hay una sola y la comida es fabulosa, pero hay que tener moderación. Yo me alimento sanamente el 80 por ciento del tiempo y me doy gustos el 20 por ciento restante.

Protéjase con un poco de grasa

Existen ciertas grasas que debe consumir en *mayor* cantidad para proteger su salud. Veamos cuáles son las grasas buenas.

■ **Aceites de pescado.** Estos son los famosos ácidos grasos omega-3; los dos tipos que se encuentran en el pescado son el ácido docosahexaenoico y el ácido eicosapentaenoico. Estas grasas se han relacionado con un menor riesgo de contraer enfermedades cardíacas, con una menor probabilidad de sufrir un segundo ataque al corazón, con menor dolor en personas que sufren de artritis, con bebés más inteligentes e incluso con el tratamiento y la prevención de la depresión. Los pescados más grasosos como el salmón, el arenque, la trucha de agua dulce, el esturión, el pomátomo, las anchoas y las sardinas son los que más ácidos grasos omega-3 contienen. La Asociación del Corazón de los Estados Unidos ahora recomienda que coma pescado dos veces a la semana. Yo lo hago y creo que usted debe —y puede— hacerlo también. Por lo tanto, mis menús reflejan esta recomendación.

Sin embargo, si usted está embarazada o está planeando concebir, no debe comer pez espada, lofolátilo, caballa (escombro) gigante ni tiburón. Estos pescados acumulan niveles elevados de metilmercurio, el cual puede ser dañino para el feto. No entre en pánico si ha comido de estos pescados; hubiera tenido que comer cantidades abundantes de los mismos para que le hicieran daño. Simplemente evítelos de ahora en adelante.

1,400 CALORÍAS: 23% de las calorías provienen de la grasa, 23% de la proteína, 54% de los carbohidratos

1,600 CALORÍAS: 24% de las calorías provienen de la grasa, 23% de la proteína, 53% de los carbohidratos

1,800 CALORÍAS: 27% de las calorías provienen de la grasa, 21% de la proteína, 52% de los carbohidratos

▪ **Ácido alfa-linolénico.** Esta es la versión vegetal de los ácidos grasos omega-3 y se encuentra en la semilla de lino (linaza) y en los aceites de *canola* y de frijol (habichuela) de soya. Al igual que en el caso de los aceites de pescado, también se ha comprobado que esta grasa es saludable para el corazón.

▪ **Grasa monoinsaturada.** Se encuentra en el aceite de oliva, el aceite de *canola*, los frutos secos y el aguacate, todos los cuales son alimentos que he incluido regularmente en este plan de seis semanas de duración. Esta grasa es muy buena para su salud; también se ha vinculado con la salud cardíaca y un menor riesgo de contraer cáncer.

Nota: Los aceites altos en grasas poliinsaturadas y bajos en grasas monoinsaturadas —como los aceites de alazor (cártamo, *safflower*), de girasol, de maíz (elote, choclo) y de semilla de algodón— contienen una gran cantidad de grasas poliinsaturadas. Si bien estas grasas son buenas para el corazón, en grandes cantidades se han relacionado con una ligera elevación en el riesgo de contraer cáncer. Además, neutralizan los efectos de los ácidos grasos omega-3.

Cuidado con las grasas malas

A continuación están las "grasas malas" que recomiendo que evite. Bueno, puede ingerir un poquito de grasas malas (después de todo, es inevitable hacerlo), pero haga su mejor esfuerzo por evitarlas. La prevención es la clave para la buena salud. Sólo trate de ingerir menos de las grasas siguientes:

■ **Grasa saturada.** Esta es la grasa que tapa las arterias y que se encuentra en las carnes grasosas, la piel del pollo, la leche entera, la crema, el queso normal y la mantequilla. Aunque sí puede ingerir un poco de esta grasa, consumirla en cantidades abundantes eleva el nivel de colesterol en sangre y promueve las enfermedades cardíacas.

■ **Ácidos transgrasos.** Este tipo de grasa se encuentra en los aceites parcialmente hidrogenados que contienen la margarina normal y muchos alimentos procesados. Los ácidos transgrasos incluso son peores que la grasa saturada. Si bien es cierto que ambos tipos elevan los niveles en sangre del colesterol que tapa las arterias y que está conformado por lipoproteínas de baja densidad (*LDL* por sus siglas en inglés), sólo los ácidos transgrasos bajan el nivel de colesterol benéfico conformado por lipoproteínas de alta densidad (*HDL* por sus siglas en inglés), el cual saca el colesterol del cuerpo. Por fortuna, muchos productores de margarina han empezado a producir margarina libre de ácidos transgrasos, que es la que se recomienda en este libro. Además, vea "Dése un gusto" en la página 282, donde encontrará galletitas y meriendas (refrigerios, tentempiés) que no contienen aceites parcialmente hidrogenados. (*Nota*: Si no conoce algunos de los términos empleados para los alimentos en la lista del supermercado o en los menús, vea el glosario en la página 457).

LISTA DEL SUPERMERCADO

REVISE SU REFRIGERADOR y su alacena. Quizá la semana pasada le hayan sobrado muchos de estos alimentos. Y algunos de los que comprará esta semana también le servirán para las semanas siguientes. No se listan porciones porque estas varían dependiendo de cuántas personas haya en su familia. Por lo tanto, sólo revise los menús y anote cuánto de cada cosa necesitará comprar. (Cabe notar que aquí recomiendo alimentos de marcas comunes de los EE.UU.).

Si algo no le agrada, sustitúyalo por algún otro alimento que sea lo más parecido al que viene en la lista. Por ejemplo, puede comer fresas en lugar de arándanos o queso *mozzarella* en lugar de queso *Cheddar*. Pero cuando el menú indique algún producto de harina integral (como pan integral), no lo sustituya por productos hechos con harina blanca (como pan blanco). Los cereales integrales son herramientas importantes para bajar de peso.

FRUTA FRESCA

Arándanos

Cantaloup

Fresas

Limones

Limones verdes

Mangos (para los planes de 1,600 y 1,800 calorías)

Manzanas

Melocotones

Naranjas (para los planes de 1,600 y 1,800 calorías)

Plátanos amarillos

VERDURAS Y HIERBAS FRESCAS

Aguacate *Haas*

Ajo

Albahaca

Apio

Brócoli

Cebollas

Cebollines

Cilantro

Eneldo

Espárragos

Espinacas (Para mayor conveniencia, compre bolsas de espinacas prelavadas).

Hongos *portobello* u otros

Jengibre

Lechuga

Maíz

Pepinos

Perejil

Pimientos verdes o rojos

Rábanos

Tomates pequeños y normales

Verduras de hojas verdes mixtas o espinacas

Zanahorias

Zucchini

PRODUCTOS ENLATADOS Y ENVASADOS

Aceite de *canola*

Aceite de oliva

Aliño tipo vinagreta o italiano normal (sólo para el plan de 1,800 calorías)

Aliño tipo vinagreta o italiano reducido en calorías

Atún en agua

Chutney

Frijoles negros o pintos enlatados

Garbanzos enlatados

Jarabe de chocolate

Jugo de limón

Mantequilla de cacahuate

Mayonesa baja en grasa

Mermelada (sólo para el plan de 1,800 calorías)

Miel

Miel de maple

Salsa de chile picante

Salsa de soya reducida en sodio

Salsa para pizza

Salsa picante

Sopa de lenteja (como *Progresso*)

Vinagre, de preferencia balsámico

Vino blanco seco

PRODUCTOS SECOS Y PAN

Almendras

Arroz integral (como *Texmati*, *basmati* o *Uncle Ben's* de cocimiento rápido)

Bagels integrales o de salvado de avena

Panecillos integrales para hamburguesa que no contengan más de 120 calorías cada uno

Canela

Cereal rico en fibra que contenga de 5 a 8 gramos de fibra

y no más de 110 calorías por cada ración de 30 gramos

Clavos de olor

Copos de avena (simples, sin sabor)

Cuscús integrales (se puede comprar a granel en las tiendas de productos naturales o en caja, como de la marca *Fantastic Foods*)

Galletas *Graham*

Galletas integrales

Harina blanca

Masa para pizza *Boboli Original*, que contenga alrededor de 1,100 calorías en total

Mezcla de hierbas italianas (No la compre si va a usar hierbas frescas para preparar el pollo para la cena del lunes).

Nueces (para los planes de 1,600 y 1,800 calorías)

Pan de pita integral, de 6 pulgadas de diámetro

Pan integral de caja que no contenga más de 90 calorías y que contenga al menos 2 gramos de fibra por rebanada

Pasas

Pasta integral, sea fideos o del tipo con forma de tubo

Pimienta entera

Polvo de *curry*

ALIMENTOS REFRIGERADOS

Crema agria reducida en grasa

Huevos o sustituto de huevo (como el de la marca *Egg Beaters*)

Hummus

Leche descremada (Si no se ha adaptado a tomar leche descremada, compre leche con un 1% de grasa o mezcle partes iguales de leche con un 1% y un 2% de grasa. Su nivel de calorías será un poco más elevado, pero así se podrá acostumbrar gradualmente al sabor de la leche descremada. Si usted es intolerante a la lactosa, pruebe la leche *Lactaid*. Si prefiere leche de soya —baja en grasa o sin grasa— compre alguna que venga enriquecida con calcio y que contenga al menos del 25% de la Cantidad Diaria Recomendada de calcio por taza).

Mantequilla o margarina libre de ácidos transgrasos

Queso *mozzarella* parcialmente descremado

Queso crema reducido en grasa (No lo compre si va a desayunar en una *deli* el domingo).

Queso parmesano

Queso reducido en grasa (como el de las marcas *Cabot 50% Light Cheddar, Tine 75% Jarlsberg, Kraft* o *Borden 2% Singles*)

Requesón con un 1% o 2% de grasa

Tortillas de harina (de preferencia integral), de 8 pulgadas de diámetro

Yogur bajo en grasa con frutas que contenga alrededor de 210 calorías por cada 8 onzas (sólo para el plan de 1,800 calorías)

Yogur de sabor (reducido en calorías) que no contenga más de 120 calorías por cada 8 onzas

Yogur natural bajo en grasa

CARNE DE RES, CARNE DE AVE Y PESCADO

Camarones

Filetes de salmón

Pechuga de pavo en rebanadas

Pechugas de pollo sin hueso y sin piel

Salmón ahumado

ALIMENTOS CONGELADOS

Helado o yogur congelado bajo en calorías, que no contenga más de 110 calorías por cada $\frac{1}{2}$ taza

Pizza vegetariana

OPCIONALES

Cerveza *light*

Gustos (vea los menús para el lunes, el martes, el jueves, el viernes, el sábado y el domingo)

Vino

LUNES

1,400 calorías

DESAYUNO

CEREAL: 150 calorías de algún cereal rico en fibra, con 1 taza de leche descremada, 10 almendras y ½ plátano amarillo mediano.

OJO Revise la etiqueta del cereal para verificar que contenga de 5 a 8 gramos de fibra por cada ración de 30 gramos.

ALMUERZO

BURRITO DE FRIJOLES CON AGUACATE: Caliente 1 tortilla (de preferencia integral) de 8 pulgadas de diámetro y póngale ½ taza de frijoles pintos o negros enlatados o *chili* de frijoles sin carne. Agréguele ¼ de aguacate *Haas* (de cáscara oscura) picado, 2 cucharadas de salsa picante, 2 cucharadas de queso reducido en grasa rallado y cilantro.

PALITOS DE ZANAHORIA Y APIO: 1 taza.

MERIENDA

PLÁTANO AMARILLO: ½ de tamaño mediano.

LECHE DESCREMADA: 1 taza.

CENA

POLLO AL HORNO: Vea la receta en la página 435.

ENSALADA DE AGUACATE, TOMATE Y MAÍZ: Combine ¼ de aguacate *Haas* picado, ½ taza de tomates pequeños y ½ taza de maíz fresco, congelado o enlatado y bajo en sodio y luego agregue el jugo de medio limón verde.

GUSTO

1 PALETA HELADA *CREAMSICLE*: Coma esta u otra golosina de 70 a 75 calorías (para más sugerencias, vea la página 282).

1,600 calorías

CEREAL: 150 calorías de algún cereal rico en fibra, con 1 taza de leche descremada, 10 almendras, 1 cucharada de pasas y 1 plátano amarillo mediano.

OJO Revise la etiqueta del cereal para verificar que contenga de 5 a 8 gramos de fibra por cada ración de 30 gramos.

BURRITO DE FRIJOLES CON AGUACATE: Caliente 1 tortilla (de preferencia integral) de 8 pulgadas de diámetro y póngale ½ taza de frijoles pintos o negros enlatados o *chili* de frijoles sin carne. Agréguele ½ aguacate *Haas* (de cáscara oscura) picado, 2 cucharadas de salsa picante, 2 cucharadas de queso reducido en grasa rallado y cilantro.

PALITOS DE ZANAHORIA Y APIO: 1 taza.

1 MELOCOTÓN U OTRA FRUTA EN REBANADAS

LECHE DESCREMADA: 1 taza.

POLLO AL HORNO: Vea la receta en la página 435.

ENSALADA DE AGUACATE, TOMATE Y MAÍZ: Combine ¼ de aguacate *Haas* picado, ½ taza de tomates pequeños y ½ taza de maíz fresco, congelado o enlatado y bajo en sodio y luego agregue el jugo de medio limón verde.

1 PALETA HELADA *CREAMSICLE*: Coma esta u otra golosina de 70 a 75 calorías (para más sugerencias, vea la página 282).

DESAYUNO

CEREAL: 150 calorías de algún cereal rico en fibra, con 1 taza de leche descremada, 10 almendras, 1 cucharada de pasas y 1 plátano amarillo mediano.

OJO Revise la etiqueta del cereal para verificar que contenga de 5 a 8 gramos de fibra por cada ración de 30 gramos.

ALMUERZO

BURRITO DE FRIJOLES CON AGUACATE: Caliente 1 tortilla (de preferencia integral) de 8 pulgadas de diámetro y póngale ½ taza de frijoles pintos o negros enlatados o *chili* de frijoles sin carne. Agréguele ½ aguacate *Haas* (de cáscara oscura) picado, 2 cucharadas de salsa picante, 2 cucharadas de queso reducido en grasa rallado y cilantro.

PALITOS DE ZANAHORIA Y APIO: 1 taza.

MERIENDA

1 MELOCOTÓN U OTRA FRUTA EN REBANADAS

YOGUR BAJO EN GRASA CON FRUTAS: 1 taza.

CENA

POLLO AL HORNO: Vea la receta en la página 435.

ENSALADA DE AGUACATE, TOMATE Y MAÍZ: Combine ½ aguacate *Haas* picado, ½ taza de tomates pequeños y ½ taza de maíz fresco, congelado o enlatado y bajo en sodio y luego agregue el jugo de medio limón verde.

GUSTO

1 PALETA HELADA *CREAMSICLE*: Coma esta u otra golosina de 70 a 75 calorías (para más sugerencias, vea la página 282).

Conteo de nutrientes

	1,400	1,600	1,800
CALORÍAS	1,415	1,560	1,796
GRASA (G)	40	48	58
GRASA SATURADA (G)	8	9.1	12
PROTEÍNAS (G)	85	87	91
CARBOHIDRATOS (G)	200	221	252
FIBRA DIETÉTICA (G)	35	39	41
COLESTEROL (MG)	111	111	121
SODIO (MG)	1,920	1,926	1,976
CALCIO (MG)	1,026	1,040	1,095

¡Nútrase mejor!

¿NO ES MARAVILLOSO que algo que sabe delicioso también sea saludable? Este es justo el caso de los aguacates (paltas). Es cierto que contienen mucha grasa, pero se trata de la grasa buena, es decir, la grasa monoinsaturada que es saludable para el corazón. También son ricos en fitoesteroles, los cuales disminuyen el colesterol. Además, los aguacates son una fuente excelente de otra sustancia que también es buena para el corazón: la vitamina B llamada folato, la cual ayuda a que se mantengan bajos los niveles de homocisteína, la cual es una sustancia que eleva el riesgo de contraer enfermedades cardíacas. El folato también ayuda a prevenir defectos congénitos.

MARTES

1,400 calorías	1,600 calorías

DESAYUNO

LICUADO DE CANTALOUP: En una licuadora, licúe bien 1 taza de rebanadas de cantaloup, ½ taza de leche descremada, ½ taza de yogur natural bajo en grasa, 2 cucharaditas de miel y 1 ó 2 cubos de hielo.

PAN INTEGRAL TOSTADO: 1 rebanada untada con 1 cucharadita de mantequilla de cacahuate.

LICUADO DE CANTALOUP: En una licuadora, licúe bien 1 taza de rebanadas de cantaloup, ½ taza de leche descremada, ½ taza de yogur natural bajo en grasa, 2 cucharaditas de miel y 1 ó 2 cubos de hielo.

PAN INTEGRAL TOSTADO: 2 rebanadas untadas con 2 cucharaditas de mantequilla de cacahuate.

ALMUERZO

SOPA DE LENTEJA: 1½ tazas.

5 GALLETAS *AK-MAK*: Coma estas o el equivalente a 115 calorías de alguna otra galleta integral.

REBANADAS DE TOMATE: 1 taza, mezcladas con 1 cucharada de perejil picado y 1 cucharada de aliño reducido en calorías.

REQUESÓN BAJO EN GRASA: ½ taza.

SOPA DE LENTEJA: 1½ tazas.

5 GALLETAS *AK-MAK*: Coma estas o el equivalente a 115 calorías de alguna otra galleta integral.

REBANADAS DE TOMATE: 1 taza, mezcladas con 1 cucharada de perejil picado y 1 cucharada de aliño reducido en calorías.

REQUESÓN BAJO EN GRASA: ½ taza.

MERIENDA

CAFÉ *LATTE* DESCAFEINADO: 12 onzas con 1 cucharadita de azúcar o un chorrito de jarabe de sabor.

GALLETAS *GRAHAM*: 1 rectángulo.

CAFÉ *LATTE* DESCAFEINADO: 12 onzas con 1 cucharadita de azúcar o un chorrito de jarabe de sabor.

GALLETAS *GRAHAM*: 1 rectángulo.

CENA

SALMÓN ESCALFADO CON SALSA DE HIERBAS: Vea la receta en la página 437.

ESPINACAS SALTEADAS: Vea la receta en la página 436.

CUSCÚS INTEGRALES: ½ taza, cocidos.

SALMÓN ESCALFADO CON SALSA DE HIERBAS: Vea la receta en la página 437.

ESPINACAS SALTEADAS: Vea la receta en la página 436.

CUSCÚS INTEGRALES: 1 taza, cocidos.

GUSTO

1 PALETA HELADA DE FRUTA: Coma esta u otra golosina de 80 calorías, como 4 onzas (120 ml) de vino (para más sugerencias, vea la página 282).

1 PALETA HELADA DE FRUTA: Coma esta u otra golosina de 80 calorías, como 4 onzas (120 ml) de vino (para más sugerencias, vea la página 282).

DESAYUNO

LICUADO DE CANTALOUP: En una licuadora, licúe bien 1 taza de rebanadas de cantaloup, ½ taza de leche descremada, ½ taza de yogur natural bajo en grasa, 2 cucharaditas de miel y 1 ó 2 cubos de hielo.

PAN INTEGRAL TOSTADO: 2 rebanadas untadas con 2 cucharaditas de mantequilla de cacahuate.

ALMUERZO

SOPA DE LENTEJA: 1½ tazas.

5 GALLETAS *AK-MAK*: Coma estas o el equivalente a 115 calorías de alguna otra galleta integral.

REBANADAS DE TOMATE: 1 taza, mezcladas con 1 cucharada de perejil picado y 1 cucharada de aliño reducido en calorías.

REQUESÓN BAJO EN GRASA: ½ taza.

MERIENDA

CAFÉ *LATTE* DESCAFEINADO: 12 onzas con 1 cucharadita de azúcar o un chorrito de jarabe de sabor.

GALLETAS *GRAHAM*: 1 rectángulo.

ALMENDRAS: 2 cucharadas.

CENA

SALMÓN ESCALFADO CON SALSA DE HIERBAS: Vea la receta en la página 437.

ESPINACAS SALTEADAS: Vea la receta en la página 436.

CUSCÚS INTEGRALES: 1 taza, cocidos.

GUSTO

1 BARRA DE HELADO DE CAFÉ *STARBUCKS*: Coma esta u otra golosina de 125 calorías, como 6 onzas de vino (para más sugerencias, vea la página 282).

Conteo de nutrientes

	1,400	1,600	1,800
CALORÍAS	1,392	1,609	1,770
GRASA (G)	35	40	50
GRASA SATURADA (G)	8.4	9.3	10.1
PROTEÍNAS (G)	85	94	98
CARBOHIDRATOS (G)	171	209	214
FIBRA DIETÉTICA (G)	24	30	32
COLESTEROL (MG)	91	91	91
SODIO (MG)	1,940	2,136	2,141
CALCIO (MG)	987	1,031	1,089

MIÉRCOLES

1,400 calorías	**1,600 calorías**

DESAYUNO

COPOS DE AVENA CON CANELA: Cueza ½ taza de avena molida instantánea según las instrucciones que aparezcan en el empaque, agregando 1 manzana pequeña picada en cubitos y una pizca de canela.

LECHE DESCREMADA: 1 taza.

COPOS DE AVENA CON CANELA: Cueza ½ taza de avena molida instantánea según las instrucciones que aparezcan en el empaque, agregando 1 manzana pequeña picada en cubitos y una pizca de canela.

LECHE DESCREMADA: 1 taza.

ALMENDRAS O NUECES: 2 cucharadas.

ALMUERZO

SÁNDWICH DE *HUMMUS* Y PAN DE PITA: En un pan de pita integral y de 6 pulgadas de diámetro, ponga ¼ de taza de *hummus*, ¼ de taza de tomate, 1 rebanada de queso reducido en grasa y ⅛ de taza de pepino rebanado.

PEPINO: Lo que sobre, en rebanadas y con un poco de sal.

SÁNDWICH DE *HUMMUS* Y PAN DE PITA: En un pan de pita integral y de 6 pulgadas de diámetro, ponga ¼ de taza de *hummus*, ¼ de taza de tomate, 1 rebanada de queso reducido en grasa y ⅛ de taza de pepino rebanado.

PEPINO: Lo que sobre, en rebanadas y con un poco de sal.

MERIENDA

YOGUR: 8 onzas de yogur de sabor (reducido en calorías) que no contenga más de 120 calorías.

YOGUR: 8 onzas de yogur de sabor (reducido en calorías) que no contenga más de 120 calorías.

CENA

HAMBURGUESA DE SALMÓN: Vea la receta en la página 438. Ponga la hamburguesa en un panecillo integral y sazónela con jugo de limón y Salsa de hierbas (la receta aparece en la página 437). Agregue rebanadas de tomate y lechuga.

ENSALADA DE TOMATE Y PIMIENTO VERDE: Mezcle ½ taza de tomate picado, ½ taza de pimiento verde picado, 1 cebollín picado, 1 cucharada de perejil o albahaca picados, ½ cucharadita de aceite de oliva, ¼ de cucharadita de vinagre y unas cuantas gotas de jugo de limón.

HAMBURGUESA DE SALMÓN: Vea la receta en la página 438. Ponga la hamburguesa en un panecillo integral y sazónela con jugo de limón y Salsa de hierbas (la receta aparece en la página 437). Agregue rebanadas de tomate y lechuga.

ENSALADA DE TOMATE Y PIMIENTO VERDE: Mezcle ½ taza de tomate picado, ½ taza de pimiento verde picado, 1 cebollín picado, 1 cucharada de perejil o albahaca picados, ½ cucharadita de aceite de oliva, ¼ de cucharadita de vinagre y unas cuantas gotas de jugo de limón.

GUSTO

HELADO O YOGUR CONGELADO BAJO EN CALORÍAS: ½ taza, con 2 cucharaditas de jarabe de chocolate y ½ taza de fresas.

HELADO O YOGUR CONGELADO BAJO EN CALORÍAS: ¾ de taza, con 2 cucharaditas de jarabe de chocolate y ½ taza de fresas.

DESAYUNO

COPOS DE AVENA CON CANELA: Cueza ½ taza de avena molida instantánea según las instrucciones que aparezcan en el empaque, agregando 1 manzana pequeña picada en cubitos y una pizca de canela.

LECHE DESCREMADA: 1 taza.

ALMENDRAS O NUECES: 2 cucharadas.

ALMUERZO

SÁNDWICH DE *HUMMUS* Y PAN DE PITA: En un pan de pita integral y de 6 pulgadas de diámetro, ponga ½ de taza de *hummus*, ¼ de taza de tomate, 1 rebanada de queso reducido en grasa y ⅛ de taza de pepino rebanado.

PEPINO: Lo que sobre, en rebanadas y con un poco de sal.

MERIENDA

YOGUR: 8 onzas de yogur bajo en grasa con frutas que no contenga más de 210 calorías.

CENA

HAMBURGUESA DE SALMÓN: Vea la receta en la página 438. Ponga la hamburguesa en un panecillo integral y sazónela con jugo de limón y Salsa de hierbas (la receta aparece en la página 437). Agregue rebanadas de tomate y lechuga.

ENSALADA DE TOMATE Y PIMIENTO VERDE: Mezcle ½ taza de tomate picado, ½ taza de pimiento verde picado, 1 cebollín picado, 1 cucharada de perejil o albahaca picados, ½ cucharadita de aceite de oliva, ¼ de cucharadita de vinagre y unas cuantas gotas de jugo de limón.

GUSTO

HELADO O YOGUR CONGELADO BAJO EN CALORÍAS: ¾ de taza, con 2 cucharaditas de jarabe de chocolate y ½ taza de fresas.

Conteo de nutrientes

	1,400	1,600	1,800
CALORÍAS	1,404	1,648	1,808
GRASA (G)	41	59	65
GRASA SATURADA (G)	10.7	13.7	14.7
PROTEÍNAS (G)	79	87	92
CARBOHIDRATOS (G)	193	208	232
FIBRA DIETÉTICA (G)	24	28	30
COLESTEROL (MG)	206	216	223
SODIO (MG)	1,510	1,570	1,741
CALCIO (MG)	1,047	1,161	1,228

¡Nútrase mejor!

EL *HUMMUS* QUE ALMORZÓ obtiene su sabor cremoso del *tahini*, una pasta hecha de semillas de sésamo (ajonjolí) molidas. El *tahini* está repleto de nutrientes. Sólo 1 cucharada tiene 1½ gramos de fibra y 12 por ciento de su requerimiento diario de calcio. Además, los compuestos que le dan su sabor ayudan a combatir las enfermedades cardíacas y el cáncer.

JUEVES

1,400 calorías	1,600 calorías

DESAYUNO

TORTILLA DE HUEVO CON SALSA PICANTE: En un sartén antiadherente, fría 1 huevo y 1 clara de huevo en ½ cucharadita de aceite de oliva o aceite de *canola*. Rellene la tortilla (vea la página 459) de huevo con 2 cucharadas de salsa picante.

PAN INTEGRAL: 1 rebanada.

LECHE DESCREMADA: 1 taza.

ENSALADA DE FRUTAS: 1 taza (las frutas que elija).

TORTILLA DE HUEVO CON SALSA PICANTE: En un sartén antiadherente, fría 1 huevo y 1 clara de huevo en ½ cucharadita de aceite de oliva o aceite de *canola*. Rellene la tortilla (vea la página 459) de huevo con 2 cucharadas de salsa picante.

PAN INTEGRAL: 1 rebanada.

LECHE DESCREMADA: 1 taza.

ENSALADA DE FRUTAS: 1½ tazas (las frutas que elija).

ALMUERZO

SÁNDWICH DE POLLO A LA PARRILLA: Pruebe cualquiera de los siguientes sándwiches: *Wendy's Grilled Chicken, McDonald's Chicken McGrill* o *KFC Honey BBQ*, todos sin mayonesa.

OJO No coma los sándwiches de Burger King ni Arby's; estos sándwiches tienen demasiadas calorías. Puede agregarle *catsup*, mostaza, lechuga y tomate.

ENSALADA: Vierta 1 cucharada de aliño bajo en grasa (alrededor de ⅓ de la mayoría de los paquetitos) sobre su ensalada.

SÁNDWICH DE POLLO A LA PARRILLA: Pruebe cualquiera de los siguientes sándwiches: *Wendy's Grilled Chicken, McDonald's Chicken McGrill* o *KFC Honey BBQ*, todos sin mayonesa.

OJO No coma los sándwiches de Burger King ni Arby's; estos sándwiches tienen demasiadas calorías. Puede agregarle *catsup*, mostaza, lechuga y tomate.

ENSALADA: Vierta 1 cucharada de aliño bajo en grasa (alrededor de ⅓ de la mayoría de los paquetitos) sobre su ensalada.

MERIENDA

LECHE DESCREMADA: 1 taza.

GALLETAS *GRAHAM*: 1 rectángulo.

LECHE DESCREMADA: 1 taza.

GALLETAS *GRAHAM*: 2 rectángulos, cada uno untado con ½ cucharada de mantequilla de cacahuate.

CENA

PASTA PRIMAVERA: Vea la receta en la página 439.

PASTA PRIMAVERA: Vea la receta en la página 439.

GUSTO

HELADO O YOGUR CONGELADO BAJO EN CALORÍAS: ⅔ de taza u otro gusto de 150 calorías (para más sugerencias, vea la página 282).

HELADO O YOGUR CONGELADO BAJO EN CALORÍAS: ⅔ de taza u otro gusto de 150 calorías (para más sugerencias, vea la página 282).

DESAYUNO

TORTILLA DE HUEVO CON SALSA PICANTE:
En un sartén antiadherente, fría 1 huevo
y 1 clara de huevo en ½ cucharadita de
aceite de oliva o aceite de *canola*. Rellene
la tortilla (vea la página 459) de huevo
con 2 cucharadas de salsa picante.

PAN INTEGRAL: 2 rebanadas, cada una untada con 1 cucharadita de margarina libre
de ácidos transgrasos y 1 cucharadita de
mermelada.

LECHE DESCREMADA: 1 taza.

ENSALADA DE FRUTAS: 1½ tazas (las frutas
que elija).

ALMUERZO

SÁNDWICH DE POLLO A LA PARRILLA:
Pruebe cualquiera de los siguientes sándwiches: *Wendy's Grilled Chicken, McDonald's
Chicken McGrill* o *KFC Honey BBQ*, todos sin
mayonesa.

ojo No coma los sándwiches de Burger King
ni Arby's; estos sándwiches tienen demasiadas calorías. Puede agregarle
catsup, mostaza, lechuga y tomate.

ENSALADA: Vierta 1 cucharada de aliño bajo
en grasa (alrededor de ⅓ de la mayoría de
los paquetitos) sobre su ensalada.

1 NARANJA

MERIENDA

LECHE DESCREMADA: 1 taza.

GALLETAS *GRAHAM*: 2 rectángulos, cada uno
untado con ½ cucharada de mantequilla
de cacahuate.

CENA

PASTA PRIMAVERA: Vea la receta en la
página 439.

GUSTO

**HELADO O YOGUR CONGELADO BAJO EN
CALORÍAS:** ⅔ de taza u otro gusto de 150
calorías (para más sugerencias, vea la
página 282).

	1,400	1,600	1,800
CALORÍAS	1,394	1,580	1,818
GRASA (G)	40	49	58
GRASA SATURADA (G)	9.3	11.1	12.6
PROTEÍNAS (G)	90	95	100
CARBOHIDRATOS (G)	181	203	241
FIBRA DIETÉTICA (G)	24	26	32
COLESTEROL (MG)	317	317	317
SODIO (MG)	2,085	2,251	2,485
CALCIO (MG)	1,003	1,019	1,110

VIERNES

1,400 calorías	1,600 calorías

DESAYUNO

CEREAL: El equivalente a 150 calorías de algún cereal rico en fibra, con 1 taza de leche descremada y 1 cucharada de almendras.

OJO El cereal debe contener de 5 a 8 gramos de fibra por cada ración.

CANTALOUP U OTRA FRUTA: 1 taza.

ALMUERZO

ENSALADA NUTRITIVA: En casa o en una barra de ensaladas, mezcle 1 taza de verduras de hojas verdes mixtas o espinacas, 1½ tazas de verduras picadas y ½ taza de garbanzos enlatados, con 2 cucharadas de aliño reducido en calorías.

REQUESÓN BAJO EN GRASA: ½ taza.

1 PANECILLO PEQUEÑO: Coma esto o 1 rebanada de pan (de preferencia integral).

MERIENDA

LECHE CON CHOCOLATE: 1 taza de leche descremada con 2 cucharaditas de jarabe de chocolate.

CENA

SOFRITO DE BRÓCOLI Y POLLO O DE BRÓCOLI Y CAMARÓN: *Si va a comprar comida china para llevar,* pida 1½ tazas de sofrito de brócoli y pollo o de brócoli y camarón con ½ taza de arroz cocido. Pida que se lo preparen con menos aceite y ordene arroz integral. *En casa,* prepare su propio platillo siguiendo la receta para Sofrito de carne de res y brócoli (que aparece en la página 426), pero use pollo o camarón en lugar de carne de res. Sírvalo con 1 taza de arroz integral.

GUSTO

1 PALETA HELADA DE FRUTA: Coma esta u otro gusto de 80 calorías.

CEREAL: El equivalente a 150 calorías de algún cereal rico en fibra, con 1 taza de leche descremada, 1 cucharada de almendras y 1 cucharada de pasas.

OJO El cereal debe contener de 5 a 8 gramos de fibra por cada ración.

CANTALOUP U OTRA FRUTA: 1 taza.

ENSALADA NUTRITIVA: En casa o en una barra de ensaladas, mezcle 1 taza de verduras de hojas verdes mixtas o espinacas, 1½ tazas de verduras picadas y ½ taza de garbanzos enlatados, con 2 cucharadas de aliño reducido en calorías.

REQUESÓN BAJO EN GRASA: ½ taza.

ATÚN EN AGUA: ½ taza.

1 PANECILLO PEQUEÑO: Coma esto o 1 rebanada de pan (de preferencia integral).

LECHE CON CHOCOLATE: 1 taza de leche descremada con 2 cucharaditas de jarabe de chocolate.

SOFRITO DE BRÓCOLI Y POLLO O DE BRÓCOLI Y CAMARÓN: *Si va a comprar comida china para llevar,* pida 1½ tazas de sofrito de brócoli y pollo o de brócoli y camarón con ¾ de taza de arroz cocido. Pida que se lo preparen con menos aceite y ordene arroz integral. *En casa,* prepare su propio platillo siguiendo la receta para Sofrito de carne de res y brócoli (que aparece en la página 426), pero use pollo o camarón en lugar de carne de res. Sírvalo con 1½ tazas de arroz integral.

1 PALETA HELADA DE FRUTA: Coma esta u otro gusto de 80 calorías.

DESAYUNO

CEREAL: El equivalente a 150 calorías de algún cereal rico en fibra, con 1 taza de leche descremada, 1 cucharada de almendras y 1 cucharada de pasas.

OJO El cereal debe contener de 5 a 8 gramos de fibra por cada ración.

CANTALOUP U OTRA FRUTA: 1 taza.

ALMUERZO

ENSALADA NUTRITIVA: En casa o en una barra de ensaladas, mezcle 1 taza de verduras de hojas verdes mixtas o espinacas, 1½ tazas de verduras picadas y ½ taza de garbanzos enlatados, con 2 cucharadas de aliño reducido en calorías.

REQUESÓN BAJO EN GRASA: ½ taza.

ATÚN EN AGUA: ½ taza.

1 PANECILLO PEQUEÑO: Coma esto o 1 rebanada de pan (de preferencia integral).

MERIENDA

LECHE CON CHOCOLATE: 1 taza de leche descremada con 2 cucharaditas de jarabe de chocolate.

2 GALLETAS *AK-MAK*: Coma estas o el equivalente a 45 calorías de alguna otra galleta integral. Unte 1 cucharadita de mantequilla de cacahuate en cada galleta.

CENA

SOFRITO DE BRÓCOLI Y POLLO O DE BRÓCOLI Y CAMARÓN: *Si va a comprar comida china para llevar*, pida 1½ tazas de sofrito de brócoli y pollo o de brócoli y camarón con 1 taza de arroz cocido. Pida que se lo preparen con menos aceite y ordene arroz integral. *En casa*, prepare su propio platillo siguiendo la receta para Sofrito de carne de res y brócoli (que aparece en la página 426), pero use pollo o camarón en lugar de carne de res. Sírvalo con 2 tazas de arroz integral.

GUSTO

1 PALETA HELADA DE FRUTA: Coma esta u otro gusto de 80 calorías.

	1,400	1,600	1,800
CALORÍAS	1,423	1,582	1,752
GRASA (G)	33	34	40
GRASA SATURADA (G)	6.3	6.9	8.1
PROTEÍNAS (G)	84	106	111
CARBOHIDRATOS (G)	213	228	251
FIBRA DIETÉTICA (G)	28	28	29
COLESTEROL (MG)	129	155	155
SODIO (MG)	3,055	3,315	3,319
CALCIO (MG)	951	966	971

SÁBADO

1,400 calorías	1,600 calorías

DESAYUNO

TOSTADAS FRANCESAS CON BAYAS: Sumerja 2 rebanadas de pan integral en ⅓ de taza de sustituto de huevo (o 2 claras de huevo mezcladas con 2 cucharadas de leche descremada), luego dórelas en un sartén antiadherente con 1 cucharadita de aceite de *canola*. Agregue 1 cucharadita de miel de maple y ½ taza de arándanos o fresas a cada rebanada.

LECHE DESCREMADA: 1 taza.

ALMUERZO

ENSALADA DE ATÚN AL *CURRY*: Combine 3 onzas de atún en agua, 2 cucharadas de zanahoria o apio finamente picado, 2 cucharaditas de mayonesa baja en grasa, 2 cucharaditas de almendras, 1 cucharadita de pasas y ½ cucharadita de polvo de *curry*.

PALITOS DE ZANAHORIA Y APIO: 1 taza.

4 GALLETAS *AK-MAK*: Coma estas o el equivalente a 95 calorías de alguna otra galleta integral.

MERIENDA

YOGUR: 8 onzas de yogur de sabor (reducido en calorías) que no contenga más de 120 calorías.

CENA

PIZZA VEGETARIANA: Pizza vegetariana rápida (vea la receta en la página 428) o 2 rebanadas de una pizza grande con verduras pero sin carne.

ENSALADA MIXTA: 2 tazas, con 1 cucharada de aliño reducido en calorías.

GUSTO

PRETZELS: 1 onza u otro gusto de 100 calorías, como 12 onzas de cerveza *light* (para más sugerencias, vea la página 282).

TOSTADAS FRANCESAS CON BAYAS: Sumerja 2 rebanadas de pan integral en ⅓ de taza de sustituto de huevo (o 2 claras de huevo mezcladas con 2 cucharadas de leche descremada), luego dórelas en un sartén antiadherente con 1 cucharadita de aceite de *canola*. Agregue 1 cucharadita de miel de maple y ½ taza de arándanos o fresas a cada rebanada.

LECHE DESCREMADA: 1 taza.

ENSALADA DE ATÚN AL *CURRY*: Combine 3 onzas de atún en agua, 2 cucharadas de zanahoria o apio finamente picado, 2 cucharaditas de mayonesa baja en grasa, 2 cucharaditas de almendras, 1 cucharadita de pasas y ½ cucharadita de polvo de *curry*.

PALITOS DE ZANAHORIA Y APIO: 1 taza.

4 GALLETAS *AK-MAK*: Coma estas o el equivalente a 95 calorías de alguna otra galleta integral.

1 MANGO: Elija esta fruta, 2 naranjas u otra pieza de fruta.

YOGUR: 8 onzas de yogur de sabor (reducido en calorías) que no contenga más de 120 calorías.

NUECES U OTROS FRUTOS SECOS: 1 cucharada.

PIZZA VEGETARIANA: Pizza vegetariana rápida (vea la receta en la página 428) o 2 rebanadas de una pizza grande con verduras pero sin carne.

ENSALADA MIXTA: 2 tazas, con 1 cucharada de aliño reducido en calorías.

PRETZELS: 1 onza u otro gusto de 100 calorías, como 12 onzas de cerveza *light* (para más sugerencias, vea la página 282).

DESAYUNO

TOSTADAS FRANCESAS CON BAYAS:
Sumerja 2 rebanadas de pan integral en ⅓ de taza de sustituto de huevo (o 2 claras de huevo mezcladas con 2 cucharadas de leche descremada), luego dórelas en un sartén antiadherente con 1 cucharadita de aceite de *canola*. Agregue 1 cucharadita de miel de maple y ½ taza de arándanos o fresas a cada rebanada.

LECHE DESCREMADA: 1 taza.

ALMUERZO

ENSALADA DE ATÚN AL *CURRY*: Combine 3 onzas de atún en agua, 2 cucharadas de zanahoria o apio finamente picado, 2 cucharaditas de mayonesa baja en grasa, 2 cucharaditas de almendras, 1 cucharadita de pasas y ½ cucharadita de polvo de *curry*.

PALITOS DE ZANAHORIA Y APIO: 1 taza.

6 GALLETAS *AK-MAK*: Coma estas o el equivalente a 140 calorías de alguna otra galleta integral.

1 MANGO: Elija esta fruta, 2 naranjas u otra pieza de fruta.

MERIENDA

YOGUR: 8 onzas de yogur bajo en grasa con frutas que no contenga más de 210 calorías.

CENA

PIZZA VEGETARIANA: Pizza vegetariana rápida (vea la receta en la página 428) o 2 rebanadas de una pizza grande con verduras pero sin carne.

ENSALADA MIXTA: 2 tazas, con 1 cucharada de aliño normal.

GUSTO

PRETZELS: 1 onza u otro gusto de 100 calorías, como 12 onzas de cerveza *light* (para más sugerencias, vea la página 282).

Conteo de nutrientes

	1,400	1,600	1,800
CALORÍAS	1,432	1,608	1,812
GRASA (G)	28	33	43
GRASA SATURADA (G)	8.9	9.4	11.6
PROTEÍNAS (G)	82	84	87
CARBOHIDRATOS (G)	201	238	264
FIBRA DIETÉTICA (G)	21	25	27
COLESTEROL (MG)	66	66	73
SODIO (MG)	2,222	2,226	2,348
CALCIO (MG)	1,047	1,074	1,125

¡Nútrase mejor!

EL POLVO DE *CURRY* QUE LE AGREGÓ A SU ENSALADA DE ATÚN no sólo sirve para darle sabor. También contiene curcumina, un pigmento que le da su color amarillo a la cúrcuma (azafrán de las Indias), el ingrediente principal del polvo de *curry*. La curcumina es un anticancerígeno potente y se piensa que contribuye a la baja incidencia de cáncer entre la población de la India, donde el polvo de *curry* es uno de los ingredientes básicos de la alimentación del pueblo.

DOMINGO

1,400 calorías

DESAYUNO

BAGEL: $\frac{1}{2}$ bagel grande (de $3\frac{1}{2}$ a 4 onzas) de salvado de avena o trigo integral con 1 cucharada de queso crema reducido en grasa y $1\frac{1}{2}$ onzas ($1\frac{1}{2}$ tiras) de salmón ahumado.

LECHE DESCREMADA: 1 taza.

ENSALADA DE FRUTAS: 1 taza (las frutas que elija).

ALMUERZO

TACO DE PAVO Y CHUTNEY: En 1 tortilla de harina integral de 8 pulgadas de diámetro, unte 2 cucharadas de chutney y luego agregue 2 rebanadas de pavo, 1 rebanada de queso Cheddar reducido en grasa y lechuga. Enrolle la tortilla.

VERDURAS FRESCAS: 1 taza, por ejemplo rábanos o pimiento rojo en rebanadas.

MERIENDA

MINILICUADO DE MELOCOTÓN: En una licuadora, licúe bien 1 melocotón o 4 onzas de melocotones enlatados en su jugo, $\frac{1}{4}$ de taza de leche descremada, $\frac{1}{2}$ taza de yogur natural bajo en grasa, 2 cucharaditas de miel y 1 ó 2 cubos de hielo.

CENA

ENSALADA SUREÑA: Combine $\frac{1}{2}$ taza de frijoles negros enlatados, escurridos y enjuagados; $\frac{1}{2}$ taza de maíz fresco, congelado o enlatado y bajo en sodio y $\frac{1}{2}$ taza de arroz integral cocido. Agréguele salsa picante al gusto, $\frac{1}{2}$ aguacate Haas picado y 1 cucharada de cilantro picado.

GUSTO

FRESAS CON CHOCOLATE: Sumerja la punta de $\frac{1}{2}$ taza de fresas en 2 cucharaditas de jarabe de chocolate.

1,600 calorías

BAGEL: $\frac{1}{2}$ bagel grande (de $3\frac{1}{2}$ a 4 onzas) de salvado de avena o trigo integral con 2 cucharadas de queso crema reducido en grasa y $1\frac{1}{2}$ onzas ($1\frac{1}{2}$ tiras) de salmón ahumado.

LECHE DESCREMADA: 1 taza.

ENSALADA DE FRUTAS: 1 taza (las frutas que elija).

TACO DE PAVO Y CHUTNEY: En 1 tortilla de harina integral de 8 pulgadas de diámetro, unte 2 cucharadas de chutney y luego agregue 2 rebanadas de pavo, 1 rebanada de queso Cheddar reducido en grasa y lechuga. Enrolle la tortilla.

VERDURAS FRESCAS: 1 taza, por ejemplo rábanos o pimiento rojo en rebanadas.

MINILICUADO DE MELOCOTÓN: En una licuadora, licúe bien 1 melocotón o 4 onzas de melocotones enlatados en su jugo, $\frac{1}{4}$ de taza de leche descremada, $\frac{1}{2}$ taza de yogur natural bajo en grasa, 2 cucharaditas de miel y 1 ó 2 cubos de hielo.

ENSALADA SUREÑA: Combine $\frac{1}{2}$ taza de frijoles negros enlatados, escurridos y enjuagados; $\frac{1}{2}$ taza de maíz fresco, congelado o enlatado y bajo en sodio y $\frac{1}{2}$ taza de arroz integral cocido. Agréguele salsa picante al gusto, $\frac{1}{2}$ aguacate Haas picado y 1 cucharada de cilantro picado.

FRESAS CON CHOCOLATE: Sumerja la punta de $\frac{1}{2}$ taza de fresas en 2 cucharaditas de jarabe de chocolate.

DESAYUNO

BAGEL: 1 *bagel* grande (de 3½ a 4 onzas) de salvado de avena o trigo integral con 2 cucharadas de queso crema reducido en grasa y 2 onzas/56 gramos (2 tiras) de salmón ahumado.

LECHE DESCREMADA: 1 taza.

ENSALADA DE FRUTAS: 1 taza (las frutas que elija).

ALMUERZO

TACO DE PAVO Y *CHUTNEY*: En 1 tortilla de harina integral de 8 pulgadas de diámetro, unte 2 cucharadas de *chutney* y 1 cucharadita de mayonesa baja en grasa, luego agregue 2 rebanadas de pavo, 1 rebanada de queso *Cheddar* reducido en grasa y lechuga. Enrolle la tortilla.

VERDURAS FRESCAS: 1 taza, por ejemplo rábanos o pimiento rojo en rebanadas.

MERIENDA

MINILICUADO DE MELOCOTÓN: En una licuadora, licúe bien 1 melocotón o 4 onzas de melocotones enlatados en su jugo, ¼ de taza de leche descremada, ½ taza de yogur natural bajo en grasa, 2 cucharaditas de miel y 1 ó 2 cubos de hielo.

CENA

ENSALADA SUREÑA: Combine ½ taza de frijoles negros enlatados, escurridos y enjuagados; ½ taza de maíz fresco, congelado o enlatado y bajo en sodio y ½ taza de arroz integral cocido. Agréguele salsa picante al gusto, ½ aguacate *Haas* picado y 1 cucharada de cilantro picado.

REQUESÓN BAJO EN GRASA: ½ taza.

GUSTO

FRESAS CON CHOCOLATE: Sumerja la punta de ½ taza de fresas en 2 cucharaditas de jarabe de chocolate.

2 GALLETITAS *PEPPERIDGE FARM BORDEAUX*: Coma estas o algún otro gusto de 70 calorías.

	1,400	1,600	1,800
CALORÍAS	1,442	1,584	1,823
GRASA (G)	36	45	48
GRASA SATURADA (G)	11.2	15.6	17.1
PROTEÍNAS (G)	74	77	104
CARBOHIDRATOS (G)	225	239	264
FIBRA DIETÉTICA (G)	28	29	32
COLESTEROL (MG)	76	97	133
SODIO (MG)	3,467	3,567	4,263
CALCIO (MG)	998	1,021	1,090

Consejo quemagrasa

En vez de untarle mucho queso crema y poco salmón ahumado a su *bagel*, invierta esas proporciones. Onza por onza, el salmón ahumado contiene una tercera parte de las calorías que el queso crema. Y en vez de la grasa saturada que tapa las arterias que contiene el queso crema, el salmón ahumado está repleto de ácidos grasos omega-3 que son saludables para el corazón.

CAPÍTULO 13

Disfrute las frutas y las verduras

¿Puede creer que ya lleva casi un mes siguiendo este plan? Apuesto a que ya está luciendo de maravilla y sintiéndose aún mejor. Ya casi ha llegado a la meta. Estoy orgullosa de usted. ¡Siga así!

Espero que haya estado disfrutando todas las frutas y verduras que incluye este plan, porque estos alimentos están haciendo cosas *asombrosas* para su cuerpo. Cuando usted come cantidades abundantes de frutas y verduras, entonces queda menos espacio para los alimentos que engordan.

Además de que nos ayudan a bajar de peso, las frutas y verduras han demostrado su capacidad para combatir enfermedades. Se ha visto en cientos de estudios de investigación que las personas que comen más frutas y verduras presentan la menor incidencia de cáncer, enfermedades cardíacas y otras enfermedades. Yo trato de comer alguna fruta cítrica cada día para mantenerme saludable; las frutas cítricas contienen mucha vitamina C que combaten los resfriados (catarros). Yo me como una naranja (china), media toronja (pomelo) o exprimo el jugo de un limón o limón verde en mi agua. Además, las frutas cítricas son refrescantes.

1,400 CALORÍAS: 27% de las calorías provienen de la grasa, 21% de la proteína, 52% de los carbohidratos

1,600 CALORÍAS: 27% de las calorías provienen de la grasa, 21% de la proteína, 52% de los carbohidratos

1,800 CALORÍAS: 28% de las calorías provienen de la grasa, 20% de la proteína, 52% de los carbohidratos

¡Las frutas y verduras protegen literalmente su salud de miles maneras diferentes! Contienen miles de compuestos benéficos, algunos de los cuales nos son muy familiares, como la vitamina C y el magnesio. Otros tienen nombres más extravagantes, como sulforafano y zeaxantina. Los científicos los llaman compuestos fitoquímicos o fitonutrientes. De la misma forma en que estos compuestos protegen a las plantas de las sustancias que causan enfermedades o de los rayos dañinos del Sol, también nos protegen a nosotras. Los recuadros titulados "¡Nútrase mejor!" que encontrará a lo largo de este plan alimenticio de seis semanas describen cómo los tomates (jitomates), las espinacas, los arándanos y otras frutas y verduras mejoran su salud.

Las principales organizaciones de salud, como el Instituto Nacional de Cáncer, los Centros para el Control y la Prevención de Enfermedades y otras, quieren que usted aproveche los beneficios de las frutas y verduras. Es por esto que le han estado haciendo tanta publicidad al mensaje de "cinco al día". En realidad, cinco frutas y verduras al día son sólo un punto de partida para la buena salud. Yo trato de alentar a la gente a que coma aún más.

RECORDATORIO SEMANAL: ¡Es hora de felicitarse por haber terminado otra semana completa del Plan Reduzca sus Zonas de Grasa Femenina! Independientemente de que decida subirse a la pesa (báscula), probarse sus pantalones o usar una cinta para medir, tome nota de cómo ha cambiado su cuerpo esta semana. Anote sus resultados en su Diario (página 454).

Es más fácil de lo que cree

Yo solía pensar que me sería imposible comer cinco raciones de frutas y verduras al día a menos que *realmente* hiciera un esfuerzo. Y ahora puedo comer hasta siete raciones al día y usted también puede lograrlo. A lo largo de estas seis semanas, cinco raciones al día es lo mínimo. En la mayoría de los días, comerá siete raciones y en uno que otro día comerá incluso más de siete raciones.

Parece ser una gran cantidad, pero como probablemente ya ha notado, no es tan difícil. En este plan, a menudo son los ingredientes principales de su comida. Un licuado (batido): dos raciones de fruta sin esfuerzo. Ensalada César con pollo: ¡de dos a cuatro raciones de verdura a su favor! Yo le voy a enseñar lo fácil que es comer frutas y verduras cada día y disfrutarlas verdaderamente. Son la clave para bajar de peso, sentirse de maravilla y mejorar su salud. (*Nota*: Si no conoce algunos de los términos empleados para los alimentos en la lista del supermercado o en los menús, vea el glosario en la página 457).

LISTA DEL SUPERMERCADO

REVISE SU REFRIGERADOR y su alacena. Quizá la semana pasada le hayan sobrado muchos de estos alimentos. Y algunos de los que comprará esta semana también le servirán para las semanas siguientes. No se listan porciones porque estas varían en dependencia de cuántas personas haya en su familia. Por lo tanto, sólo revise los menús y anote cuánto de cada cosa necesitará comprar. (Cabe notar que aquí recomiendo alimentos de marcas comunes de los EE.UU.).

Si algo no le agrada, sustitúyalo por algún otro alimento que sea lo más parecido al que viene en la lista. Por ejemplo, puede comer coliflor en lugar de brócoli o pan integral de caja tostado en vez de *muffins* ingleses integrales. Pero cuando el menú indique algún producto de harina integral (como pan integral), no lo sustituya por productos hechos con harina blanca (como pan blanco). Los cereales integrales son herramientas importantes para bajar de peso.

FRUTA FRESCA

Bayas

Fresas

Kiwis

Limones

Mandarinas

Naranjas

Plátanos amarillos

Sandía, si está en temporada (sólo para el plan de 1,800 calorías)

VERDURAS Y HIERBAS FRESCAS

Ajo

Albahaca

Apio

Batatas dulces

Berenjena

Brócoli

Brotes

Butternut squash (No lo compre si va a salir a cenar el jueves).

Eneldo o perejil

Espinacas (Para mayor conveniencia, compre bolsas de espinacas prelavadas).

Habichuelas verdes (Si no están en temporada, compre habichuelas verdes congeladas o enlatadas, empacadas al vacío y sin sodio adicional).

Hinojo

Lechuga (puede comprar una cabeza de lechuga romana u otra lechuga de hojas grandes, o bien, una bolsa de verduras de hojas verdes mixtas)

Maíz

Pimientos verdes y rojos

Tomates normales

Zanahorias

PRODUCTOS ENLATADOS Y ENVASADOS

Aceite de oliva

Aceitunas negras, de preferencia marroquíes o *kalamata*

Aliño para ensalada César

Aliño tipo vinagreta o italiano normal (sólo para el plan de 1,800 calorías)

Aliño tipo vinagreta o italiano reducido en calorías

Atún en agua

Catsup

Garbanzos enlatados

Jarabe de chocolate

Jugo de limón

Mantequilla de cacahuate (para los planes de 1,600 y 1,800 calorías)

Miel

Miel de maple

Mostaza *Dijon*

Pasta de anchoas

Pepinillos (No los compre si va a salir a almorzar el sábado).

Salsa *marinara*

Salsa *Worcestershire*

Salsa para barbacoa

Salsa picante

Sopa de lenteja, frijol negro u otro tipo de frijol

Vinagre, de preferencia balsámico

PRODUCTOS SECOS Y PAN

Albaricoques deshidratados (para los planes de 1,600 y 1,800 calorías)

Almendras

Arroz integral

Panecillos integrales para hamburguesa que no contengan más de 120 calorías cada uno

Cereal rico en fibra que contenga de 5 a 8 gramos de fibra por cada ración de 30 gramos

Galletas *Graham*

Galletas integrales (como *Ak-Mak*)

Herbes de Provence, otras hierbas mixtas o sazonador para carne de ave (No lo compre si va a salir a cenar el jueves).

Muffins de salvado (No los compre si va a salir a desayunar a una *deli* el miércoles y el domingo).

Muffins ingleses integrales o salvado de avena

Pan de pita integral, de 6 pulgadas de diámetro

Pan integral de caja que no contenga más de 90 calorías y que contenga al menos 2 gramos de fibra por rebanada

Pasta integral tubular

Semillas de girasol

ALIMENTOS REFRIGERADOS

Coleslaw

Huevos

Hummus

Leche descremada (Si no se ha adaptado a tomar leche descremada, compre leche con un 1% de grasa o mezcle partes iguales de leche con un 1% y un 2% de grasa. Su nivel de calorías será un poco más elevado, pero así se podrá acostumbrar gradualmente al sabor de la leche descremada. Si usted es intolerante a la lactosa, pruebe la leche *Lactaid*. Si prefiere leche de soya —baja en grasa o sin grasa— compre alguna que venga enriquecida con calcio y que contenga al menos del 25% de la Cantidad Diaria Recomendada de calcio por taza).

Mantequilla o margarina libre de ácidos transgrasos

Queso *mozzarella* parcialmente descremado

Queso parmesano

Queso reducido en grasa

Requesón con un 1% o 2% de grasa (para los planes de 1,600 y 1,800 calorías)

Yogur bajo en grasa con frutas que contenga alrededor de 210 calorías por cada 8 onzas (sólo para el plan de 1,800 calorías)

Yogur de sabor (reducido en calorías) que no contenga más de 120 calorías por cada 8 onzas

Yogur natural bajo en grasa

CARNE DE RES, CARNE DE AVE Y PESCADO

Camarones grandes

Carne de res magra molida

Filetes de salmón (Si va a preparar el salmón a la parrilla, esto es todo lo que necesita.
Si va a preparar el Salmón escalfado con salsa de hierbas, anote los demás ingredientes que vienen en la página 437).

Pechugas de pollo sin hueso y sin piel o piernas y muslos sin piel

Pechugas de pollo sin hueso y sin piel o tiras de pollo precocidas *Perdue Short Cuts* o *Louis Rich* (No las compre si va a salir a almorzar el lunes).

Pollo entero (No lo compre si va a salir a cenar el jueves).

ALIMENTOS CONGELADOS

Burrito de frijoles (habichuelas) que contenga de 350 a 370 calorías (No lo compre si va a salir a almorzar el martes).

Helado o yogur congelado bajo en calorías, que no contenga más de 110 calorías por cada ½ taza (como *Breyers*, *Edy's* o *Dreyer's*)

Waffles integrales para tostadora, que contengan alrededor de 170 calorías por cada 2 *waffles* (por ejemplo, los de la marca *Nutri-Grain Multibran*)

OPCIONALES

Cerveza *light*

Gustos (vea los menús para el lunes, el martes y el sábado)

Vino

LUNES

1,400 calorías

DESAYUNO

CEREAL: 150 calorías de algún cereal rico en fibra, con 1 taza de leche descremada, ½ taza de fresas u otra fruta y 2 cucharadas de almendras.

OJO Revise la etiqueta del cereal para verificar que contenga de 5 a 8 gramos de fibra por cada ración de 30 gramos.

ENSALADA CÉSAR CON POLLO: 2 a 3 tazas de lechuga romana y otras verduras con 3 onzas de fajitas de pollo (en total, una ración de aproximadamente el tamaño de un juego de barajas) y 2 cucharadas de Aliño para ensalada César (vea la receta en la página 423).

OJO Si va a salir a cenar, pida que le traigan el aliño a un lado para que usted pueda decidir cuánto ponerle.

YOGUR: 8 onzas de yogur de sabor (reducido en calorías) que no contenga más de 120 calorías.

PASTA CON BERENJENA: Vea la receta en la página 440.

ENSALADA DE HINOJO, NARANJA Y ACEITUNAS: Vea la receta en la página 441.

FIDDLE FADDLE: ⅔ de taza u otro gusto de 125 calorías, como 6 onzas de vino (para más sugerencias, vea la página 282).

1,600 calorías

CEREAL: 150 calorías de algún cereal rico en fibra, con 1 taza de leche descremada, ½ taza de fresas u otra fruta y 2 cucharadas de almendras.

OJO Revise la etiqueta del cereal para verificar que contenga de 5 a 8 gramos de fibra por cada ración de 30 gramos.

ENSALADA CÉSAR CON POLLO: 2 a 3 tazas de lechuga romana y otras verduras con 3 onzas de fajitas de pollo (en total, una ración de aproximadamente el tamaño de un juego de barajas) y 2 cucharadas de Aliño para ensalada César (vea la receta en la página 423).

OJO Si va a salir a cenar, pida que le traigan el aliño a un lado para que usted pueda decidir cuánto ponerle.

1 PANECILLO: Coma este o 1 rebanada de pan (de preferencia integral).

YOGUR: 8 onzas de yogur de sabor (reducido en calorías) que no contenga más de 120 calorías.

PASTA CON BERENJENA: Vea la receta en la página 440.

ENSALADA DE HINOJO, NARANJA Y ACEITUNAS: Vea la receta en la página 441.

FIDDLE FADDLE: ⅔ de taza u otro gusto de 125 calorías, como 6 onzas de vino (para más sugerencias, vea la página 282).

DESAYUNO · ALMUERZO · MERIENDA · CENA · GUSTO

DESAYUNO

CEREAL: 150 calorías de algún cereal rico en fibra, con 1 taza de leche descremada, ½ taza de fresas u otra fruta y 2 cucharadas de almendras.

OJO Revise la etiqueta del cereal para verificar que contenga de 5 a 8 gramos de fibra por cada ración de 30 gramos.

ALMUERZO

ENSALADA CÉSAR CON POLLO: 2 a 3 tazas de lechuga romana y otras verduras con 3 onzas de fajitas de pollo (en total, una ración de aproximadamente el tamaño de un juego de barajas) y 2 cucharadas de Aliño para ensalada César (vea la receta en la página 423).

OJO Si va a salir a cenar, pida que le traigan el aliño a un lado para que usted pueda decidir cuánto ponerle.

1 PANECILLO: Coma este o 1 rebanada de pan (de preferencia integral).

MANTEQUILLA O MARGARINA LIBRE DE ÁCIDOS TRANSGRASOS: 1 cucharadita.

MERIENDA

YOGUR: 8 onzas de yogur bajo en grasa con frutas que no contenga más de 210 calorías.

CENA

PASTA CON BERENJENA: Vea la receta en la página 440.

ENSALADA DE HINOJO, NARANJA Y ACEITUNAS: Vea la receta en la página 441.

GUSTO

FIDDLE FADDLE: ⅔ de taza u otro gusto de 125 calorías, como 6 onzas de vino (para más sugerencias, vea la página 282).

Conteo de nutrientes

	1,400	1,600	1,800
CALORÍAS	1,405	1,602	1,765
GRASA (G)	44	49	58
GRASA SATURADA (G)	7.7	8.6	10.3
PROTEÍNAS (G)	72	78	81
CARBOHIDRATOS (G)	172	206	225
FIBRA DIETÉTICA (G)	37	40	42
COLESTEROL (MG)	88	100	100
SODIO (MG)	1,964	2,111	2,198
CALCIO (MG)	950	979	1,065

Consejo quemagrasa

En una encuesta de la revista *Consumer Report* (Informe para Consumidores) de 32,213 personas que habían bajado de peso (o que estaban tratando de bajar de peso), alrededor del 70 por ciento de las personas dijeron que comer frutas y verduras les ayudó a perder peso —y lo que es todavía mejor— a no volverlo a recuperar.

MARTES

1,400 calorías	1,600 calorías

DESAYUNO

LICUADO DE FRESA Y PLÁTANO AMARILLO: En una licuadora, licúe bien 1 plátano amarillo pequeño maduro, ½ taza de fresas, ½ taza de leche descremada, ½ taza de yogur natural bajo en grasa, 2 cucharaditas de miel y 1 ó 2 cubos de hielo.

PAN INTEGRAL TOSTADO: 1 rebanada untada con 1 cucharadita de margarina libre de ácidos transgrasos.

LICUADO DE FRESA Y PLÁTANO AMARILLO: En una licuadora, licúe bien 1 plátano amarillo pequeño maduro, ½ taza de fresas, ½ taza de leche descremada, ½ taza de yogur natural bajo en grasa, 2 cucharaditas de miel y 1 ó 2 cubos de hielo.

PAN INTEGRAL TOSTADO: 2 rebanadas untadas con 2 cucharaditas de margarina libre de ácidos transgrasos.

ALMUERZO

BURRITO: 1 burrito de frijoles de *Taco Bell*, 1 burrito de frijoles para horno de microondas de 350 a 370 calorías o ½ burrito gigante estilo California; sin crema agria.

PIMIENTO ROJO EN REBANADAS: 1 taza de esta u otras verduras crudas, con 2 a 3 cucharadas de salsa picante.

BURRITO: 1 burrito de frijoles de *Taco Bell*, 1 burrito de frijoles para horno de microondas de 350 a 370 calorías o ½ burrito gigante estilo California; sin crema agria.

PIMIENTO ROJO EN REBANADAS: 1 taza de esta u otras verduras crudas, con 2 a 3 cucharadas de salsa picante.

MERIENDA

CAFÉ *LATTE* CON LECHE DESCREMADA: 12 onzas, normal o descafeinado.

GALLETAS *GRAHAM*: 1 rectángulo.

CAFÉ *LATTE* CON LECHE DESCREMADA: 12 onzas, normal o descafeinado.

GALLETAS *GRAHAM*: 1 rectángulo.

CENA

HAMBURGUESA: 1 hamburguesa pequeña (ase a la parrilla 3 onzas/84 gramos de carne de res magra molida), póngala en un panecillo integral y agréguele *catsup*, mostaza, tomate en rebanadas y verduras de hojas verdes mixtas.

MAÍZ: 1 mazorca o ½ taza.

TOMATE: Lo que haya sobrado, en rebanadas.

HAMBURGUESA: 1 hamburguesa pequeña (ase a la parrilla 3 onzas/84 gramos de carne de res magra molida), póngala en un panecillo integral y agréguele *catsup*, mostaza, tomate en rebanadas y verduras de hojas verdes mixtas.

MAÍZ: 1 mazorca o ½ taza.

TOMATE: Lo que haya sobrado, en rebanadas.

GUSTO

2 CHOCOLATES *HERSHEY'S KISSES*: Coma estos u otro gusto de 50 calorías, como 1 galletita *Fig Newton* o 1 galletita *Oreo*.

4 CHOCOLATES *HERSHEY'S KISSES*: Coma estos u otro gusto de 100 calorías (para más sugerencias, vea la página 282).

DESAYUNO

**LICUADO DE FRESA Y PLÁTANO AMARI-
LLO:** En una licuadora, licúe bien 1 plátano amarillo pequeño maduro, ½ taza de fresas, ½ taza de leche descremada, ½ taza de yogur natural bajo en grasa, 2 cucharaditas de miel y 1 ó 2 cubos de hielo.

PAN INTEGRAL TOSTADO: 2 rebanadas untadas con 2 cucharaditas de margarina libre de ácidos transgrasos.

ALMUERZO

BURRITO: 1 burrito de frijoles de *Taco Bell*, 1 burrito de frijoles para horno de microondas de 350 a 370 calorías o ½ burrito gigante estilo California; sin crema agria.

PIMIENTO ROJO EN REBANADAS: 1 taza de esta u otras verduras crudas, con 2 a 3 cucharadas de salsa picante.

MERIENDA

CAFÉ *LATTE* CON LECHE DESCREMADA: 12 onzas, normal o descafeinado.

GALLETAS *GRAHAM*: 2 rectángulos untados con 2 cucharaditas de mantequilla de cacahuate.

CENA

HAMBURGUESA: 1 hamburguesa pequeña (ase a la parrilla 3 onzas/84 gramos de carne de res magra molida), póngala en un panecillo integral y agréguele *catsup*, mostaza, tomate en rebanadas y verduras de hojas verdes mixtas.

MAÍZ: 1 mazorca o ½ taza.

TOMATE: Lo que haya sobrado, en rebanadas.

SANDÍA U OTRA FRUTA: 2 tazas.

GUSTO

4 CHOCOLATES *HERSHEY'S KISSES*: Coma estos u otro gusto de 100 calorías (para más sugerencias, vea la página 282).

	1,400	1,600	1,800
CALORÍAS	1,416	1,581	1,800
GRASA (G)	44	52	60
GRASA SATURADA (G)	15	17.7	19
PROTEÍNAS (G)	68	72	77
CARBOHIDRATOS (G)	200	221	255
FIBRA DIETÉTICA (G)	27	29	32
COLESTEROL (MG)	100	102	102
SODIO (MG)	2,413	2,643	2,785
CALCIO (MG)	975	1,027	1,059

¡Nútrase mejor!

COMER FRUTAS no sólo le ayuda a prevenir el cáncer y las enfermedades cardíacas, sino que también le ayuda a proteger sus huesos. En un estudio de investigación británico, se encontró que las mujeres que comieron la mayor cantidad de fruta durante su infancia presentaban huesos más densos y fuertes. Las frutas (y las verduras) son ricas en potasio, vitamina C, betacaroteno y magnesio, todas los cuales son nutrientes que fortalecen los huesos.

MIÉRCOLES

1,400 calorías	1,600 calorías

DESAYUNO

MUFFIN DE SALVADO: 1 *muffin* pequeño o ½ *muffin* mediano.

1 NARANJA

LECHE DESCREMADA: 1 taza.

MUFFIN DE SALVADO: 1 *muffin* pequeño o ½ *muffin* mediano.

1 NARANJA

LECHE DESCREMADA: 1 taza.

ALMUERZO

SÁNDWICH DE QUESO *MOZZARELLA* Y TO-MATE: Entre 2 rebanadas de pan integral, ponga 2 rebanadas de queso *mozzarella* parcialmente descremado, de 2 a 3 rebanadas de tomate, 3 aceitunas picadas y albahaca.

OJO ¡Este sándwich sabe delicioso si lo calienta en un hornito eléctrico!

ESPINACAS: 2 tazas, mezcladas con 1 cucharada de aliño reducido en calorías.

SÁNDWICH DE QUESO *MOZZARELLA* Y TO-MATE: Entre 2 rebanadas de pan integral, ponga 2 rebanadas de queso *mozzarella* parcialmente descremado, de 2 a 3 rebanadas de tomate, 3 aceitunas picadas y albahaca.

OJO ¡Este sándwich sabe delicioso si lo calienta en un hornito eléctrico!

ESPINACAS: 2 tazas, mezcladas con 1 cucharada de aliño reducido en calorías.

MERIENDA

LECHE CON CHOCOLATE CALIENTE O FRÍA: 1 taza de leche descremada con 2 cucharaditas de jarabe de chocolate.

GALLETAS *GRAHAM*: 1 rectángulo.

LECHE CON CHOCOLATE CALIENTE O FRÍA: 1 taza de leche descremada con 2 cucharaditas de jarabe de chocolate.

GALLETAS *GRAHAM*: 1 rectángulo.

CENA

PASTA CON CAMARÓN Y BRÓCOLI: Vea la receta en la página 442.

1 KIWI U OTRA FRUTA

PASTA CON CAMARÓN Y BRÓCOLI: Vea la receta en la página 442.

2 KIWIS U OTRA FRUTA

GUSTO

BANANA SPLIT: Rebane a lo largo 1 plátano amarillo pequeño y agréguele ½ taza de helado o yogur congelado bajo en calorías y 2 cucharaditas de jarabe de chocolate.

BANANA SPLIT: Rebane a lo largo 1 plátano amarillo pequeño y agréguele ½ taza de helado o yogur congelado bajo en calorías y 2 cucharaditas de jarabe de chocolate.

DESAYUNO

MUFFIN DE SALVADO: 1 *muffin* pequeño o ½ *muffin* mediano.

1 NARANJA

LECHE DESCREMADA: 1 taza.

REQUESÓN BAJO EN GRASA: 4 onzas.

ALMUERZO

SÁNDWICH DE QUESO *MOZZARELLA* Y TO-MATE: Entre 2 rebanadas de pan integral, ponga 2 rebanadas de queso *mozzarella* parcialmente descremado, de 2 a 3 rebanadas de tomate, 3 aceitunas picadas y albahaca.

OJO ¡Este sándwich sabe delicioso si lo calienta en un hornito eléctrico!

ESPINACAS: 2 tazas, mezcladas con 1 cucharada de aliño normal.

MERIENDA

LECHE CON CHOCOLATE CALIENTE O FRÍA: 1 taza de leche descremada con 2 cucharaditas de jarabe de chocolate.

GALLETAS *GRAHAM*: 1 rectángulo.

CENA

PASTA CON CAMARÓN Y BRÓCOLI: Vea la receta en la página 442.

2 KIWIS U OTRA FRUTA

GUSTO

BANANA SPLIT: Rebane a lo largo 1 plátano amarillo pequeño y agréguele 1 taza de helado o yogur congelado bajo en calorías y 2 cucharaditas de jarabe de chocolate.

	1,400	1,600	1,800
CALORÍAS	1,456	1,602	1,813
GRASA (G)	55	56	62
GRASA SATURADA (G)	14.6	14.6	17.9
PROTEÍNAS (G)	70	75	91
CARBOHIDRATOS (G)	191	225	245
FIBRA DIETÉTICA (G)	26	32	32
COLESTEROL (MG)	197	197	211
SODIO (MG)	3,036	3,041	3,512
CALCIO (MG)	1,407	1,438	1,604

¡Nútrase mejor!

1 RACIÓN DE FRUTA EQUIVALE A. . .

- 1 fruta, como una manzana, un melocotón, etc.
- ½ taza de fruta picada cruda, enlatada o congelada, como bayas, uvas, etc.
- 6 onzas/180 ml (¾ de taza) de jugo de fruta
- ¼ de taza de fruta deshidratada, como pasas o albaricoques

1 RACIÓN DE VERDURA EQUIVALE A. . .

- ½ taza de verduras crudas, enlatadas o congeladas, como pimiento o tomates (jitomates)
- ½ taza de verduras cocidas, como brócoli, espinacas o tomates
- 1 taza de verduras de hojas verdes para ensalada, como espinacas
- 6 onzas de jugo de verduras

JUEVES

1,400 calorías

DESAYUNO

CEREAL: 150 calorías de algún cereal rico en fibra, con 1 taza de leche descremada, ½ taza de bayas u otra fruta y 1 cucharada de almendras.

OJO El cereal debe contener de 5 a 8 gramos de fibra por cada ración.

ALMUERZO

SÁNDWICH DE *HUMMUS* Y ESPINACAS: Rellene 1 pan de pita integral mediano con ⅓ de taza de *hummus* y 1 taza de espinacas.

PALITOS DE ZANAHORIA Y APIO: 1 taza.

1 NARANJA U OTRA FRUTA

MERIENDA

GALLETAS *GRAHAM*: 1 rectángulo.

YOGUR: 8 onzas de yogur de sabor (reducido en calorías) que no contenga más de 120 calorías.

CENA

POLLO ROSTIZADO: *En casa*, prepare Pollo rostizado (la receta aparece en la página 422). *En el Boston Market*, coma ¼ de pollo (carne blanca sin alas) o ¼ de pollo (carne oscura), ambos sin piel. En otros restaurantes de comida para llevar, pida 1 pierna o ½ pechuga (sin ala), ambos sin piel.

2 GUARNICIONES: *En casa*, coma 1 taza de verduras cocidas al vapor y ¾ de taza de maíz, papas hervidas, batatas dulces o *butternut squash*. En el Boston Market, ordene verduras al vapor, además de maíz con mantequilla y hierbas, *butternut squash*, o papas cambray con ajo y eneldo. *En otros restaurantes*, pida 1 taza de verduras al vapor y ¾ de taza de maíz o papas hervidas preparadas con *poquita* mantequilla.

GUSTO

HELADO O YOGUR CONGELADO BAJO EN CALORÍAS: ⅔ de taza, que no contenga más de 110 calorías por cada ½ taza.

1,600 calorías

CEREAL: 150 calorías de algún cereal rico en fibra, con 1 taza de leche descremada, ½ taza de bayas u otra fruta y 2 cucharadas de almendras.

OJO El cereal debe contener de 5 a 8 gramos de fibra por cada ración.

SÁNDWICH DE *HUMMUS* Y ESPINACAS: Rellene 1 pan de pita integral mediano con ⅓ de taza de *hummus* y 1 taza de espinacas.

PALITOS DE ZANAHORIA Y APIO: 1 taza.

1 NARANJA U OTRA FRUTA

GALLETAS *GRAHAM*: 2 rectángulos.

YOGUR: 8 onzas de yogur de sabor (reducido en calorías) que no contenga más de 120 calorías.

POLLO ROSTIZADO: *En casa*, prepare Pollo rostizado (la receta aparece en la página 422). *En el Boston Market*, coma ¼ de pollo (carne blanca sin alas) o ¼ de pollo (carne oscura), ambos sin piel. *En otros restaurantes de comida para llevar*, pida 1 pierna o ½ pechuga (sin ala), ambos sin piel.

2 GUARNICIONES: *En casa*, coma 1 taza de verduras cocidas al vapor y ¾ de taza de maíz, papas hervidas, batatas dulces o *butternut squash*. En el Boston Market, ordene verduras al vapor, además de maíz con mantequilla y hierbas, *butternut squash*, o papas cambray con ajo y eneldo. *En otros restaurantes*, pida 1 taza de verduras al vapor y ¾ de taza de maíz o papas hervidas preparadas con *poquita* mantequilla.

HELADO O YOGUR CONGELADO BAJO EN CALORÍAS: 1 taza, que no contenga más de 110 calorías por cada ½ taza.

DESAYUNO

CEREAL: 150 calorías de algún cereal rico en fibra, con 1 taza de leche descremada, ½ taza de bayas u otra fruta y 2 cucharadas de almendras.

OJO El cereal debe contener de 5 a 8 gramos de fibra por cada ración.

ALMUERZO

SÁNDWICH DE *HUMMUS* Y ESPINACAS: Rellene 1 pan de pita integral mediano con ⅓ de taza de *hummus* y 1 taza de espinacas.

PALITOS DE ZANAHORIA Y APIO: 1 taza.

1 NARANJA U OTRA FRUTA

MERIENDA

GALLETAS *GRAHAM*: 2 rectángulos.

YOGUR: 8 onzas de yogur bajo en grasa con frutas que no contenga más de 210 calorías.

CENA

POLLO ROSTIZADO: *En casa,* prepare Pollo rostizado (la receta aparece en la página 422). *En el Boston Market,* coma ¼ de pollo (carne blanca sin alas) o ¼ de pollo (carne oscura), ambos sin piel. *En otros restaurantes de comida para llevar,* pida 1 pierna o ½ pechuga (sin ala), ambos sin piel.

2 GUARNICIONES: *En casa,* coma 1 taza de verduras cocidas al vapor y ¾ de taza de maíz, papas hervidas, batatas dulces o *butternut squash. En el Boston Market,* ordene verduras al vapor, además de maíz con mantequilla y hierbas, *butternut squash,* o papas cambray con ajo y eneldo. *En otros restaurantes,* pida 1 taza de verduras al vapor y ¾ de taza de maíz o papas hervidas preparadas con *poquita* mantequilla.

PAN INTEGRAL: 1 rebanada.

GUSTO

HELADO O YOGUR CONGELADO BAJO EN CALORÍAS: 1 taza, que no contenga más de 110 calorías por cada ½ taza.

Conteo de nutrientes

	1,400	1,600	1,800
CALORÍAS	1,380	1,574	1,760
GRASA (G)	33	41	45
GRASA SATURADA (G)	6.9	8.9	10.2
PROTEÍNAS (G)	77	83	87
CARBOHIDRATOS (G)	218	243	280
FIBRA DIETÉTICA (G)	40	40	44
COLESTEROL (MG)	124	131	138
SODIO (MG)	1,708	1,827	2,011
CALCIO (MG)	962	1,061	1,144

Siempre me preguntan. . .

"¿Cómo le haces para que tus hijas coman verduras?"

¡Se las disfrazo! Por ejemplo, le agrego *zucchini* rallado a la salsa para pasta (vea la cena del miércoles de la Quinta Semana). Le agrego tomates a la salsa Alfredo baja en grasa; eso les *encanta* (vea la cena del martes de la Primera Semana). Y siempre le pongo muchísimas verduras a sus pizzas.

VIERNES

1,400 calorías	1,600 calorías

DESAYUNO

HUEVOS REVUELTOS A LA MEXICANA: Bata 1 huevo y 1 clara y fríalo en un sartén antiadherente con 1 cucharadita de margarina libre de ácidos transgrasos o aceite de oliva. Cuando esté a medio cocer, agregue de 1 a 2 cucharadas de salsa picante. Revuelva hasta que esté bien cocido.

MUFFIN INGLÉS: 1 *muffin* inglés integral, partido a la mitad y tostado.

LECHE DESCREMADA: 1 taza.

1 MANDARINA U OTRA FRUTA

HUEVOS REVUELTOS A LA MEXICANA: Bata 1 huevo y 1 clara y fríalo en un sartén antiadherente con 1 cucharadita de margarina libre de ácidos transgrasos o aceite de oliva. Cuando esté a medio cocer, agregue de 1 a 2 cucharadas de salsa picante. Revuelva hasta que esté bien cocido.

MUFFIN INGLÉS: 1 *muffin* inglés integral, partido a la mitad y tostado.

LECHE DESCREMADA: 1 taza.

1 MANDARINA U OTRA FRUTA

ALMUERZO

SOPA: 1¼ tazas de sopa de lenteja, frijol negro u otro frijol.

PAN: 1 rebanada (de preferencia integral).

ESPINACAS: 2 tazas, mezcladas con 1 cucharada de aliño reducido en calorías.

SOPA: 1¼ tazas de sopa de lenteja, frijol negro u otro frijol.

PAN: 1 rebanada (de preferencia integral).

ESPINACAS: 2 tazas, mezcladas con 1 cucharada de aliño reducido en calorías.

REQUESÓN BAJO EN GRASA: 4 onzas.

MERIENDA

YOGUR: 8 onzas de yogur de sabor (reducido en calorías) que no contenga más de 120 calorías.

YOGUR: 8 onzas de yogur de sabor (reducido en calorías) que no contenga más de 120 calorías.

CENA

SALMÓN: 4 onzas, a la parrilla o escalfado.

VERDURAS SALTEADAS: 1 taza de habichuelas verdes u otra verdura y un poco de ajo, salteadas en 1 cucharadita de mantequilla, margarina libre de ácidos transgrasos o aceite de oliva.

ARROZ INTEGRAL: ½ taza, cocido.

SALMÓN: 4 onzas, a la parrilla o escalfado.

VERDURAS SALTEADAS: 1 taza de habichuelas verdes u otra verdura y un poco de ajo, salteadas en 1 cucharadita de mantequilla, margarina libre de ácidos transgrasos o aceite de oliva.

ARROZ INTEGRAL: ¾ de taza, cocido.

GUSTO

HELADO NORMAL: ½ taza (en caso de que salga a comer a un restaurante y no tengan helado o yogur congelado bajo en calorías).

HELADO NORMAL: ½ taza (en caso de que salga a comer a un restaurante y no tengan helado o yogur congelado bajo en calorías).

DESAYUNO

HUEVOS REVUELTOS A LA MEXICANA:
Bata 1 huevo y 1 clara y fríalo en un sartén
antiadherente con 1 cucharadita de margarina libre de ácidos transgrasos o aceite de
oliva. Cuando esté a medio cocer, agregue
de 1 a 2 cucharadas de salsa picante. Revuelva hasta que esté bien cocido.

MUFFIN INGLÉS: 1 *muffin* inglés integral,
partido a la mitad y tostado.

LECHE DESCREMADA: 1 taza.

1 MANDARINA U OTRA FRUTA

ALMUERZO

SOPA: 1¼ tazas de sopa de lenteja, frijol
negro u otro frijol.

PAN: 1 rebanada (de preferencia integral).

ESPINACAS: 2 tazas, mezcladas con 1
cucharada de aliño reducido en calorías.

REQUESÓN BAJO EN GRASA: 4 onzas.

MERIENDA

YOGUR: 8 onzas de yogur bajo en grasa con
frutas que no contenga más de 210
calorías.

CENA

SALMÓN: 4 onzas, a la parrilla o escalfado.

VERDURAS SALTEADAS: 1 taza de
habichuelas verdes u otra verdura y un
poco de ajo, salteadas en 1 cucharadita de
mantequilla, margarina libre de ácidos
transgrasos o aceite de oliva.

ARROZ INTEGRAL: ¾ de taza, cocido.

GUSTO

HELADO NORMAL: 1 taza (en caso de que
salga a comer a un restaurante y no
tengan helado o yogur congelado bajo
en calorías).

Conteo de nutrientes

	1,400	1,600	1,800
CALORÍAS	1,403	1,552	1,799
GRASA (G)	39	40	51
GRASA SATURADA (G)	10.8	11.9	17.8
PROTEÍNAS (G)	81	97	100
CARBOHIDRATOS (G)	168	184	221
FIBRA DIETÉTICA (G)	24	25	25
COLESTEROL (MG)	321	328	364
SODIO (MG)	2,616	3,212	3,377
CALCIO (MG)	958	1,037	1,167

¡Nútrase mejor!

SI NO HA tenido tiempo de ir al supermercado, siempre vendrán a su rescate
las frutas y las verduras congeladas que
tenga en su congelador. Yo las uso todo
el tiempo. Son tan fáciles: sólo tengo
que abrir el paquete y con un mínimo
de preparación, están listas para servirse.
Y en cuanto a su contenido de nutrientes, las frutas y verduras congeladas re-
tienen la mayor parte de sus vitaminas y
minerales, por lo que en realidad,
pueden ser incluso más nutritivas que las
frutas y verduras "frescas" que llevan
mucho tiempo en el supermercado.

SÁBADO

1,400 calorías	1,600 calorías

DESAYUNO

WAFFLES: 2 *waffles* integrales para tostadora con 1 cucharadita de margarina libre de ácidos transgrasos, ½ taza de bayas y 1 cucharadita de miel de maple.

OJO Busque *waffles* que contengan alrededor de 170 calorías y 4 gramos de fibra por cada dos *waffles*.

LECHE DESCREMADA: 1 taza.

WAFFLES: 2 *waffles* integrales para tostadora con 1 cucharadita de margarina libre de ácidos transgrasos, ½ taza de bayas y 1 cucharadita de miel de maple.

OJO Busque *waffles* que contengan alrededor de 170 calorías y 4 gramos de fibra por cada dos *waffles*.

LECHE DESCREMADA: 1 taza.

ALMUERZO

SÁNDWICH DE VERDURAS CON QUESO: Cómprelo en *Subway* o prepare su propio sándwich con un panecillo integral para hamburguesa, ½ taza de verduras (como tomate, pepinillo, brotes/germinados) y 1 rebanada de 1 onza de queso reducido en grasa.

ENSALADA MIXTA: 2 tazas de verduras de hojas verdes, mezcladas con 1 cucharada de aliño reducido en calorías.

SÁNDWICH DE VERDURAS CON QUESO: Cómprelo en *Subway* o prepare su propio sándwich con un panecillo integral para hamburguesa, ½ taza de verduras (como tomate, pepinillo, brotes/germinados) y 2 rebanadas de 1 onza cada una de queso reducido en grasa.

ENSALADA MIXTA: 2 tazas de verduras de hojas verdes, mezcladas con 1 cucharada de aliño reducido en calorías.

MERIENDA

YOGUR: 1 taza de yogur natural bajo en grasa mezclado con 1 cucharada de semillas de girasol y 2 cucharaditas de miel de maple.

YOGUR: 1 taza de yogur natural bajo en grasa mezclado con 1 cucharada de semillas de girasol, 2 cucharaditas de miel de maple y 6 mitades de albaricoque deshidratado.

CENA

POLLO A LA BARBACOA: Marine 1 pieza de 4 onzas de pollo (pechuga o pierna y muslo, sin piel) con salsa para barbacoa. Hornee a 425°F (245°C) o ase a la parrilla, volteándolo una vez, durante 25 a 30 minutos o hasta que el jugo salga transparente al picar el pollo con un cuchillo afilado.

COLESLAW: ½ taza.

1 BATATA DULCE: Hornéela y luego agréguele unas cuantas cucharadas de yogur natural bajo en grasa.

1 NARANJA

POLLO A LA BARBACOA: Marine 1 pieza de 4 onzas de pollo (pechuga o pierna y muslo, sin piel) con salsa para barbacoa. Hornee a 425°F (245°C) o ase a la parrilla, volteándolo una vez, durante 25 a 30 minutos o hasta que el jugo salga transparente al picar el pollo con un cuchillo afilado.

COLESLAW: ½ taza.

1 BATATA DULCE: Hornéela y luego agréguele unas cuantas cucharadas de yogur natural bajo en grasa.

1 NARANJA

GUSTO

PRETZELS: 1 onza u otro gusto de 100 calorías.

PRETZELS: 1 onza u otro gusto de 100 calorías.

DESAYUNO

WAFFLES: 2 *waffles* integrales para tostadora con 1 cucharadita de margarina libre de ácidos transgrasos, ½ taza de bayas y 1 cucharadita de miel de maple.

OJO Busque *waffles* que contengan alrededor de 170 calorías y 4 gramos de fibra por cada dos *waffles*.

LECHE DESCREMADA: 1 taza.

ALMUERZO

SÁNDWICH DE VERDURAS CON QUESO: Cómprelo en *Subway* o prepare su propio sándwich con un panecillo integral para hamburguesa, ½ taza de verduras (como tomate, pepinillo, brotes/germinados) y 2 rebanadas de 1 onza cada una de queso reducido en grasa.

ENSALADA MIXTA: 2 tazas de verduras de hojas verdes, mezcladas con 1 cucharada de aliño normal.

MERIENDA

YOGUR: 1 taza de yogur natural bajo en grasa mezclado con 1 cucharada de semillas de girasol, 2 cucharaditas de miel de maple y 6 mitades de albaricoque deshidratado.

GALLETAS *GRAHAM*: 1 rectángulo.

CENA

POLLO A LA BARBACOA: Marine 1 pieza de 4 onzas de pollo (pechuga o pierna y muslo, sin piel) con salsa para barbacoa. Hornee a 425°F (245°C) o ase a la parrilla, volteándolo una vez, durante 25 a 30 minutos o hasta que el jugo salga transparente al picar el pollo con un cuchillo afilado.

COLESLAW: ½ taza.

1 BATATA DULCE: Hornéela y luego agréguele unas cuantas cucharadas de yogur natural bajo en grasa.

1 NARANJA

GUSTO

PRETZELS: 2 onzas u otro gusto de 200 calorías.

Conteo de nutrientes

	1,400	1,600	1,800
CALORÍAS	1,448	1,623	1,806
GRASA (G)	44	54	65
GRASA SATURADA (G)	12.8	18.1	22.8
PROTEÍNAS (G)	75	83	85
CARBOHIDRATOS (G)	179	194	215
FIBRA DIETÉTICA (G)	23	24	25
COLESTEROL (MG)	144	178	178
SODIO (MG)	1,827	2,017	2,034
CALCIO (MG)	1,338	1,602	1,639

¡Nútrase mejor!

TAL VEZ EL *COLESLAW* NO LE PAREZCA algo que deba comer si está tratando de bajar de peso, pero en realidad no es tan malo. Dependiendo de cómo se prepare, contiene de 45 a 100 calorías por cada ½ taza. Y bien vale la pena, gracias a unos compuestos que contiene el repollo (col) llamados indoles que combaten enfermedades. Los indoles impulsan las propias enzimas anticancerígenas del cuerpo, las cuales destruyen a las sustancias químicas antes de que puedan hacerle daño. Los indoles también detienen el proceso cancerígeno una vez que ha comenzado. Y además, el repollo es rico en vitamina C y ciertas vitaminas del complejo B.

DOMINGO

1,400 calorías	1,600 calorías

DESAYUNO

MUFFIN DE SALVADO: ½ *muffin* grande o 1 *muffin* pequeño.

YOGUR: 8 onzas de yogur de sabor (reducido en calorías) que no contenga más de 120 calorías.

1 NARANJA

MUFFIN DE SALVADO: 1 *muffin* grande.

YOGUR: 8 onzas de yogur de sabor (reducido en calorías) que no contenga más de 120 calorías.

1 NARANJA

ALMUERZO

ENSALADA DE ATÚN Y GARBANZOS: Combine 3 onzas de atún en agua, 1 taza de verduras picadas (como tomate y pimiento verde), ½ taza de garbanzos enlatados, el jugo de ½ limón, 1 cucharadita de aceite de oliva y perejil, eneldo o albahaca frescos o secos.

3 GALLETAS AK-MAK: Coma estas o el equivalente a 70 calorías de alguna otra galleta integral.

ENSALADA DE ATÚN Y GARBANZOS: Combine 3 onzas de atún en agua, 1 taza de verduras picadas (como tomate y pimiento verde), ½ taza de garbanzos enlatados, el jugo de ½ limón, 1 cucharadita de aceite de oliva y perejil, eneldo o albahaca frescos o secos.

3 GALLETAS AK-MAK: Coma estas o el equivalente a 70 calorías de alguna otra galleta integral.

MERIENDA

LECHE DESCREMADA: 1 taza.

GALLETAS GRAHAM: 1 rectángulo.

LECHE DESCREMADA: 1 taza.

GALLETAS GRAHAM: 1 rectángulo untado con 1 cucharada de mantequilla de cacahuate.

CENA

PASTA CON BRÓCOLI Y QUESO: Mezcle 1¼ tazas de pasta integral con 1 taza de brócoli cocido al vapor, 2 cucharadas de queso parmesano o *mozzarella*, 1 cucharada de albahaca picada y 2 cucharaditas de aceite de oliva.

PASTA CON BRÓCOLI Y QUESO: Mezcle 1¼ tazas de pasta integral con 1 taza de brócoli cocido al vapor, 2 cucharadas de queso parmesano o *mozzarella*, 1 cucharada de albahaca picada y 2 cucharaditas de aceite de oliva.

GUSTO

HELADO O YOGUR CONGELADO BAJO EN CALORÍAS: ½ taza, mezclado con ½ taza de fresas.

HELADO O YOGUR CONGELADO BAJO EN CALORÍAS: ½ taza, mezclado con ½ taza de fresas.

DESAYUNO

MUFFIN DE SALVADO: 1 *muffin* grande.

YOGUR: 8 onzas de yogur bajo en grasa con frutas que no contenga más de 210 calorías.

1 NARANJA

ALMUERZO

ENSALADA DE ATÚN Y GARBANZOS: Combine 3 onzas de atún en agua, 1 taza de verduras picadas (como tomate y pimiento verde), ½ taza de garbanzos enlatados, el jugo de ½ limón, 1 cucharadita de aceite de oliva y perejil, eneldo o albahaca frescos o secos.

5 GALLETAS AK-MAK: Coma estas o el equivalente a 115 calorías de alguna otra galleta integral.

MERIENDA

LECHE DESCREMADA: 1 taza.

GALLETAS GRAHAM: 1 rectángulo untado con 1 cucharada de mantequilla de cacahuate.

CENA

PASTA CON BRÓCOLI Y QUESO: Mezcle 1½ tazas de pasta integral con 1 taza de brócoli cocido al vapor, 2 cucharadas de queso parmesano o *mozzarella*, 1 cucharada de albahaca picada y 2 cucharaditas de aceite de oliva.

GUSTO

HELADO O YOGUR CONGELADO BAJO EN CALORÍAS: ½ taza, mezclado con ½ taza de fresas.

Conteo de nutrientes

	1,400	1,600	1,800
CALORÍAS	1,351	1,572	1,752
GRASA (G)	31	44	47
GRASA SATURADA (G)	8.4	11.4	12.7
PROTEÍNAS (G)	75	83	88
CARBOHIDRATOS (G)	206	230	265
FIBRA DIETÉTICA (G)	32	38	41
COLESTEROL (MG)	88	126	133
SODIO (MG)	1,606	1,860	1,871
CALCIO (MG)	1,089	1,201	1,256

¡Nútrase mejor!

EL BRÓCOLI ES UN ALIMENTO SALUDABLE por muchas razones. El brócoli es quizá la fuente más rica de sulforafano, que es un compuesto que estimula al cuerpo para que produzca un mayor número de las enzimas que se dedican a acabar con el cáncer. En un estudio de investigación realizado en la Universidad de California, se encontró que los hombres y las mujeres que comían la mayor cantidad de brócoli (2 tazas a la semana) presentaban la mitad del riesgo de contraer cáncer del colon que aquellos que no comían brócoli. Desde el punto de vista de la nutrición, una taza de brócoli cocido contiene 6 gramos de fibra, el 100 por ciento de la Cantidad Diaria Recomendada de vitamina C y el 25 por ciento de la cantidad recomendada de vitamina A y folato.

CAPÍTULO 14

LA DIETA PARA HACER DESAPARECER LAS ZONAS

QUINTA SEMANA

Acabe con el hambre

Si usted es como la mayoría de las mujeres, entonces se ha puesto a dieta y ha bajado de peso, pero sólo para recuperarlo de nuevo. ¿Qué es lo que pasa? Una explicación que escucho con frecuencia es: "¡Los antojos se apoderan de mí y simplemente no puedo resistir la tentación de comer en exceso!".

La verdad es que estos antojos que nos dan a menudo poco tienen que ver con el hambre. Si comemos para anestesiar, reprimir o evitar las situaciones o las emociones negativas —o incluso para lidiar con las emociones positivas— tendremos muchas dificultades para bajar de peso y no volverlo a recuperar.

Me encanta comer, por el simple placer de comer. A veces como —o como en exceso— por razones diferentes. Casi siempre como porque estoy contenta, simplemente contenta de estar con mi familia a la hora de la cena. Como cuando me reúno con mis hermanas y hermano. . . ¡y *en serio*! Ese es mi momento favorito para atiborrarme y disfrutar de todos los alimentos que nos hacían sentir bien cuando estábamos creciendo. Como ese *Danish* de nuestra panadería favorita. Nadie sabe hacer un *Danish* de frambuesa como Pollyanne's. Cuando voy a mi ciudad natal para visitar a mi familia, me encanta salir a cenar a nuestro restaurante de comida mexicana favorito,

Arturo's. La comida es tan buena que a veces como más de lo que normalmente comería.

Y ahora que ya lleva cuatro semanas siguiendo un plan alimenticio súper saludable, puede que el hábito de comer en exceso y los antojos empiecen de nuevo a hacer su aparición. Pero esta vez, usted va a confrontar el problema para empezar a conquistarlo. Las próximas dos semanas las pasaremos atacando este problema para que usted pueda aprender a dominar los antojos como toda una profesional y recibir a cambio un cuerpo más delgado y saludable por el resto de su vida.

Esta semana, empiece a atacar el hábito de comer en exceso enfocándose en el hambre. Comer en respuesta al hambre es lo opuesto a comer por razones emocionales. Cuando usted come por hambre —y no más allá de eso— baja de peso y se mantiene en su nuevo peso. Le está dando a su cuerpo la cantidad exacta de calorías. Es bueno que el estómago le gruña de vez en cuando, ya que eso significa que en verdad tiene hambre. Pero muchas de nosotras hemos perdido el contacto con el hambre. Algunas de nosotras rara vez sentimos hambre porque todo el tiempo estamos comiendo algo. Otras nos matamos de hambre para castigarnos por comer demasiado, ignorando el hambre hasta que ya no podemos más (lo cual a menudo culmina en un festín fenomenal).

Para aprender a reconocer la diferencia entre "comer por hambre" y comer por otras razones, vamos a llevar un Diario del Hambre esta semana. Su Diario del Hambre le revelará la frecuencia con la llega a una comida sintiéndose hambrienta. También le ayudará a identificar patrones. Por ejemplo, cuando se salta el desayuno o el almuerzo, ¿más tarde está que se quiere comer hasta el mantel? También registrará los alimentos que coma que *no* estén incluidos en el plan y cuánta hambre tenía cuando se los comió.

RECORDATORIO SEMANAL: ¡Es hora de felicitarse por haber terminado otra semana completa del Plan Reduzca sus Zonas de Grasa Femenina! Independientemente de que decida subirse a la báscula, probarse sus pantalones o usar una cinta para medir, tome nota de cómo ha cambiado su cuerpo esta semana. Anote sus resultados en su Diario (página 455).

1,400 CALORÍAS: 23% de las calorías provienen de la grasa, 21% de la proteína, 56% de los carbohidratos

1,600 CALORÍAS: 24% de las calorías provienen de la grasa, 20% de la proteína, 56% de los carbohidratos

1,800 CALORÍAS: 26% de las calorías provienen de la grasa, 20% de la proteína, 54% de los carbohidratos

Algunas mujeres sólo tienen que usar esta herramienta unos cuantos días para saber lo que necesitan hacer para lograr un cambio. A otras quizá les guste usarla con mayor regularidad, para estar al tanto de lo que les está impidiendo alcanzar sus metas en lo que a la pérdida de peso se refiere. La próxima semana lo llevará al siguiente nivel y llevará un registro tanto de su hambre como de sus emociones.

Califíquela con una tabla

Consiga un diario o un cuaderno y copie los encabezados de la tabla de muestra que aparece en la página siguiente. (También encontrará una versión condensada de esta tabla en la página 451 de su Cuaderno Quemagrasa). A continuación indico cómo debe ir llenado su Diario del Hambre.

1. Anote *todo* lo que haya comido, tanto comidas como meriendas (refrigerios, tentempiés). Si en esencia comió la comida que se incluye en el plan, simplemente puede anotar: desayuno, almuerzo, cena, merienda, gusto. Pero por favor anote todos los alimentos que haya comido que *no* estén incluidos en el plan; esta es una información valiosa que le ayudará a combatir el problema de "comer por razones emocionales". También anote si se saltó alguna parte de una comida.

2. Anote la hora a la que comió con la mayor precisión posible.

3. En cada comida, califique su hambre en una escala del 1 al 5 (1 = nada de hambre; 2 = un poco de hambre; 3 = algo de hambre; 4 = mucha hambre; 5 = hambre voraz).

4. Haga sus anotaciones inmediatamente después de comer; entre más espere, más imprecisas serán sus anotaciones.

A continuación le muestro un día de ejemplo.

Su Diario del Hambre (muestra)		
LUNES		
COMIDA	HORA DEL DÍA	PUNTUACIÓN EN HAMBRE
Desayuno, menos la fruta	7:30 A.M.	2
Almuerzo	12:00 P.M.	4
Merienda, barra de confitura	1:30 P.M.	1
Merienda	3:00 P.M.	2
Cena	7:30 P.M.	3
Gusto	9:00 P.M.	3

Interprete sus puntuaciones

Revise sus calificaciones de hambre de la semana pasada. Sume cuántas veces anotó una puntuación de 1, de 2 y así sucesivamente.

Lo que significa una puntuación de 1: El 1 es una señal de alarma. Usted está comiendo cuando no tiene hambre y esto bien podría significar que esté comiendo por otras razones, como estrés, fatiga o incluso felicidad. No se preocupe si una o dos veces obtuvo una puntuación de 1. Pero si fueron más de una o dos veces, entonces se tiene que preguntar por qué comió cuando no tenía hambre. La próxima semana deberá poder descubrir la respuesta a esa pregunta cuando lleve este proceso al siguiente nivel.

Lo que significan las puntuaciones de 2, 3 y 4: Idealmente, debe comer cuando tenga un hambre normal, y esto corresponde a una puntuación de 3. Las puntuaciones de 2 y 4 tampoco son tan malas. Lo mejor es que en casi todas sus comidas haya tenido una puntuación de 3. Si anotó muchas puntuaciones de 2 y 4, revise la columna de "Hora del día". Debe comer cada tres o cuatro horas. Quizá está dejando pasar demasiado o muy poco tiempo entre cada comida. Asimismo, quizá esté comiendo meriendas o repitiendo platillos que realmente no necesita, lo cual se traduce en una puntuación de 2 para la siguiente comida. O puede ser que se esté saltando alimentos. Por ejemplo, supongamos que un día no tenía almendras para el desayuno pero comió todo lo demás que recomienda el plan para esa comida. En tal caso, no haber comido las almendras en el desayuno podría dar por resultado que tenga un hambre en nivel de 4 a la hora del almuerzo.

Lo que significa una puntuación de 5: Una puntuación de 5 significa que ha dejado pasar demasiado tiempo sin comer y ha permitido que su cuerpo tenga demasiada hambre. El peligro de esto es que se sentirá tentada a comer todo lo que esté a su alrededor una vez que por fin se siente a comer. Aunque está bien tener una o dos puntuaciones de 5 a la semana, si tiene más puntuaciones de 5 puede sobrecargarse de calorías. En los días en que haya anotado una puntuación de 5, revise la columna de "Hora del día" para las comidas anteriores. Debe comer algo cada tres a cuatro horas. ¿Está esperando demasiado para volver a comer?

Asimismo, revise la columna de alimentos para ver cuáles fueron los alimentos que se saltó. Aunque le parezca toda una virtud comer un solo *waffle* en lugar de dos, no podrá engañar a su cuerpo. Su cuerpo sabe que no obtuvo suficientes calorías en el desayuno y por eso usted llega al almuerzo sintiendo un hambre voraz. (*Nota*: Si no conoce algunos de los términos empleados para los alimentos en la lista del supermercado o en los menús, vea el glosario en la página 457).

LISTA DEL SUPERMERCADO

REVISE SU REFRIGERADOR y su alacena. Quizá la semana pasada le hayan sobrado muchos de estos alimentos. Y algunos de los que comprará esta semana también le servirán para las semanas siguientes. No se listan porciones porque estas varían dependiendo de cuántas personas haya en su familia. Por lo tanto, sólo revise los menús y anote cuánto de cada cosa necesitará comprar. (Cabe notar que aquí recomiendo alimentos de marcas comunes de los EE.UU.).

Si algo no le agrada, sustitúyalo por algún otro alimento que sea lo más parecido al que viene en la lista. Por ejemplo, puede comer aliño (aderezo) tipo *ranch* reducido en calorías en lugar de aliño italiano reducido en calorías. Pero cuando el menú indique algún producto de harina integral (como pan integral), no lo sustituya por productos hechos con harina blanca (como pan blanco). Los cereales integrales son herramientas importantes para bajar de peso.

FRUTA FRESCA

Arándanos

Fresas

Mandarinas (para los planes de 1,600 y 1,800 calorías)

Mangos

Manzanas

Melocotones (duraznos), frescos o enlatados en su propio jugo o en almíbar ligero (sólo para el plan de 1,800 calorías)

Naranjas

Plátanos amarillos

Uvas

VERDURAS Y HIERBAS FRESCAS

Ajo

Albahaca

Apio

Cebollines

Espinacas

Lechuga (Puede usar verduras de hojas verdes mixtas en vez).

Papas cambray u otras papas pequeñas

Pepinos

Perejil

Pimientos verdes y rojos

Rábanos

Tomates

Verduras de hojas verdes mixtas

Zanahorias

Zucchini

PRODUCTOS ENLATADOS Y ENVASADOS

Aceite de oliva

Aliño (aderezo) tipo vinagreta o italiano normal (para los planes de 1,600 y 1,800 calorías)

Aliño (aderezo) tipo vinagreta o italiano reducido en calorías

Atún en agua

Chutney

Frijoles (habichuelas) pintos, enlatados

Garbanzos enlatados

Jarabe de chocolate

Jugo de limón

Leche de coco reducida en calorías

Mantequilla de cacahuate (maní)

Mayonesa baja en grasa

Mermelada

Miel

Miel de maple

Mostaza *Dijon*

Pasta de *curry* rojo tailandés

Pepinillos

Salsa de pescado (como la de la marca *Thai Kitchen*)

Salsa para espagueti sin carne

Salsa picante

Sopa de lenteja, frijol negro u otro tipo de frijol

Vinagre, de preferencia balsámico

PRODUCTOS SECOS Y PAN

Almendras

Arándanos agrios deshidratados

Arroz integral

Arroz jazmín blanco o *basmati* blanco

Azúcar

Bagel integral o de salvado de avena (No lo compre si va a salir a desayunar el sábado).

Panecillos integrales

Canela

Cereal rico en fibra que contenga de 5 a 8 gramos de fibra por cada ración de 30 gramos

(como el de la marca *Kellogg's Complete Wheat Bran Flakes* o *Kashi Good Friends*)

Copos de avena (simples, sin sabor)

Galletas *Graham*

Galletas integrales (como las de la marca *Ak-Mak*)

Muffins de salvado (No los compre si va a salir a desayunar a una *deli* el martes).

Muffins ingleses integrales

Nueces (No las compre si va a usar almendras para el almuerzo del martes).

Pan de caja integral que no contenga más de 90 calorías y que contenga al menos 2 gramos de fibra por rebanada

Pan de costra dura tipo italiano, de preferencia integral (sólo para el plan de 1,800 calorías)

Pasas

Pasta integral

Pistaches

Tortillas de harina (de preferencia integral), de 8 pulgadas (20 cm) de diámetro

Trail mix (mezcla de frutos secos y frutas deshidratadas)

ALIMENTOS REFRIGERADOS

Guacamole (No lo compre si va a salir a cenar el viernes).

Huevos o sustituto de huevo (como el de la marca *Egg Beaters*)

Leche descremada (Si no se ha adaptado a tomar leche descremada, compre leche con un 1% de grasa o mezcle partes iguales de leche con un 1% y un 2% de grasa. Su nivel de calorías será un poco más elevado, pero así se podrá acostumbrar gradualmente al sabor de la leche descremada. Si usted es intolerante a la lactosa, pruebe la leche *Lactaid*. Si prefiere leche de soya —baja en grasa o sin grasa— compre alguna que venga enriquecida con calcio y que contenga al menos del 25% de la Cantidad Diaria Recomendada de calcio por taza).

Mantequilla o margarina libre de ácidos transgrasos

Queso parmesano

Queso reducido en grasa

Requesón con un 1% o 2% de grasa (sólo para el plan de 1,800 calorías)

Yogur bajo en grasa con frutas que contenga alrededor de 210 calorías por cada 8 onzas (sólo para el plan de 1,800 calorías)

Yogur de sabor (reducido en calorías) que no contenga más de 120 calorías por cada 8 onzas

Yogur natural bajo en grasa

CARNE DE RES, CARNE DE AVE Y PESCADO

Filetes de salmón

Lomo de puerco

Pechuga de pavo en rebanadas

Pechugas de pollo sin hueso y sin piel

ALIMENTOS CONGELADOS

Chícharos

Enchiladas de pollo (No las compre si va a salir a cenar el viernes).

Hamburguesas vegetarianas, que contengan alrededor de 120 calorías (como las de la marca *Gardenburgers*)

Helado o yogur congelado bajo en calorías, que no contenga más de 110 calorías por cada ½ taza (como el de las marcas *Breyers*, *Edy's* o *Dreyer's*)

Panetela (como la de la marca *Sara Lee*)

OPCIONALES

Cerveza *light*

Gustos (vea los menús para el lunes, el martes, el jueves, el viernes y el domingo)

Tocino (para la receta de la cena del jueves)

Vino

LUNES

1,400 calorías

DESAYUNO

COPOS DE AVENA CON CANELA: Cueza ½ taza de avena molida instantánea según las instrucciones que aparezcan en el empaque, agregando 1 manzana pequeña picada en cubitos, 1 cucharadita de miel de maple y una pizca de canela.

LECHE DESCREMADA: 1 taza.

ALMENDRAS: 1 cucharada.

ALMUERZO

TACO DE PAVO Y *CHUTNEY*: En 1 tortilla de harina integral, unte de 1 a 2 cucharadas de *chutney* y luego agregue 2 rebanadas de pavo y 1 rebanada de queso reducido en grasa. Enrolle la tortilla.

ESPINACAS: 2 tazas, mezcladas con 1 a 2 cucharadas de aliño reducido en calorías.

1 NARANJA

MERIENDA

LECHE CON CHOCOLATE CALIENTE O FRÍA: 1 taza de leche descremada con 2 cucharaditas de jarabe de chocolate.

2 GALLETAS *AK-MAK*: Coma estas o el equivalente a 45 calorías de alguna otra galleta integral. Unte cada galleta con ½ cucharadita de mantequilla de cacahuate.

CENA

LOMO DE PUERCO PICANTE A LA NARANJA Y ARROZ CON MANGO: Vea las recetas en la página 443.

ENSALADA REFRESCANTE DE PEPINO: Mezcle 1 cucharadita de vinagre y ½ cucharadita de azúcar. Vierta sobre 1 taza de pepino finamente rebanado.

GUSTO

1 PALETA HELADA *CREAMSICLE*: Coma esta u otro gusto de 70 calorías (para más sugerencias, vea la página 282).

1,600 calorías

COPOS DE AVENA CON CANELA: Cueza ½ taza de avena molida instantánea según las instrucciones que aparezcan en el empaque, agregando 1 manzana pequeña picada en cubitos, 1 cucharadita de miel de maple y una pizca de canela.

LECHE DESCREMADA: 1 taza.

ALMENDRAS: 2 cucharadas.

TACO DE PAVO Y *CHUTNEY*: En 1 tortilla de harina integral, unte de 1 a 2 cucharadas de *chutney* y luego agregue 2 rebanadas de pavo y 1 rebanada de queso reducido en grasa. Enrolle la tortilla.

ESPINACAS: 2 tazas, mezcladas con 1 a 2 cucharadas de aliño reducido en calorías.

1 NARANJA

LECHE CON CHOCOLATE CALIENTE O FRÍA: 1 taza de leche descremada con 2 cucharaditas de jarabe de chocolate.

2 GALLETAS *AK-MAK*: Coma estas o el equivalente a 45 calorías de alguna otra galleta integral. Unte cada galleta con ½ cucharadita de mantequilla de cacahuate.

LOMO DE PUERCO PICANTE A LA NARANJA Y ARROZ CON MANGO: Vea las recetas en la página 443.

ENSALADA REFRESCANTE DE PEPINO: Mezcle 1 cucharadita de vinagre y ½ cucharadita de azúcar. Vierta sobre 1 taza de pepino finamente rebanado.

1 BARRA DE CHOCOLATE *DOVE*: Coma esta u otro gusto de 200 calorías (para más sugerencias, vea la página 282).

DESAYUNO

COPOS DE AVENA CON CANELA: Cueza ½ taza de avena molida instantánea según las instrucciones que aparezcan en el empaque, agregando 1 manzana pequeña picada en cubitos, 1 cucharadita de miel de maple y una pizca de canela.

LECHE DESCREMADA: 1 taza.

ALMENDRAS: 2 cucharadas.

ALMUERZO

TACO DE PAVO Y *CHUTNEY*: En 1 tortilla de harina integral, unte de 1 a 2 cucharadas de *chutney* y luego agregue 2 rebanadas de pavo y 1 rebanada de queso reducido en grasa. Enrolle la tortilla.

ESPINACAS: 2 tazas, mezcladas con 1 cucharada de aliño normal.

1 NARANJA

MERIENDA

LECHE CON CHOCOLATE CALIENTE O FRÍA: 1 taza de leche descremada con 2 cucharaditas de jarabe de chocolate.

5 GALLETAS *AK-MAK*: Coma estas o el equivalente a 115 calorías de alguna otra galleta integral, untadas con 1 cucharada de mantequilla de cacahuate.

REQUESÓN BAJO EN GRASA: ½ taza, con 1 melocotón fresco rebanado o ½ taza de melocotones enlatados en su propio jugo o en almíbar ligero.

CENA

LOMO DE PUERCO PICANTE A LA NARANJA Y ARROZ CON MANGO: Vea las recetas en la página 443.

ENSALADA REFRESCANTE DE PEPINO: Mezcle 1 cucharadita de vinagre y ½ cucharadita de azúcar. Vierta sobre 1 taza de pepino finamente rebanado.

GUSTO

1 BARRA DE CHOCOLATE *DOVE*: Coma esta u otro gusto de 200 calorías (para más sugerencias, vea la página 282).

Conteo de nutrientes

	1,400	1,600	1,800
CALORÍAS	1,413	1,554	1,813
GRASA (G)	36	41	55
GRASA SATURADA (G)	8.7	8.7	12.2
PROTEÍNAS (G)	88	91	111
CARBOHIDRATOS (G)	196	218	236
FIBRA DIETÉTICA (G)	24	25	28
COLESTEROL (MG)	121	121	124
SODIO (MG)	2,107	2,331	2,829
CALCIO (MG)	1,021	1,051	1,133

Consejo quemagrasa

Después de comer, el cerebro se tarda alrededor de 15 ó 20 minutos —y a veces más— para registrar que usted ya está "llena". Por lo tanto, antes de servirse por segunda vez o ceder ante el antojo de comerse un postre gigantesco, espérese. Si todavía tiene hambre media hora después, entonces esto significa que verdaderamente no comió lo suficiente y necesita más comida. Pero lo más probable es que sí haya quedado satisfecha y así le será mucho más fácil rechazar a esas calorías de más.

MARTES

1,400 calorías	1,600 calorías

DESAYUNO

MUFFIN DE SALVADO: ½ *muffin* grande o 1 *muffin* pequeño (maravilloso para cuando tiene que desayunar en el coche o en su oficina).

YOGUR: 8 onzas de yogur de sabor (reducido en calorías) que no contenga más de 120 calorías.

UVAS: ¾ de taza.

MUFFIN DE SALVADO: ½ *muffin* grande o 1 *muffin* pequeño (maravilloso para cuando tiene que desayunar en el coche o en su oficina).

YOGUR: 8 onzas de yogur de sabor (reducido en calorías) que no contenga más de 120 calorías.

UVAS: ¾ de taza.

ALMUERZO

SOPA: 1¼ tazas de sopa de frijol negro, lenteja u otro frijol.

PAN INTEGRAL: 2 rebanadas.

PALITOS DE ZANAHORIA Y APIO: 1 taza.

SOPA: 1¼ tazas de sopa de frijol negro, lenteja u otro frijol.

PAN INTEGRAL: 2 rebanadas, cada una untada con 1 cucharadita de mantequilla o margarina libre de ácidos transgrasos.

PALITOS DE ZANAHORIA Y APIO: 1 taza.

MERIENDA

ARÁNDANOS U OTRA FRUTA: ½ taza.

ARÁNDANOS U OTRA FRUTA: ½ taza.

CENA

SÁNDWICH DE LOMO DE PUERCO: En un panecillo integral o 2 rebanadas de pan integral, ponga 4 rebanadas de lomo de puerco rostizado (aproximadamente 3 onzas/84 gramos), unas cuantas rebanadas finas de manzana y 1 rebanada de queso *Cheddar* reducido en grasa.

ENSALADA WALDORF: Vea la receta para la ensalada Waldorf con pollo en la página 433. Omita el pollo y sustitúyalo por la manzana que le haya sobrado.

SÁNDWICH DE LOMO DE PUERCO: En un panecillo integral o 2 rebanadas de pan integral, ponga 4 rebanadas de lomo de puerco rostizado (aproximadamente 3 onzas/84 gramos), unas cuantas rebanadas finas de manzana y 1 rebanada de queso *Cheddar* reducido en grasa.

ENSALADA WALDORF: Vea la receta para la ensalada Waldorf con pollo en la página 433. Omita el pollo y sustitúyalo por la manzana que le haya sobrado.

GUSTO

1 *GOOD HUMOR CREAMSICLE*: Coma esta u otro gusto de 100 calorías (para más sugerencias, vea la página 282).

1 *GOOD HUMOR CREAMSICLE*: Coma esta u otro gusto de 100 calorías (para más sugerencias, vea la página 282).

1,800 calorías

DESAYUNO

MUFFIN DE SALVADO: ½ *muffin* grande o 1 *muffin* pequeño (maravilloso para cuando tiene que desayunar en el coche o en su oficina).

YOGUR: 8 onzas de yogur bajo en grasa con frutas que no contenga más de 210 calorías.

UVAS: ¾ de taza.

ALMUERZO

SOPA: 1¼ tazas de sopa de frijol negro, lenteja u otro frijol.

PAN INTEGRAL: 2 rebanadas, cada una untada con 1 cucharadita de mantequilla o margarina libre de ácidos transgrasos.

PALITOS DE ZANAHORIA Y APIO: 1 taza.

MERIENDA

ARÁNDANOS U OTRA FRUTA: ½ taza.

ALMENDRAS: 2 cucharadas.

CENA

SÁNDWICH DE LOMO DE PUERCO: En un panecillo integral o 2 rebanadas de pan integral, ponga 4 rebanadas de lomo de puerco rostizado (aproximadamente 3 onzas/84 gramos), unas cuantas rebanadas finas de manzana y 1 rebanada de queso *Cheddar* reducido en grasa.

ENSALADA WALDORF: Vea la receta para la ensalada Waldorf con pollo en la página 433. Omita el pollo y sustitúyalo por la manzana que le haya sobrado.

GUSTO

1 *GOOD HUMOR CREAMSICLE*: Coma esta u otro gusto de 100 calorías (para más sugerencias, vea la página 282).

Conteo de nutrientes

	1,400	1,600	1,800
CALORÍAS	1,380	1,547	1,783
GRASA (G)	31	44	56
GRASA SATURADA (G)	9.4	12.2	14
PROTEÍNAS (G)	69	74	79
CARBOHIDRATOS (G)	224	244	266
FIBRA DIETÉTICA (G)	35	40	43
COLESTEROL (MG)	115	153	160
SODIO (MG)	2,020	2,296	2,306
CALCIO (MG)	926	1,034	1,137

MIÉRCOLES

1,400 calorías	1,600 calorías

DESAYUNO

CEREAL: 150 calorías de algún cereal rico en fibra, con 1 taza de leche descremada, ½ plátano amarillo mediano rebanado y 2 cucharadas de *trail mix*.

CEREAL: 150 calorías de algún cereal rico en fibra, con 1 taza de leche descremada y 2 cucharadas de *trail mix*.

2 MANDARINAS

ALMUERZO

SÁNDWICH DE ATÚN: Mezcle 3 onzas de atún en agua; 2 cucharadas de apio, zanahoria, pimiento verde o pepinillo finamente picados; 1 cucharada de yogur natural bajo en grasa; ½ cucharada de mayonesa baja en grasa; ½ cucharadita de mostaza *Dijon* y pimienta negra. Unte la mezcla en 2 rebanadas de pan integral y agregue rebanadas de tomate y lechuga.

UVAS U OTRA FRUTA: ¾ de taza.

SÁNDWICH DE ATÚN: Mezcle 3 onzas de atún en agua; 2 cucharadas de apio, zanahoria, pimiento verde o pepinillo finamente picados; 1 cucharada de yogur natural bajo en grasa; ½ cucharada de mayonesa baja en grasa; ½ cucharadita de mostaza *Dijon* y pimienta negra. Unte la mezcla en 2 rebanadas de pan integral y agregue rebanadas de tomate y lechuga.

UVAS U OTRA FRUTA: ¾ de taza.

MERIENDA

QUESO *CHEDDAR* REDUCIDO EN GRASA: 1 onza, sobre 1 galleta integral.

1 PEPINILLO

QUESO *CHEDDAR* REDUCIDO EN GRASA: 1 onza, sobre 1 galleta integral.

1 PEPINILLO

CENA

PASTA CON SALSA DE *ZUCCHINI*: Caliente ⅓ de taza de salsa para espagueti sin carne y ½ taza de *zucchini* rallado hasta que el *zucchini* se haga suave. Vierta la salsa sobre 1¼ tazas de pasta integral y agréguele 1 cucharada de queso parmesano.

PASTA CON SALSA DE *ZUCCHINI*: Caliente ⅓ de taza de salsa para espagueti sin carne y ½ taza de *zucchini* rallado hasta que el *zucchini* se haga suave. Vierta la salsa sobre 1½ tazas de pasta integral y agréguele 2 cucharadas de queso parmesano.

ENSALADA: 2 tazas de espinacas o verduras de hojas verdes mixtas con 1 cucharada de aliño normal.

GUSTO

BANANA SPLIT: Rebane el ½ plátano amarillo que le haya sobrado del desayuno y agréguele ¾ de taza de helado o yogur congelado bajo en calorías y 2 cucharaditas de jarabe de chocolate.

BANANA SPLIT: Rebane 1 plátano amarillo y agréguele ¾ de taza de helado o yogur congelado bajo en calorías y 2 cucharaditas de jarabe de chocolate.

Conteo de nutrientes

DESAYUNO

CEREAL: 150 calorías de algún cereal rico en fibra, con 1 taza de leche descremada y 2 cucharadas de *trail mix*.

2 MANDARINAS

ALMUERZO

SÁNDWICH DE ATÚN: Mezcle 3 onzas de atún en agua; 2 cucharadas de apio, zanahoria, pimiento verde o pepinillo finamente picados; 1 cucharada de yogur natural bajo en grasa; ½ cucharada de mayonesa baja en grasa; ½ cucharadita de mostaza *Dijon* y pimienta negra. Unte la mezcla en 2 rebanadas de pan integral y agregue rebanadas de tomate y lechuga.

UVAS U OTRA FRUTA: ¾ de taza.

MERIENDA

QUESO *CHEDDAR* REDUCIDO EN GRASA: 1 onza, sobre 1 galleta integral.

1 PEPINILLO

CENA

PASTA CON SALSA DE *ZUCCHINI*: Caliente ⅓ de taza de salsa para espagueti sin carne y ½ taza de *zucchini* rallado hasta que el *zucchini* se haga suave. Vierta la salsa sobre 1½ tazas de pasta integral y agréguele 2 cucharadas de queso parmesano.

ENSALADA: 2 tazas de espinacas o verduras de hojas verdes mixtas con 1 cucharada de aliño normal.

PAN DE AJO: Mezcle 2 cucharaditas de aceite de oliva, 1 cucharadita de queso parmesano y ¼ de cucharadita de ajo finamente picado o una pizca de ajo en polvo. Unte la mezcla sobre una 1 rebanada mediana de pan de costra dura (de preferencia integral) y espolvoréela con pimienta. Caliéntelo hasta que quede crujiente.

GUSTO

***BANANA SPLIT*:** Rebane 1 plátano amarillo y agréguele 1 taza de helado o yogur congelado bajo en calorías y 1 cucharada de jarabe de chocolate.

	1,400	1,600	1,800
CALORÍAS	1,417	1,571	1,816
GRASA (G)	30	32	48
GRASA SATURADA (G)	11.2	12.3	15.5
PROTEÍNAS (G)	75	80	86
CARBOHIDRATOS (G)	234	266	288
FIBRA DIETÉTICA (G)	28	34	36
COLESTEROL (MG)	67	71	77
SODIO (MG)	1,912	2,014	2,444
CALCIO (MG)	947	1,046	1,193

JUEVES

1,400 calorías	1,600 calorías

DESAYUNO

MUFFIN INGLÉS: 1 *muffin* inglés integral, partido a la mitad y tostado, cada mitad untada con 1 cucharadita de mantequilla o margarina libre de ácidos transgrasos y 1 cucharadita de mermelada o jalea.

FRESAS U OTRAS BAYAS: 1 taza.

LECHE DESCREMADA: 1 taza.

MUFFIN INGLÉS: 1 *muffin* inglés integral, partido a la mitad y tostado, cada mitad untada con 1 cucharadita de mantequilla o margarina libre de ácidos transgrasos y 1 cucharadita de mermelada o jalea.

FRESAS U OTRAS BAYAS: 1 taza.

LECHE DESCREMADA: 1 taza.

ALMUERZO

SÁNDWICH DE POLLO A LA PARRILLA: Pruebe cualquiera de los siguientes sándwiches: *Wendy's Grilled Chicken, McDonald's Chicken McGrill* o *KFC Honey BBQ*, todos sin mayonesa.

OJO No coma los sándwiches de Burger King ni Arby's; estos sándwiches tienen demasiadas calorías.

ENSALADA: Vierta 1 cucharada de aliño bajo en grasa (alrededor de $\frac{1}{3}$ de la mayoría de los paquetitos) sobre su ensalada.

1 NARANJA U OTRA FRUTA

CAFÉ *LATTE* CON LECHE DESCREMADA: 12 onzas, normal o descafeinado.

SÁNDWICH DE POLLO A LA PARRILLA: Pruebe cualquiera de los siguientes sándwiches: *Wendy's Grilled Chicken, McDonald's Chicken McGrill* o *KFC Honey BBQ*, todos sin mayonesa.

OJO No coma los sándwiches de Burger King ni Arby's; estos sándwiches tienen demasiadas calorías.

ENSALADA: Vierta 1 cucharada de aliño bajo en grasa (alrededor de $\frac{1}{3}$ de la mayoría de los paquetitos) sobre su ensalada.

1 NARANJA U OTRA FRUTA

CAFÉ *LATTE* CON LECHE DESCREMADA: 12 onzas, normal o descafeinado.

MERIENDA

GALLETAS *GRAHAM*: 1 rectángulo.

GALLETAS *GRAHAM*: 1 rectángulo.

UVAS: 1 taza.

ALMENDRAS U OTROS FRUTOS SECOS: 1 cucharada.

CENA

ENSALADA DE ESPINACAS: Mezcle 2 tazas de espinacas, 1 huevo duro rebanado, $\frac{1}{3}$ de taza de garbanzos enlatados, 1 cucharada de arándanos agrios secos, 1 cucharada de pistaches y 1 rebanada de tocino en trocitos (opcional). Revuelva con una mezcla de $\frac{1}{2}$ cucharada de aceite de oliva, 1 cucharadita de jugo de limón y $\frac{1}{2}$ cucharadita de mostaza *Dijon*.

PAN INTEGRAL: 2 rebanadas.

ENSALADA DE ESPINACAS: Mezcle 2 tazas de espinacas, 1 huevo duro rebanado, $\frac{1}{3}$ de taza de garbanzos enlatados, 1 cucharada de arándanos agrios secos, 1 cucharada de pistaches y 1 rebanada de tocino en trocitos (opcional). Revuelva con una mezcla de $\frac{1}{2}$ cucharada de aceite de oliva, 1 cucharadita de jugo de limón y $\frac{1}{2}$ cucharadita de mostaza *Dijon*.

PAN INTEGRAL: 2 rebanadas.

GUSTO

TOTOPOS: 1 onza u otro gusto de 150 calorías (para más sugerencias, vea la página 282).

TOTOPOS: 1 onza u otro gusto de 150 calorías (para más sugerencias, vea la página 282).

DESAYUNO

MUFFIN INGLÉS: 1 *muffin* inglés integral, partido a la mitad y tostado, cada mitad untada con 1 cucharadita de mantequilla o margarina libre de ácidos transgrasos y 1 cucharadita de mermelada o jalea.

FRESAS U OTRAS BAYAS: 1 taza.

LECHE DESCREMADA: 1 taza.

ALMUERZO

SÁNDWICH DE POLLO A LA PARRILLA: Pruebe cualquiera de los siguientes sándwiches: *Wendy's Grilled Chicken, McDonald's Chicken McGrill* o *KFC Honey BBQ*, todos sin mayonesa.

OJO No coma los sándwiches de Burger King ni Arby's; estos sándwiches tienen demasiadas calorías.

ENSALADA: Vierta 1 cucharada de aliño bajo en grasa (alrededor de ⅓ de la mayoría de los paquetitos) sobre su ensalada.

1 NARANJA U OTRA FRUTA

CAFÉ *LATTE* CON LECHE DESCREMADA: 12 onzas, normal o descafeinado.

MERIENDA

GALLETAS *GRAHAM*: 2 rectángulos.

UVAS: 1 taza.

ALMENDRAS U OTROS FRUTOS SECOS: 2 cucharadas.

CENA

ENSALADA DE ESPINACAS: Mezcle 2 tazas de espinacas, 1 huevo duro rebanado, ½ taza de garbanzos enlatados, 1 cucharada de arándanos agrios secos, 1 cucharada de pistaches y 1 rebanada de tocino en trocitos (opcional). Revuelva con una mezcla de ½ cucharada de aceite de oliva, 1 cucharadita de jugo de limón y ½ cucharadita de mostaza *Dijon*.

PAN INTEGRAL: 2 rebanadas.

GUSTO

TOTOPOS: 1 onza u otro gusto de 150 calorías (para más sugerencias, vea la página 282).

	1,400	1,600	1,800
CALORÍAS	1,409	1,582	1,762
GRASA (G)	47	53	60
GRASA SATURADA (G)	10.6	11.3	12
PROTEÍNAS (G)	65	68	73
CARBOHIDRATOS (G)	194	224	253
FIBRA DIETÉTICA (G)	28	31	35
COLESTEROL (MG)	262	262	262
SODIO (MG)	2,116	2,119	2,204
CALCIO (MG)	948	992	1,077

Consejo quemagrasa

Olvídese de este proverbial mote de las personas que están a dieta: "Si sólo tuviera más fuerza de voluntad, podría aguantar más el hambre". En vez, sustitúyalo por un mote más suave. . . y más eficaz: "¡Maravilloso! Tengo hambre, y esto es una clara señal de que ahora *sí* es hora de comer". Recuerde que si trata de ignorar o derrotar las señales de hambre que le manda su cuerpo, estará malgastando terriblemente su fuerza de voluntad. De hecho, comer cuando tiene hambre es un factor crucial para controlar su peso.

VIERNES

1,400 calorías	1,600 calorías

DESAYUNO

CEREAL: 150 calorías de algún cereal rico en fibra, con 1 taza de leche descremada, 1 taza de fresas u otra fruta y 2 cucharadas de *trail mix*.

OJO El cereal debe contener de 5 a 8 gramos de fibra por cada ración de 30 gramos.

CEREAL: 150 calorías de algún cereal rico en fibra, con 1 taza de leche descremada, 1 taza de fresas u otra fruta y 2 cucharadas de *trail mix*.

OJO El cereal debe contener de 5 a 8 gramos de fibra por cada ración de 30 gramos.

ALMUERZO

TACO VEGETARIANO: En una tortilla de harina integral de 8 pulgadas de diámetro, ponga 2 rebanadas (de 1 onza) de queso reducido en grasa, ½ taza de verduras picadas y 2 cucharaditas de aliño reducido en calorías. Enrolle la tortilla.

ENSALADA: 2 tazas de espinacas y 1 taza de pimiento rojo rebanado, mezcladas con 1 cucharada de aliño reducido en calorías.

TACO VEGETARIANO: En una tortilla de harina integral de 8 pulgadas de diámetro, ponga 2 rebanadas (de 1 onza) de queso reducido en grasa, ½ taza de verduras picadas y 2 cucharaditas de aliño reducido en calorías. Enrolle la tortilla.

ENSALADA: 2 tazas de espinacas y 1 taza de pimiento rojo rebanado, mezcladas con 1 cucharada de aliño reducido en calorías.

MERIENDA

YOGUR: 8 onzas de yogur de sabor (reducido en calorías) que no contenga más de 120 calorías.

YOGUR: 8 onzas de yogur de sabor (reducido en calorías) que no contenga más de 120 calorías.

CENA

ENCHILADAS: *En un restaurante de comida mexicana,* ordene 1 enchilada de pollo con un poco de queso. *En casa,* coma una enchilada de pollo congelada que no contenga más de 240 calorías.

ARROZ: *En el restaurante,* pida ½ taza de arroz a la mexicana. *En casa,* coma arroz integral mezclado con un poco de salsa picante.

FRIJOLES: *En el restaurante,* pida ¼ de taza de frijoles. *En casa,* caliente frijoles pintos enlatados y agrégueles un poco de ajo picado o sal de ajo; machaque más o menos la mitad de los frijoles.

ENSALADA: 2 tazas de verduras de hojas verdes mixtas con 2 cucharaditas de aliño.

ENCHILADAS: *En un restaurante de comida mexicana,* ordene 1 enchilada de pollo con un poco de queso. *En casa,* coma una enchilada de pollo congelada que no contenga más de 240 calorías.

ARROZ: *En el restaurante,* pida 1 taza de arroz a la mexicana. *En casa,* coma arroz integral mezclado con un poco de salsa picante.

FRIJOLES: *En el restaurante,* pida ½ taza de frijoles. *En casa,* caliente frijoles pintos enlatados y agrégueles un poco de ajo picado o sal de ajo; machaque más o menos la mitad de los frijoles.

ENSALADA: 2 tazas de verduras de hojas verdes mixtas con 2 cucharaditas de aliño.

GUACAMOLE: 2 cucharadas.

GUSTO

PALOMITAS DE MAÍZ LIGHT: 5 tazas u otro gusto de 100 a 110 calorías (para más sugerencias, vea la página 282).

PALOMITAS DE MAÍZ LIGHT: 5 tazas u otro gusto de 100 a 110 calorías (para más sugerencias, vea la página 282).

DESAYUNO

CEREAL: 150 calorías de algún cereal rico en fibra, con 1 taza de leche descremada, 1 taza de fresas u otra fruta y 2 cucharadas de *trail mix.*

OJO El cereal debe contener de 5 a 8 gramos de fibra por cada ración de 30 gramos.

ALMUERZO

TACO VEGETARIANO: En una tortilla de harina integral de 8 pulgadas de diámetro, ponga 2 rebanadas (de 1 onza) de queso reducido en grasa, ½ taza de verduras picadas y 2 cucharaditas de aliño reducido en calorías. Enrolle la tortilla.

ENSALADA: 2 tazas de espinacas y 1 taza de pimiento rojo rebanado, mezcladas con 1 cucharada de aliño reducido en calorías.

MERIENDA

YOGUR: 8 onzas de yogur de sabor (reducido en calorías) que no contenga más de 120 calorías.

CENA

ENCHILADAS: *En un restaurante de comida mexicana,* ordene 2 enchiladas de pollo con un poco de queso. *En casa,* coma 2 enchiladas de pollo congeladas que no contengan más de 240 calorías cada una.

ARROZ: *En el restaurante,* pida 1 taza de arroz a la mexicana. *En casa,* coma arroz integral mezclado con un poco de salsa picante.

FRIJOLES: *En el restaurante,* pida ½ taza de frijoles. *En casa,* caliente frijoles pintos enlatados y agrégueles un poco de ajo picado o sal de ajo; machaque más o menos la mitad de los frijoles.

ENSALADA: 2 tazas de verduras de hojas verdes mixtas con 2 cucharaditas de aliño.

GUACAMOLE: 2 cucharadas.

GUSTO

PALOMITAS DE MAÍZ LIGHT: 5 tazas u otro gusto de 100 a 110 calorías (para más sugerencias, vea la página 282).

	1,400	1,600	1,800
CALORÍAS	1,370	1,577	1,817
GRASA (G)	37	42	53
GRASA SATURADA (G)	12.4	13.2	17.7
PROTEÍNAS (G)	68	74	87
CARBOHIDRATOS (G)	196	231	255
FIBRA DIETÉTICA (G)	35	39	43
COLESTEROL (MG)	78	78	114
SODIO (MG)	2,227	2,668	2,930
CALCIO (MG)	1,372	1,404	1,611

¡Nútrase mejor!

ESA BOLSA DE ESPINACAS que se está comiendo esta semana está obrando maravillas en su cuerpo. Las espinacas contienen antioxidantes potentes llamados luteína y zeaxantina, que le ayudan a proteger sus ojos de las cataratas y la degeneración macular, la cual es la principal causa de ceguera. Las espinacas también son ricas en folato, una vitamina B que ayuda a prevenir defectos congénitos y que también puede protegerla de las enfermedades cardíacas.

SÁBADO

1,400 calorías	1,600 calorías
DESAYUNO	

DESAYUNO

BAGEL: ½ *bagel* grande (de 3½ a 4 onzas) de salvado de avena o trigo integral con 1 cucharadita de mantequilla o margarina libre de ácidos transgrasos y 2 cucharaditas de mermelada o jalea.

ENSALADA DE FRUTAS: 1 taza (las frutas que elija).

LECHE DESCREMADA: 1 taza.

ALMUERZO

HAMBURGUESA VEGETARIANA: Cueza 1 hamburguesa vegetariana (de alrededor de 120 calorías) según las instrucciones que aparezcan en el empaque. Póngala en un panecillo integral con 1 cucharadita de mayonesa baja en grasa, 1 cucharadita de mostaza, rebanadas de tomate y lechuga.

VERDURAS CRUDAS: 1 taza.

MERIENDA

LECHE CON CHOCOLATE CALIENTE O FRÍA: 1 taza de leche descremada con 2 cucharaditas de jarabe de chocolate.

CENA

SALMÓN A LA PARRILLA: 4 onzas.

PAPAS CAMBRAY: ½ taza, con 1 cucharadita de mantequilla o margarina libre de ácidos transgrasos, 1 cucharadita de perejil picado, sal y pimienta.

ESPINACAS SALTEADAS: Vea la receta en la página 436.

VINO: 4 onzas (120 ml) u otra ½ taza de papas.

GUSTO

PANETELA CON HELADO: Una rebanada fina de panetela (¹⁄₁₀ de una panetela entera de 10½ onzas/294 gramos, como la panetela congelada marca *Sara Lee*) con ¼ de taza de helado o yogur congelado de vainilla bajo en calorías y ½ taza de fresas.

1,600 calorías

BAGEL: 1 *bagel* grande (de 3½ a 4 onzas) de salvado de avena o trigo integral con 1 cucharadita de mantequilla o margarina libre de ácidos transgrasos y 2 cucharaditas de mermelada o jalea.

ENSALADA DE FRUTAS: 1 taza (las frutas que elija).

LECHE DESCREMADA: 1 taza.

HAMBURGUESA VEGETARIANA: Cueza 1 hamburguesa vegetariana (de alrededor de 120 calorías) según las instrucciones que aparezcan en el empaque. Póngala en un panecillo integral con 1 cucharadita de mayonesa baja en grasa, 1 cucharadita de mostaza, rebanadas de tomate y lechuga.

VERDURAS CRUDAS: 1 taza.

LECHE CON CHOCOLATE CALIENTE O FRÍA: 1 taza de leche descremada con 2 cucharaditas de jarabe de chocolate.

SALMÓN A LA PARRILLA: 4 onzas.

PAPAS CAMBRAY: ½ taza, con 1 cucharadita de mantequilla o margarina libre de ácidos transgrasos, 1 cucharadita de perejil picado, sal y pimienta.

ESPINACAS SALTEADAS: Vea la receta en la página 436.

VINO: 4 onzas (120 ml) u otra ½ taza de papas.

PANETELA CON HELADO: Una rebanada fina de panetela (¹⁄₁₀ de una panetela entera de 10½ onzas/294 gramos, como la panetela congelada marca *Sara Lee*) con ¼ de taza de helado o yogur congelado de vainilla bajo en calorías y ½ taza de fresas.

DESAYUNO

BAGEL: 1 *bagel* grande (de 3½ a 4 onzas) de salvado de avena o trigo integral con 1 cucharadita de mantequilla o margarina libre de ácidos transgrasos y 2 cucharaditas de mermelada o jalea.

ENSALADA DE FRUTAS: 1 taza (las frutas que elija).

LECHE DESCREMADA: 1 taza.

ALMUERZO

HAMBURGUESA VEGETARIANA: Cueza 1 hamburguesa vegetariana (de alrededor de 120 calorías) según las instrucciones que aparezcan en el empaque. Derrita 1 rebanada de queso *Cheddar* reducido en grasa sobre la hamburguesa y póngala en un panecillo integral con 1 cucharadita de mayonesa baja en grasa, 1 cucharadita de mostaza, rebanadas de tomate y lechuga.

VERDURAS CRUDAS: 1 taza.

MERIENDA

LECHE CON CHOCOLATE CALIENTE O FRÍA: 1 taza de leche descremada con 2 cucharaditas de jarabe de chocolate.

CENA

SALMÓN A LA PARRILLA: 4 onzas.

PAPAS CAMBRAY: ½ taza, con 1 cucharadita de mantequilla o margarina libre de ácidos transgrasos, 1 cucharadita de perejil picado, sal y pimienta.

ESPINACAS SALTEADAS: Vea la receta en la página 436.

VINO: 4 onzas (120 ml) u otra ½ taza de papas

GUSTO

PANETELA CON HELADO: Una rebanada fina de panetela (⅒ de una panetela entera de 10½ onzas/294 gramos, como la panetela congelada marca *Sara Lee*) con ¾ de taza de helado o yogur congelado de vainilla bajo en calorías y ½ taza de fresas.

	1,400	1,600	1,800
CALORÍAS	1,419	1,631	1,811
GRASA (G)	43	52	60
GRASA SATURADA (G)	13.1	16	21
PROTEÍNAS (G)	69	75	86
CARBOHIDRATOS (G)	181	211	230
FIBRA DIETÉTICA (G)	18	20	20
COLESTEROL (MG)	180	189	214
SODIO (MG)	1,749	2,118	2,335
CALCIO (MG)	946	956	1,256

DOMINGO

1,400 calorías

DESAYUNO

BURRITO DE HUEVO: Revuelva ½ taza de sustituto de huevo (o 1 huevo y 1 clara) en un sartén antiadherente con 1 cucharadita de margarina libre de ácidos transgrasos, mantequilla, aceite de *canola* o aceite de oliva. Ponga el huevo revuelto sobre una tortilla caliente (de preferencia integral) con 2 cucharadas de queso *Cheddar* reducido en grasa y de 1 a 2 cucharadas de salsa picante.

LECHE DESCREMADA: 1 taza.

ALMUERZO

SOPA: 1¼ tazas de sopa de lenteja, frijol negro u otro frijol, cocinada con 2 tazas de espinacas justo hasta que la espinaca se marchite.

PAN INTEGRAL: 1 rebanada.

MERIENDA

LICUADO DE FRESA Y PLÁTANO AMARILLO: Licúe bien 1 plátano amarillo pequeño maduro, ½ taza de fresas, ½ taza de leche descremada, ½ taza de yogur natural bajo en grasa, 2 cucharaditas de miel y 1 ó 2 cubos de hielo.

CENA

POLLO TAILANDÉS AL *CURRY*: Vea la receta en la página 444.

ARROZ: ½ taza de arroz integral, jazmín blanco o *basmati* cocido.

ENSALADA REFRESCANTE DE PEPINO: Mezcle ½ cucharadita de vinagre y una pizca de azúcar. Vierta sobre ½ taza de pepino finamente rebanado.

GUSTO

GELATINA *JELL-O*: ¾ de taza u otro gusto de 100 calorías, como 12 onzas de cerveza *light* (para más sugerencias, vea la página 282).

1,600 calorías

BURRITO DE HUEVO: Revuelva ½ taza de sustituto de huevo (o 1 huevo y 1 clara) en un sartén antiadherente con 1 cucharadita de margarina libre de ácidos transgrasos, mantequilla, aceite de *canola* o aceite de oliva. Ponga el huevo revuelto sobre una tortilla caliente (de preferencia integral) con 2 cucharadas de queso *Cheddar* reducido en grasa y de 1 a 2 cucharadas de salsa picante.

LECHE DESCREMADA: 1 taza.

1 NARANJA

SOPA: 1¼ tazas de sopa de lenteja, frijol negro u otro frijol, cocinada con 2 tazas de espinacas justo hasta que la espinaca se marchite.

PAN INTEGRAL: 1 rebanada.

LICUADO DE FRESA Y PLÁTANO AMARILLO: Licúe bien 1 plátano amarillo pequeño maduro, ½ taza de fresas, ½ taza de leche descremada, ½ taza de yogur natural bajo en grasa, 2 cucharaditas de miel y 1 ó 2 cubos de hielo.

POLLO TAILANDÉS AL *CURRY*: Vea la receta en la página 444.

ARROZ: ½ taza de arroz integral, jasmín blanco o *basmati* cocido.

ENSALADA REFRESCANTE DE PEPINO: Mezcle ½ cucharadita de vinagre y una pizca de azúcar. Vierta sobre ½ taza de pepino finamente rebanado.

GELATINA *JELL-O*: ¾ de taza u otro gusto de 100 calorías, como 12 onzas de cerveza *light* (para más sugerencias, vea la página 282).

DESAYUNO

BURRITO DE HUEVO: Revuelva ½ taza de sustituto de huevo (o 1 huevo y 1 clara) en un sartén antiadherente con 1 cucharadita de margarina libre de ácidos transgrasos, mantequilla, aceite de *canola* o aceite de oliva. Ponga el huevo revuelto sobre una tortilla caliente (de preferencia integral) con 2 cucharadas de queso *Cheddar* reducido en grasa y de 1 a 2 cucharadas de salsa picante.

LECHE DESCREMADA: 1 taza.

1 NARANJA

ALMUERZO

SOPA: 1¼ tazas de sopa de lenteja, frijol negro u otro frijol, cocinada con 2 tazas de espinacas justo hasta que la espinaca se marchite.

PAN INTEGRAL: 1 rebanada.

MERIENDA

LICUADO DE FRESA Y PLÁTANO AMARILLO: Licúe bien 1 plátano amarillo pequeño maduro, ½ taza de fresas, ½ taza de leche descremada, ½ taza de yogur natural bajo en grasa, 1 cucharada miel y 1 ó 2 cubos de hielo.

CENA

POLLO TAILANDÉS AL CURRY: Vea la receta en la página 444.

ARROZ: 1 taza de arroz integral, jasmín blanco o *basmati* cocido.

ENSALADA REFRESCANTE DE PEPINO: Mezcle ½ cucharadita de vinagre y una pizca de azúcar. Vierta sobre ½ taza de pepino finamente rebanado.

GUSTO

GELATINA *JELL-O*: ¾ de taza u otro gusto de 100 calorías, como 12 onzas de cerveza *light* (para más sugerencias, vea la página 282).

	1,400	1,600	1,800
CALORÍAS	1,425	1,627	1,751
GRASA (G)	27	36	37
GRASA SATURADA (G)	10.8	12.4	12.4
PROTEÍNAS (G)	87	90	93
CARBOHIDRATOS (G)	193	222	250
FIBRA DIETÉTICA (G)	25	29	30
COLESTEROL (MG)	194	194	194
SODIO (MG)	2,515	2,775	2,776
CALCIO (MG)	1,058	1,132	1,140

¡Nútrase mejor!

EL CHILE PICANTE es lo que le da su picor a la pasta de *curry* tailandesa, uno de los ingredientes del platillo de la cena de este día. Un compuesto que se llama capsaicina es lo que hace que los chiles piquen. Este compuesto baja la inflamación, lo cual ayuda a las personas que sufren de artritis, y también ayuda a prevenir que se tapen las arterias. Al hacer que la sangre sea menos pegajosa, la capsaicina disminuye el riesgo de que se formen coágulos sanguíneos peligrosos.

CAPÍTULO 15

Identifique y modifique sus conductas

Llega a casa del trabajo y se va derechito al refrigerador. Antes de que se dé cuenta ya se ha terminado todo el bote de helado. (No se preocupe; yo también lo hago. . . de vez en cuando). O se dice a sí misma que sólo se comerá una rebanada de pizza pero termina comiéndose tres.

¿Qué nos hace hacer esto? En mi caso particular, lo hago para calmarme cuando estoy muy ocupada viajando o trabajando muy arduamente. Cuando finalmente tengo la oportunidad de sentarme a comer, me dan ganas de comer en exceso, pensando, "Me lo merezco".

Lo que necesitamos hacer es darle la vuelta a esto. Nosotros *merecemos* darnos una caminata de 10 minutos alrededor de la cuadra, algo que apoye todo el trabajo que estamos haciendo para mantenernos saludables y delgadas. Vamos a tratarnos mejor.

Esta semana, usted averiguará por qué a veces come en exceso y cómo puede frenar esa emoción diciéndose, "Me he portado bien y ahora esta comida (o caminata o pensamiento) saludable es sólo para *mí*".

Por qué come cuando no tiene hambre

Comer en cantidades excesivas y abundantes a menudo es algo que hacemos en respuesta al estrés, la ansiedad e incluso la alegría. La comida nos tranquiliza, nos calma y —al menos a corto plazo— nos ayuda a lidiar con estas emociones. Y una vez que descubrimos que es un mecanismo fácil para lidiar con ellas, se vuelve difícil dejarla ir. Con frecuencia, no entendemos la fuente de nuestro estrés o ansiedad. Generalmente no paramos, antes de empezar a comer en exceso, para preguntarnos, "¿Por qué quiero comer helado?".

Pero esta semana, eso es precisamente lo que va a hacer. Se va a hacer unas cuantas preguntas antes —y después— de que coma en exceso. Quizá no pueda averiguar la causa cada vez, pero sí podrá identificar algunos patrones interesantes. Su herramienta: su Diario de Emociones.

Como verá, este Diario se parece al Diario del Hambre de la semana pasada, pero incluye una cosa más: una columna para que anote las emociones, los pensamientos y las situaciones que hayan estado presentes cuando comió en exceso. También seguirá llevando un registro del hambre, para asegurarse que las veces que coma en exceso no sean porque tuvo "demasiada hambre". Después de llenar el Diario de Emociones, usted podrá controlar el hábito *inconsciente* de comer en exceso que puede sabotear todos los esfuerzos *conscientes* que está haciendo por hacer ejercicio y alimentarse sanamente.

El estrés y la grasa abdominal

¿El abdomen es su zona de grasa personal? En este caso, necesita prestar atención particular a cualquier situación estresante que haya registrado en el Diario

> **RECORDATORIO SEMANAL:** ¡Ahora es el momento de celebrar en grande! Puede felicitarse por haber terminado otra semana completa del Plan Reduzca sus Zonas de Grasa Femenina. ¡Ya sólo le falta una más! Independientemente de que decida subirse a la pesa (báscula), probarse sus pantalones o usar una cinta para medir, tome nota de cómo ha cambiado su cuerpo esta semana. Anote sus resultados en su Diario (página 456).

Mitigue el impacto de los antojos

PARA CUANDO LA ATAQUE LA URGENCIA de comer en exceso o de ceder ante un antojo, aquí le doy una lista de alimentos que no harán mucho daño.

ANTOJOS POR COMER ALGO FRÍO Y CREMOSO

- Yogur de chocolate blanco y frambuesa de la marca *Dannon Light 'n Fit*: 90 calorías por cada envase de 6 onzas (180 ml)
- Paleta helada de frutas: de 45 a 90 calorías por paleta, dependiendo de la marca
- Barras de helado de café *Starbucks*, sabor *Mocha Frappuccino* o *Java Fudge Frappuccino*: de 120 a 130 calorías por barra

ANTOJOS POR COMER CHOCOLATE

- Pasas cubiertas de chocolate: 39 calorías por cada 10
- Paleta helada *Fudgsicle*: 60 calorías por cada paleta de 1.75 onzas (49 gramos), 90 calorías por cada paleta de 2.7 onzas (75.6 gramos)
- Dulces *Hershey's TasteTations* (no los mas-

tique; se derriten en la boca *muy* lentamente): 60 calorías por cada 3 piezas

- *Peppermint Patty*: 100 calorías por dos de tamaño "mini" (de 0.49 onzas/13.7 gramos cada una)
- Cocoa *Swiss Miss* sin azúcar (tiene un sabor muy rico): 50 calorías por ración

ANTOJO POR COMER ALGO SALADO

- Papitas fritas horneadas: alrededor de 60 calorías por cada ½ onza (14 gramos)
- Totopos horneados: alrededor de 55 calorías por cada ½ onza (14 gramos)
- Nueces de soya saladas y tostadas en seco (están repletas de isoflavonas, las cuales son compuestos benéficos de la soya que pueden ayudar a combatir el cáncer): 126 calorías por cada onza (28 gramos) o alrededor de 2½ cucharadas
- Palomitas (rositas) de maíz *light* reducidas en grasa: alrededor de 80 calorías por cada 4 tazas
- *Pretzels*: 54 calorías por cada ½ onza (14 gramos)

de Emociones de esta semana. Los estudios de investigación muestran que las mujeres a quienes más les afecta el estrés tienen un vientre más grande. En una serie de estudios fascinantes realizados en la Universidad de California en San Francisco, los investigadores expusieron a las mujeres a diversas situaciones estresantes, como exámenes contra reloj imposibles de completar y hablar en público. Las mujeres —tanto delgadas como con sobrepeso— que tenían más grasa abdominal tuvieron más dificultades para lidiar con estas situaciones estresantes que las mujeres que tenían otra forma de cuerpo. Las mujeres que tenían más grasa abdominal también reportaron más estrés por el trabajo y por las finanzas, obtuvieron puntuaciones más bajas en los cuestionarios para evaluar la autoestima y tenían una actitud más pesimista ante la vida.

¿Cómo es que el estrés se va a su vientre? Probablemente por culpa de la hormona del estrés llamada cortisol. En los experimentos que realizaron en la Universidad de California, las mujeres con vientres más grandes secretaban mucho más cortisol que las mujeres con vientres más planos. El cortisol hace que el cuerpo deposite grasa abdominal.

El cortisol también puede provocar que una persona coma en exceso, especialmente dulces. En otros experimentos, los mismos investigadores de la Universidad de California encontraron que las "personas que reaccionaban al cortisol", es decir, aquellas mujeres cuyo nivel de cortisol se elevaba muchísimo cuando estaban expuestas a una situación estresante, comían más después de los experimentos que las mujeres que no secretaban mucho cortisol. ¿Su alimento favorito? ¡Los dulces!

La grasa abdominal no sólo es poco atractiva, sino que la pone en riesgo de contraer enfermedades cardíacas y diabetes. Para averiguar si su vientre la está haciendo correr este riesgo, saque su cinta métrica. Si su cintura mide más de 35 pulgadas (87.5 cm), puede que esté en riesgo de contraer estas enfermedades.

Todas sabemos que la salud mental es muy importante para la salud física. Y también sabemos, sin lugar a dudas, que *sentirse* bien puede ser bueno, no sólo para su salud, sino también para su cintura. Después de que llene su Diario de Emociones esta semana, le ayudaré a identificar —y eliminar— el estrés de su vida.

Preste atención a sus emociones

Al igual que lo hizo la semana pasada, usted llevará un registro de sus comidas, de la hora en que comió y de cuánta hambre tenía cuando comió. Saque su cuaderno de la semana pasada. (También encontrará una versión condensada en la página 451 de su Cuaderno Quemagrasa). Esta vez, llenará una columna más: la columna de emociones/situación. A continuación indico cómo debería llenarla.

1. Cuente todos los alimentos, tanto comidas como meriendas (refrigerios, tentempiés). Si en esencia comió los alimentos que se incluyen en el plan, simplemente puede anotar: desayuno, almuerzo, cena, merienda y golosina. Pero por favor anote todos los alimentos que se haya comido que no estén incluidos en el plan. Esta es información valiosa que le ayudará a combatir el problema de "comer por razones emocionales". También anote si se saltó alguna parte de una comida.

2. Anote la hora a la que comió con la mayor precisión posible.

3. En cada comida, califique su hambre en una escala del 1 al 5 (1 = nada de hambre; 2 = un poco de hambre; 3 = algo de hambre; 4 = mucha hambre; 5 = hambre voraz).

4. Antes o después de cada comida o merienda, anote cómo se siente. A veces es difícil ponerle un nombre a un sentimiento. A continuación le doy algunas descripciones que quizá le sean de utilidad: incómoda, enojada, impotente, sobrecargada, no apreciada, poco atractiva, aburrida, estresada, adolorida, entumida, frustrada, deprimida, sola, fuera de control, culpable, contenta, feliz, esperanzada, apasionada, emocionada, enamorada, en paz. ¡Observe que tanto las emociones positivas como las negativas pueden hacer que coma en exceso!

5. Anote el lugar donde estaba y la situación que estaba viviendo mientras comía o merendaba. Por ejemplo: en su escritorio, en una reunión (junta) en el trabajo, en la cocina, después de que su hijo se fue en el autobús escolar, mientras hablaba por teléfono en la cocina, después de hablar con su madre, después de que su jefe entró a su oficina. Incluso aunque no siempre pueda identificar la emoción, sí podrá asociar ciertas situaciones con el hábito de comer en exceso.

Esté es un día de muestra.

Su Diario de Emociones (muestra)			
Viernes			
COMIDA	HORA DEL DÍA	PUNTUACIÓN DE HAMBRE	SENTIMIENTOS/SITUACIÓN
Desayuno, menos la fruta	7:30 A.M.	2	Apurada/en la cocina
Almuerzo	12:00 P.M.	4	Contenta/en la *deli*
Merienda, barra de confitura	1:30 P.M.	1	Frustrada/en una conferencia telefónica durante una hora, atrasada con mi trabajo
Merienda	3:00 P.M.	2	Bien/en Starbucks
Cena	7:30 P.M.	3	Apurada pero contenta/en casa
Gusto, 2 tazas de helado en vez de una	9:00 P.M.	3	En el teléfono con una amiga/ en la cocina
Gusto, otra taza de helado	11:00 P.M.	1	Me sentía sola/viendo las noticias en la televisión

Ahora haga su propio Diario de Emociones.

Haga asociaciones

Sus anotaciones contienen pistas importantes que le ayudarán a resolver el misterio de por qué come en exceso. A continuación le digo cómo juntar estas pistas para armar el rompecabezas.

1. Revise sus anotaciones y encierre en un círculo cada vez que haya comido en exceso y haya tenido una puntuación en hambre de 3 o menor (no mucha hambre).

2. En cada comida o merienda que haya encerrado en un círculo, vea la columna de emociones/situación. ¿Qué era lo que estaba pasando en ese momento?

3. Identifique patrones. ¿Tiende a comer en exceso en las noches? ¿Cuándo está estresada por el trabajo? ¿Cuándo está aburrida, cuándo se siente sola o cuándo siente algún otro tipo de emoción?

4. Repase de nuevo su Diario del Hambre de la Quinta Semana y encierre en un círculo todas las veces en que haya comido en exceso con una puntuación en hambre de 3 o menor. ¿Puede identificar alguna correlación con esta semana? Por ejemplo, ¿generalmente comía en exceso en las noches durante ambas semanas?

Acabe con los antojos y el hábito de comer en exceso

Ahora que ya ha identificado ciertas situaciones o emociones que la hacen comer en exceso, puede empezar a esforzarse para cambiarlas. Algunos cambios serán fáciles de hacer, como hablar por teléfono en su dormitorio (recámara) en lugar de la cocina. Pero si se está atiborrando de comida para anestesiar el dolor de un divorcio, para acallar la frustración que le producen los abusos de su jefe o para lidiar con otros conflictos más profundos, entonces le tocará trabajar más arduamente. A continuación le indico por dónde empezar.

1. Identifique lo que *realmente* necesita. Antes de repetir por tercera vez el mismo platillo o de dirigirse a la máquina expendedora cuando en realidad no tiene mucha hambre, tómese un minuto para hacerse esta pregunta: "¿Qué es lo que realmente necesito en este momento?" Quizá sea alguien con quién hablar, un pequeño descanso del trabajo, enfrentar algo

> "Cuando la tensión la ataque, dése un descanso para estirarse: ¡usted merece sentirse bien!"

que ha estado dejando a un lado o un sinfín de cosas diversas. Incluso aunque termine comiendo ya se ha ayudado al averiguar algo sobre lo que son sus necesidades.

2. Lidie con un problema a la vez. Por ejemplo, si se está comiendo unas cuantas barras de chocolate en el trabajo y luego está comiendo demasiado en la noche, elija el problema de las barras de chocolate *o* el problema de que está comiendo demasiado en la noche. Dése unas cuantas semanas o meses para lidiar con un solo problema antes de tratar de resolver el siguiente. Debido a que estos problemas a menudo están relacionados, es posible que al resolver uno también elimine el otro.

3. No deje que le dé hambre. Recuerde, saltarse comidas o comer menos de lo que debería hace que coma demasiado de una sola sentada, especialmente en la noche.

4. Disminuya el estrés. Estas son algunas de las cosas que me han funcionado.

- Empiece a identificar las causas específicas del estrés: tiene que manejar grandes distancias para llegar a su trabajo, una renta elevada, una persona demasiado exigente o cualquier otra causa.

- Piense en maneras de cambiar o aliviar la situación, como terminar con una relación negativa. Júntese con gente más positiva; eso ayuda.

- Siga haciendo ejercicio. Miles de estudios de investigación han mostrado que el ejercicio es excelente para acabar con el estrés. Y si su estrés está relacionado con la depresión, hay muchos estudios de investigación que han demostrado que el ejercicio puede ser casi tan eficaz como los medicamentos antidepresivos.

- Aprenda a relajarse. La mayoría de las clases de yoga y mis videos de yoga le enseñan a relajar completamente su cuerpo y su mente. Cree un

Promedios diarios para la Sexta Semana

1,400 CALORÍAS: 24% de las calorías provienen de la grasa, 21% de la proteína, 55% de los carbohidratos

1,600 CALORÍAS: 25% de las calorías provienen de la grasa, 21% de la proteína, 54% de los carbohidratos

1,800 CALORÍAS: 27% de las calorías provienen de la grasa, 20% de la proteína, 53% de los carbohidratos

ambiente callado y tranquilo que sea propicio para la relajación. Apague la televisión y el radio, desconecte el teléfono y ponga música calmante por algún artista como Enya. Apague o baje la intensidad de las luces.

■ Aparte un tiempo para unas vacaciones y para actividades que la hagan feliz.

■ Aprenda a reconocer sus pensamientos negativos y empiece a cambiarlos por pensamientos positivos. En vez de pensar algo como "Este proyecto es demasiado para mí. . . nunca podré terminarlo", piense "Iré trabajando paso por paso en este proyecto y lo terminaré con éxito".

■ Conserve su sentido del humor. ¿Sabía usted que reír es una manera excelente de tonificar sus músculos abdominales? No hay nada mejor

"Siempre que siento la urgencia de atiborrarme de comida, trato de recordar que nada sabe tan bien como sentirse en buena forma física."

que reír. Esa es una de las mejores cualidades de mi esposo: es muy cómico y siempre nos hace reír. Entonces, disfrute del sentido del humor, aunque sea el suyo. Yo me río de mí misma todo el tiempo. La vida es divertida; disfrútela. ¡Sonría lo más que pueda!

5. Enfrente sus problemas emocionales. Muchas personas comen en exceso para distraerse de las emociones desagradables o dolorosas, que incluso pueden venir cargando desde su infancia. Si usted está sufriendo o se siente muy ansiosa, no dude en buscar la ayuda de un profesional. A veces, incluso unas cuantas sesiones pueden ser de gran ayuda. O haga lo que yo hago: llame a una amistad o familiar. Yo hablo con mis hermanas y hermano siempre que me siento aunque sea un poco triste, especialmente para hablar con ellos acerca de mi mamá, quien falleció hace tres años. La pérdida de un ser querido es el ejemplo perfecto de una época en la que necesitamos apoyo. Yo hablo con una de mis tres hermanas o con mi hermano cada día. Esto ha sido enormemente terapéutico para mí. . . ¡y mucho mejor que consolarme con una bolsa entera de papitas fritas!

(*Nota*: Si no conoce algunos de los términos empleados para los alimentos en la lista del supermercado o en los menús, vea el glosario en la página 457).

LISTA DEL SUPERMERCADO

REVISE SU REFRIGERADOR y su alacena. Quizá la semana pasada le hayan sobrado muchos de estos alimentos. No se listan porciones porque estas varían dependiendo de cuántas personas haya en su familia. Por lo tanto, sólo revise los menús y anote cuánto de cada cosa necesitará comprar. (Cabe notar que aquí recomiendo alimentos de marcas comunes en los EE.UU.).

Si algo no le agrada, sustitúyalo por algún otro alimento que sea lo más parecido al que viene en la lista. Por ejemplo, puede comer ciruelas en lugar de melocotones (duraznos) o un muslo de pollo sin piel en lugar de una pechuga de pollo. Pero cuando el menú indique algún producto de harina integral (como pan integral), no lo sustituya por productos hechos con harina blanca (como pan blanco). Los cereales integrales son herramientas importantes para bajar de peso.

FRUTA FRESCA

Bayas

Ciruelas (para los planes de 1,600 y 1,800 calorías)

Kiwis u otra fruta

Limones

Mangos (para los planes de 1,600 y 1,800 calorías)

Manzanas

Melocotones/duraznos

Melón o cantaloup

Naranjas

Plátanos amarillos

VERDURAS Y HIERBAS FRESCAS

Ajo

Albahaca o eneldo

Apio

Brócoli

Cebollas

Cebollines

Coliflor

Champiñones y hongos porto-bello, cremini o shiitake

Espinacas

Estragón

Lechuga

Papas cambray, rojas o amarillas

Pepinos

Perejil

Tomates

Verduras de hojas verdes mixtas

Zanahorias

Zucchini

PRODUCTOS ENLATADOS Y ENVASADOS

Aceite de oliva

Aliño tipo vinagreta o italiano normal (sólo para el plan de 1,800 calorías)

Aliño tipo vinagreta o italiano reducido en calorías

Atún en agua

Caldo de pollo reducido en sodio, enlatado

Frijoles para chili (sin sabor) o pintos, enlatados, que contengan alrededor de 150 miligramos o menos de sodio por cada ½ taza

Garbanzos enlatados

Jarabe de chocolate

Jugo de limón

Mantequilla de cacahuate

Mayonesa baja en grasa

Mermelada o jalea

Miel

Miel de maple

Mostaza Dijon

Pepinillos

Salsa marinara

Salsa para pizza

Salsa para enchiladas

Salsa picante

Sopa de lenteja

Tomates picados y enlatados

Vinagre balsámico

PRODUCTOS SECOS Y PAN

Almendras

Arroz integral

Arroz salvaje

Panecillos integrales para hamburguesa que no contengan más de 120 calorías cada uno

Brownies

Canela

Cereal rico en fibra que contenga de 5 a 8 gramos de fibra por cada ración de 30 gramos

Copos de avena (simples, sin sabor)

Cuscús integrales

Galletas *Graham* (para los planes de 1,600 y 1,800 calorías)

Masa para pizza *Boboli Original* (No la compre si va a pedir una pizza para entrega a domicilio o si va a comprar una pizza congelada para la cena del viernes).

Muffins ingleses integrales o de salvado de avena

Muffins de salvado (No los compre si va a salir a desayunar a una *deli* el jueves).

Pan integral de caja que no contenga más de 90 calorías y que contenga al menos 2 gramos de fibra por rebanada

Piñones

Polvo para *chili*

Romero

Semillas de girasol (para los planes de 1,600 y 1,800 calorías)

Trail mix (mezcla de frutos secos y frutas deshidratadas)

ALIMENTOS REFRIGERADOS

Huevos

Leche descremada (Si no se ha adaptado a tomar leche descremada, compre leche con un 1% de grasa o mezcle partes iguales de leche con un 1% y un 2% de grasa. Si usted es intolerante a la lactosa, pruebe la leche *Lactaid*. Si prefiere leche de soya —baja en grasa o sin grasa— compre alguna que venga enriquecida con calcio y que contenga al menos del 25% de la Cantidad Diaria Recomendada de calcio por taza).

Mantequilla o margarina libre de ácidos transgrasos

Queso *mozzarella* parcialmente descremado

Queso parmesano

Queso reducido en grasa

Requesón con un 1% o 2% de grasa (sólo para el plan de 1,800 calorías)

Tofu firme

Tortellini de queso (como *Buitoni*)

Tortillas de maíz de 6 pulgadas de diámetro, que contengan alrededor de 84 calorías por cada dos tortillas

Yogur bajo en grasa con frutas que contenga alrededor de 210 calorías por cada 8 onzas (sólo para el plan de 1,800 calorías)

Yogur de sabor (reducido en calorías) que no contenga más de 120 calorías por cada 8 onzas

Yogur natural bajo en grasa

CARNE DE RES, CARNE DE AVE Y PESCADO

Filetes de atún

Jamón sin grasa

Pavo molido

Pechuga de pavo sin grasa (No la compre si va a salir a almorzar a Subway o si va a comprar jamón para el almuerzo del lunes).

Pechugas de pollo sin hueso y sin piel o tiras de pollo precocidas *Perdue Short Cuts* o *Louis Rich*

ALIMENTOS CONGELADOS

Helado o yogur congelado bajo en calorías, que no contenga más de 110 calorías por cada ½ taza

Chícharos

Pizza vegetariana (No la compre si va a pedir una pizza para llevar o si va a preparar su propia pizza el viernes).

Hamburguesas vegetarianas, que contengan alrededor de 120 calorías por cada hamburguesa (como las de la marca *Gardenburgers*)

Waffles integrales para tostadora, que contengan alrededor de 170 calorías por cada 2 *waffles* (por ejemplo, *Nutri-Grain Multibran*)

OPCIONALES

Cerveza *light*

Gustos (vea los menús para el martes, el miércoles, el viernes, el sábado y el domingo)

Vino

LUNES

1,400 calorías

DESAYUNO

CEREAL: 150 calorías de algún cereal rico en fibra, con 1 taza de leche descremada, 1 taza de bayas u otra fruta en rebanadas y 2 cucharadas de *trail mix*.

OJO El cereal debe contener de 5 a 8 gramos de fibra por cada ración.

ALMUERZO

SÁNDWICH DE JAMÓN Y QUESO (O PAVO Y QUESO): *En Subway:* Elija cualquiera de los siguientes sándwiches "7 *Under* 6" de 6 pulgadas: jamón, pechuga de pavo o pechuga de pavo y jamón, con queso, lechuga, tomate, pepinillos u otras verduras. *En casa:* Rellene un panecillo integral para hamburguesa con 2 rebanadas de jamón magro o pechuga de pavo y 1 rebanada de queso reducido en grasa. Agréguele lechuga, tomate, pepinillos y cualquier otra verdura.

ENSALADA: *En Subway:* pida la ensalada *Veggie Delight. En casa:* coma 2 tazas de verduras de hojas verdes mixtas con 1 cucharada de aliño reducido en calorías.

MERIENDA

YOGUR: 8 onzas de yogur de sabor (reducido en calorías) que no contenga más de 120 calorías.

CENA

TORTELLINI DE QUESO CON SALSA *MARINARA*: ¾ de taza de *tortellini* relleno de queso con ⅓ a ½ taza de salsa *marinara*.

BRÓCOLI: 1 taza, cocido al vapor, con un chorrito de jugo de limón.

GUSTO

BROWNIE CON HELADO: Sobre 1 *brownie* pequeño (de 2 × 3 pulgadas o 5 × 7.5 cm), ponga ½ taza de helado o yogur congelado bajo en calorías y de 1 a 2 cucharaditas de jarabe de chocolate.

1,600 calorías

CEREAL: 150 calorías de algún cereal rico en fibra, con 1 taza de leche descremada, 1 taza de bayas u otra fruta en rebanadas y 2 cucharadas de *trail mix*.

OJO El cereal debe contener de 5 a 8 gramos de fibra por cada ración.

SÁNDWICH DE JAMÓN Y QUESO (O PAVO Y QUESO): *En Subway:* Elija cualquiera de los siguientes sándwiches "7 *Under* 6" de 6 pulgadas: jamón, pechuga de pavo o pechuga de pavo y jamón, con queso, lechuga, tomate, pepinillos, u otras verduras. *En casa:* Rellene un panecillo integral para hamburguesa con 2 rebanadas de jamón magro o pechuga de pavo y 1 rebanada de queso reducido en grasa. Agréguele lechuga, tomate, pepinillos y cualquier otra verdura.

ENSALADA: *En Subway:* pida la ensalada *Veggie Delight. En casa:* coma 2 tazas de verduras de hojas verdes mixtas con 1 cucharada de aliño reducido en calorías.

1 NARANJA U OTRA FRUTA

YOGUR: 8 onzas de yogur de sabor (reducido en calorías) que no contenga más de 120 calorías.

10 ALMENDRAS: Coma estas o 1 cucharada de algún otro fruto seco.

TORTELLINI DE QUESO CON SALSA *MARINARA*: 1 taza de *tortellini* relleno de queso con ⅓ a ½ taza de salsa *marinara*.

BRÓCOLI: 1 taza, cocido al vapor, con un chorrito de jugo de limón.

BROWNIE CON HELADO: Sobre 1 *brownie* pequeño (de 2 × 3 pulgadas o 5 × 7.5 cm), ponga ½ taza de helado o yogur congelado bajo en calorías y de 1 a 2 cucharaditas de jarabe de chocolate.

DESAYUNO

CEREAL: 150 calorías de algún cereal rico en fibra, con 1 taza de leche descremada, 1 taza de bayas u otra fruta en rebanadas y 2 cucharadas de *trail mix*.

OJO El cereal debe contener de 5 a 8 gramos de fibra por cada ración.

ALMUERZO

SÁNDWICH DE JAMÓN Y QUESO (O PAVO Y QUESO): *En Subway:* Elija cualquiera de los siguientes sándwiches "7 Under 6" de 6 pulgadas: jamón, pechuga de pavo o pechuga de pavo y jamón, con queso, lechuga, tomate, pepinillos, u otras verduras. *En casa:* Rellene un panecillo integral para hamburguesa con 2 rebanadas de jamón magro o pechuga de pavo y 1 rebanada de queso reducido en grasa. Agréguele lechuga, tomate, pepinillos y cualquier otra verdura.

ENSALADA: *En Subway:* pida la ensalada *Veggie Delight. En casa:* coma 2 tazas de verduras de hojas verdes mixtas con 1 cucharada de aliño reducido en calorías.

1 NARANJA U OTRA FRUTA

MERIENDA

YOGUR: 8 onzas de yogur bajo en grasa con frutas que no contenga más de 210 calorías.

20 ALMENDRAS: Coma estas o 2 cucharadas de algún otro fruto seco.

CENA

TORTELLINI DE QUESO CON SALSA MARINARA: 1 taza de *tortellini* relleno de queso con ⅓ a ½ taza de salsa *marinara*.

BRÓCOLI: 1 taza, cocido al vapor, con un chorrito de jugo de limón.

GUSTO

BROWNIE CON HELADO: Sobre 1 *brownie* pequeño (de 2 × 3 pulgadas o 5 × 7.5 cm), ponga ½ taza de helado o yogur congelado bajo en calorías y de 1 a 2 cucharaditas de jarabe de chocolate.

	1,400	1,600	1,800
CALORÍAS	1,428	1,632	1,781
GRASA (G)	38	45	52
GRASA SATURADA (G)	12.7	14.1	15.5
PROTEÍNAS (G)	66	73	77
CARBOHIDRATOS (G)	226	256	276
FIBRA DIETÉTICA (G)	27	32	34
COLESTEROL (MG)	120	137	145
SODIO (MG)	2,761	2,876	2,886
CALCIO (MG)	1,075	1,187	1,264

Siempre me preguntan. . .

"¿Por qué me porto bien todo el día y luego como en exceso en la noche?"
Usted no está sola. La noche es la hora pico para atiborrarnos de comida. Uno de los culpables: saltarse el desayuno. Su cuerpo le exige esas calorías más tarde, cuando ya está demasiado cansada como para prepararse una comida saludable. En vez, agarra galletas, galletitas, helado y otros alimentos similares.

A la mañana siguiente, dado que sigue digiriendo la comida que comió la noche anterior, no tendrá hambre para desayunar, creando así un círculo vicioso. ¡Por lo tanto, desayune, coma lo suficiente durante el resto del día y sálgase de la cocina después de la cena! Si le da mucha hambre, coma una pieza de fruta o 4 onzas (120 ml) de yogur o leche descremada.

MARTES

1,400 calorías	**1,600 calorías**

DESAYUNO

MUFFIN INGLÉS: 1 *muffin* inglés integral o de salvado de avena, partido a la mitad y tostado, untado con 2 cucharaditas de mantequilla o margarina libre de ácidos transgrasos y 1 cucharada de mermelada o jalea.

LECHE DESCREMADA: 1 taza.

1 NARANJA U OTRA FRUTA

MUFFIN INGLÉS: 1 *muffin* inglés integral o de salvado de avena, partido a la mitad y tostado, untado con 2 cucharaditas de mantequilla o margarina libre de ácidos transgrasos y 1 cucharada de mermelada o jalea.

LECHE DESCREMADA: 1 taza.

1 NARANJA U OTRA FRUTA

ALMUERZO

SUPERENSALADA DE ESPINACAS: En casa o en una barra de ensaladas, combine 2 tazas de espinacas u otras verduras de hojas verdes para ensalada, 1 taza de verduras rebanadas o zanahorias ralladas, ½ taza de garbanzos enlatados, ¼ de taza de atún en agua, 2 cucharadas de huevo duro picado y 2 cucharadas de aliño reducido en calorías.

PAN INTEGRAL: 1 rebanada.

SUPERENSALADA DE ESPINACAS: En casa o en una barra de ensaladas, combine 2 tazas de espinacas u otras verduras de hojas verdes para ensalada, 1 taza de verduras rebanadas o zanahorias ralladas, ½ taza de garbanzos enlatados, ¼ de taza de atún en agua, 2 cucharadas de huevo duro picado y 2 cucharadas de aliño reducido en calorías.

SEMILLAS DE GIRASOL: 2 cucharadas.

PAN INTEGRAL: 2 rebanadas.

MERIENDA

CAFÉ *LATTE* CON LECHE DESCREMADA: 8 onzas, normal o descafeinado.

CAFÉ *LATTE* CON LECHE DESCREMADA: 8 onzas, normal o descafeinado.

GALLETAS *GRAHAM*: 1 rectángulo.

CENA

POLLO CON ARROZ SILVESTRE Y CHÍCHAROS: Vea la receta en la página 445.

POLLO CON ARROZ SILVESTRE Y CHÍCHAROS: Vea la receta en la página 445.

GUSTO

GELATINA *JELL-O*: ¾ de taza u otro gusto de 100 calorías (para más sugerencias, vea la página 282).

GELATINA *JELL-O*: ¾ de taza u otro gusto de 100 calorías (para más sugerencias, vea la página 282).

DESAYUNO

MUFFIN INGLÉS: 1 *muffin* inglés integral o de salvado de avena, partido a la mitad y tostado, untado con 2 cucharaditas de mantequilla o margarina libre de ácidos transgrasos y 1 cucharada de mermelada o jalea

LECHE DESCREMADA: 1 taza

1 NARANJA U OTRA FRUTA

ALMUERZO

SUPERENSALADA DE ESPINACAS: En casa o en una barra de ensaladas, combine 2 tazas de espinacas u otras verduras de hojas verdes para ensalada, 1 taza de verduras rebanadas o zanahorias ralladas, ½ taza de garbanzos enlatados, ¼ de taza de atún en agua, 2 cucharadas de huevo duro picado y 2 cucharadas de aliño reducido en calorías.

SEMILLAS DE GIRASOL: 2 cucharadas.

PAN INTEGRAL: 2 rebanadas.

MERIENDA

CAFÉ *LATTE* CON LECHE DESCREMADA: 8 onzas, normal o descafeinado, con 2 cucharaditas de azúcar o 1 chorrito de jarabe de sabor.

GALLETAS GRAHAM: 2 rectángulos.

CENA

POLLO CON ARROZ SILVESTRE Y CHÍCHAROS: Vea la receta en la página 445.

GUSTO

GELATINA *JELL-O*: ¾ de taza u otro gusto de 100 calorías (para más sugerencias, vea la página 282).

Conteo de nutrientes

	1,400	1,600	1,800
CALORÍAS	1,354	1,570	1,795
GRASA (G)	33	44	50
GRASA SATURADA (G)	7.7	9	10
PROTEÍNAS (G)	87	94	106
CARBOHIDRATOS (G)	187	214	245
FIBRA DIETÉTICA (G)	27	31	34
COLESTEROL (MG)	162	162	182
SODIO (MG)	1,794	2,016	2,236
CALCIO (MG)	947	988	1,012

¡Nútrase mejor!

GRACIAS A LA NARANJA, las espinacas y los garbanzos, el menú del martes está absolutamente *repleto* de folato, que es una vitamina B particularmente importante para las mujeres, ya que al ingerirla en cantidades suficientes antes y durante el embarazo, ayuda a prevenir los defectos congénitos. Pero también es importante que consuma esta vitamina en cantidades suficientes aunque no esté embarazada ni planeando concebir, ya que el folato disminuye los niveles de homocisteína en sangre. Al igual que el colesterol, la homocisteína eleva el riesgo de sufrir enfermedades cardíacas. El folato también ayuda a protegerla del cáncer de colon. Otros alimentos ricos en folato son los espárragos, la remolacha, el brócoli, los repollitos de Bruselas, la coliflor y los cacahuates.

MIÉRCOLES

1,400 calorías	1,600 calorías

DESAYUNO

COPOS DE AVENA CON CANELA: Cueza ½ taza de avena molida instantánea según las instrucciones que aparezcan en el empaque, agregando 1 manzana pequeña picada en cubitos, 1 cucharadita de miel de maple y una pizca de canela.

LECHE DESCREMADA: 1 taza.

COPOS DE AVENA CON CANELA: Cueza ½ taza de avena molida instantánea según las instrucciones que aparezcan en el empaque, agregando 1 cucharadita de mantequilla o margarina libre de ácidos transgrasos, 1 manzana pequeña picada en cubitos, 1 cucharadita de miel de maple y una pizca de canela.

LECHE DESCREMADA: 1 taza.

ALMUERZO

SÁNDWICH DE MANTEQUILLA DE CACAHUATE Y JALEA: Unte 2 cucharadas de mantequilla de cacahuate y 2 cucharadas de mermelada sobre 2 rebanadas de pan integral.

LECHE DESCREMADA: 1 taza.

PALITOS DE ZANAHORIA Y APIO: 1 taza.

SÁNDWICH DE MANTEQUILLA DE CACAHUATE Y JALEA: Unte 2 cucharadas de mantequilla de cacahuate y 2 cucharadas de mermelada sobre 2 rebanadas de pan integral.

LECHE DESCREMADA: 1 taza.

PALITOS DE ZANAHORIA Y APIO: 1 taza.

MERIENDA

1 PLÁTANO AMARILLO PEQUEÑO

10 ALMENDRAS

1 PLÁTANO AMARILLO PEQUEÑO

20 ALMENDRAS

CENA

LASAÑA A LA MEXICANA: ⅛ del refractario (vea la receta en la página 446).

ENSALADA MIXTA: 2 tazas, mezcladas con 1 cucharada de aliño reducido en calorías.

LASAÑA A LA MEXICANA: ⅛ del refractario (vea la receta en la página 446).

ENSALADA MIXTA: 2 tazas, mezcladas con 1 cucharada de aliño reducido en calorías.

GUSTO

1 PALETA HELADA DE FRUTAS: Coma esta u otro gusto de 70 calorías (para más sugerencias, vea la página 282).

1 PALETA HELADA DE FRUTAS: Coma esta u otro gusto de 70 calorías (para más sugerencias, vea la página 282).

DESAYUNO

COPOS DE AVENA CON CANELA: Cueza ½ taza de avena molida instantánea según las instrucciones que aparezcan en el empaque, agregando 1 cucharadita de mantequilla o margarina libre de ácidos transgrasos, 1 manzana pequeña picada en cubitos, 1 cucharadita de miel de maple y una pizca de canela.

LECHE DESCREMADA: 1 taza.

REQUESÓN BAJO EN GRASA: ½ taza.

ALMUERZO

SÁNDWICH DE MANTEQUILLA DE CACAHUATE Y JALEA: Unte 2 cucharadas de mantequilla de cacahuate y 2 cucharadas de mermelada sobre 2 rebanadas de pan integral.

LECHE DESCREMADA: 1 taza.

PALITOS DE ZANAHORIA Y APIO: 1 taza.

MERIENDA

1 PLÁTANO AMARILLO PEQUEÑO

20 ALMENDRAS

CENA

LASAÑA A LA MEXICANA: ⅛ del refractario (vea la receta en la página 446).

ENSALADA MIXTA: 2 tazas, mezcladas con 1 cucharada de aliño reducido en calorías.

GUSTO

15 *JUNIOR MINTS*: Coma estas u otro gusto de 150 calorías (para más sugerencias, vea la página 282).

Conteo de nutrientes

	1,400	1,600	1,800
CALORÍAS	1,419	1,572	1,785
GRASA (G)	42	55	66
GRASA SATURADA (G)	9.5	10.8	15.4
PROTEÍNAS (G)	61	66	82
CARBOHIDRATOS (G)	215	220	233
FIBRA DIETÉTICA (G)	29	32	32
COLESTEROL (MG)	61	61	71
SODIO (MG)	1,559	1,560	2,035
CALCIO (MG)	833	871	970

Siempre me preguntan. . .

"¿Qué debo hacer si como en exceso?"
No se castigue por eso. En vez, use esa experiencia para aprender algo valioso. Pregúntese: "¿Por qué comí en exceso? ¿Qué estaba pasando en mi vida que me hizo comer en exceso? ¿Qué puedo hacer la próxima vez para evitar esa situación?". Luego, levántese al día siguiente y siga con su plan alimenticio saludable. El festín que se dio no es el fin del mundo. . . ¡lo que realmente cuenta es lo que haga después!

JUEVES

1,400 calorías	1,600 calorías

DESAYUNO

MUFFIN DE SALVADO: 1 *muffin* pequeño o ½ *muffin* grande.

LECHE DESCREMADA: 1 taza.

1 NARANJA: Coma esta o 2 kiwis u otra fruta.

MUFFIN DE SALVADO: 1 *muffin* pequeño o ½ *muffin* grande.

LECHE DESCREMADA: 1 taza.

1 NARANJA: Coma esta o 2 kiwis u otra fruta.

ALMUERZO

SÁNDWICH DE QUESO Y TOMATE: Ponga 2 rebanadas de queso reducido en grasa (como *Cabot 50% Light Cheddar* o *mozzarella* parcialmente descremado) y rebanadas de tomate sobre 2 rebanadas de pan integral.

OJO Este sándwich sabe delicioso si lo calienta en un hornito eléctrico.

TOMATE: Lo que haya sobrado, en rebanadas.

SOPA DE LENTEJA: 1 taza, cocinada con 1 taza de espinacas justo hasta que la espinaca se marchite.

SÁNDWICH DE QUESO Y TOMATE: Ponga 2 rebanadas de queso reducido en grasa (como *Cabot 50% Light Cheddar* o *mozzarella* parcialmente descremado) y rebanadas de tomate sobre 2 rebanadas de pan integral.

OJO Este sándwich sabe delicioso si lo calienta en un hornito eléctrico.

TOMATE: Lo que haya sobrado, en rebanadas.

SOPA DE LENTEJA: 1¼ tazas, cocinada con 1 taza de espinacas justo hasta que la espinaca se marchite.

MERIENDA

YOGUR: 8 onzas de yogur de sabor (reducido en calorías) que no contenga más de 120 calorías.

YOGUR: 8 onzas de yogur de sabor (reducido en calorías) que no contenga más de 120 calorías.

CENA

ARROZ CON POLLO, HONGOS Y *TOFU*: Vea la receta en la página 447.

OJO Prepare más arroz simple para la ensalada de mañana.

ARROZ CON POLLO, HONGOS Y *TOFU*: Vea la receta en la página 447.

OJO Prepare más arroz simple para la ensalada de mañana.

GUSTO

HELADO O YOGUR CONGELADO BAJO EN CALORÍAS: ½ taza.

HELADO O YOGUR CONGELADO BAJO EN CALORÍAS: ½ taza.

DESAYUNO

MUFFIN DE SALVADO: 1 *muffin* pequeño o ½ *muffin* grande.

LECHE DESCREMADA: 1 taza.

1 NARANJA: Coma esta o 2 kiwis u otra fruta.

ALMUERZO

SÁNDWICH DE QUESO Y TOMATE: Ponga 2 rebanadas de queso reducido en grasa (como *Cabot 50% Light Cheddar* o *mozzarella* parcialmente descremado) y rebanadas de tomate sobre 2 rebanadas de pan integral.

OJO Este sándwich sabe delicioso si lo calienta en un hornito eléctrico.

TOMATE: Lo que haya sobrado, en rebanadas.

SOPA DE LENTEJA: 1¼ tazas, cocinada con 1 taza de espinacas justo hasta que la espinaca se marchite.

MERIENDA

YOGUR: 8 onzas de yogur bajo en grasa con frutas que no contenga más de 210 calorías.

TRAIL MIX: 2 cucharadas.

CENA

ARROZ CON POLLO, HONGOS Y *TOFU*: Vea la receta en la página 447.

OJO Prepare más arroz simple para la ensalada de mañana.

GUSTO

HELADO O YOGUR CONGELADO BAJO EN CALORÍAS: ¾ de taza.

Conteo de nutrientes

	1,400	1,600	1,800
CALORÍAS	1,426	1,585	1,817
GRASA (G)	39	44	53
GRASA SATURADA (G)	14.8	16.3	19
PROTEÍNAS (G)	95	101	106
CARBOHIDRATOS (G)	191	216	251
FIBRA DIETÉTICA (G)	26	33	33
COLESTEROL (MG)	141	178	190
SODIO (MG)	2,407	2,693	2,772
CALCIO (MG)	1,940	2,056	2,171

Consejo quemagrasa

Diviértase cuando coma con sus familiares y amistades, pero tenga especial cuidado de cuánta comida se lleva a la boca. En un estudio de investigación realizado en la Universidad Vanderbilt en Nashville, se encontró que las mujeres consumían un promedio de 696 calorías cuando comían con otras personas y decían estar "de buen humor". Cuando comían en un entorno social pero su humor era "neutral", consumían un promedio de 590 calorías, en comparación de las 476 calorías que consumían cuando comían solas.

VIERNES

1,400 calorías

DESAYUNO

CEREAL: 150 calorías de algún cereal rico en fibra, con 1 taza de leche descremada y 1 plátano amarillo pequeño rebanado.

> **OJO** Revise la etiqueta del cereal para verificar que contenga de 5 a 8 gramos de fibra por cada ración de 30 gramos.

ALMUERZO

ENSALADA DE JAMÓN Y ARROZ: Combine ¾ de taza de arroz cocido frío, 2 onzas de jamón magro picado en cubitos, ½ taza de chícharos cocidos, 1 tallo de apio picado, 1 cucharadita de jugo de limón, sal y pimienta.

MERIENDA

LECHE CON CHOCOLATE CALIENTE O FRÍA: 1 taza de leche descremada con 2 cucharaditas de jarabe de chocolate.

CENA

PIZZA VEGETARIANA: Pizza vegetariana rápida (vea la receta en la página 428) o 2 rebanadas de una pizza grande con verduras pero sin carne (2 de 8 rebanadas de una pizza de 14 pulgadas de diámetro, como la *Domino's Hand-Tossed*) o el equivalente a 525 calorías de pizza congelada.

ENSALADA: 2 tazas de verduras de hojas verdes mixtas, ½ taza de pepino u otra verdura picada y 1 cucharada de aliño reducido en calorías.

GUSTO

PRETZELS: 1 onza u otro gusto de 100 calorías, como 12 onzas de cerveza *light* (para más sugerencias, vea la página 282).

1,600 calorías

CEREAL: 150 calorías de algún cereal rico en fibra, con 1 taza de leche descremada, 1 plátano amarillo pequeño rebanado y 2 cucharadas de *trail mix* (una mezcla de frutos secos y frutas deshidratadas).

> **OJO** Revise la etiqueta del cereal para verificar que contenga de 5 a 8 gramos de fibra por cada ración de 30 gramos.

ENSALADA DE JAMÓN Y ARROZ: Combine ¾ de taza de arroz cocido frío, 2 onzas de jamón magro picado en cubitos, ½ taza de chícharos cocidos, 1 tallo de apio picado, 1 cucharadita de jugo de limón, sal y pimienta.

2 CIRUELAS U OTRA FRUTA

LECHE CON CHOCOLATE CALIENTE O FRÍA: 1 taza de leche descremada con 2 cucharaditas de jarabe de chocolate.

PIZZA VEGETARIANA: Pizza vegetariana rápida (vea la receta en la página 428) o 2 rebanadas de una pizza grande con verduras pero sin carne (2 de 8 rebanadas de una pizza de 14 pulgadas de diámetro, como la *Domino's Hand-Tossed*) o el equivalente a 525 calorías de pizza congelada.

ENSALADA: 2 tazas de verduras de hojas verdes mixtas, ½ taza de pepino u otra verdura picada y 1 cucharada de aliño reducido en calorías.

PRETZELS: 1 onza u otro gusto de 100 calorías, como 12 onzas de cerveza *light* (para más sugerencias, vea la página 282).

DESAYUNO

CEREAL: 150 calorías de algún cereal rico en fibra, con 1 taza de leche descremada, 1 plátano amarillo pequeño rebanado y 2 cucharadas de *trail mix* (una mezcla de frutos secos y frutas deshidratadas).

OJO Revise la etiqueta del cereal para verificar que contenga de 5 a 8 gramos de fibra por cada ración de 30 gramos.

ALMUERZO

ENSALADA DE JAMÓN Y ARROZ: Combine ¾ de taza de arroz cocido frío, 2 onzas de jamón magro picado en cubitos, ½ taza de chícharos cocidos, 1 tallo de apio picado, 1 cucharadita de jugo de limón, sal y pimienta.

2 CIRUELAS U OTRA FRUTA

MERIENDA

LECHE CON CHOCOLATE CALIENTE O FRÍA: 1 taza de leche descremada con 2 cucharaditas de jarabe de chocolate.

GALLETAS *GRAHAM*: 2 rectángulos, cada uno untado con ½ cucharada de mantequilla de cacahuate.

CENA

PIZZA VEGETARIANA: Pizza vegetariana rápida (vea la receta en la página 428) o 2 rebanadas de una pizza grande con verduras pero sin carne (2 de 8 rebanadas de una pizza de 14 pulgadas de diámetro, como la *Domino's Hand-Tossed*) o el equivalente a 525 calorías de pizza congelada.

ENSALADA: 2 tazas de verduras de hojas verdes mixtas, ½ taza de pepino u otra verdura picada y 1 cucharada de aliño normal.

GUSTO

PRETZELS: 1 onza u otro gusto de 100 calorías, como 12 onzas de cerveza *light* (para más sugerencias, vea la página 282).

	1,400	1,600	1,800
CALORÍAS	1,429	1,589	1,832
GRASA (G)	25	31	46
GRASA SATURADA (G)	9.2	10.3	13
PROTEÍNAS (G)	67	70	76
CARBOHIDRATOS (G)	227	252	277
FIBRA DIETÉTICA (G)	23	25	27
COLESTEROL (MG)	71	71	71
SODIO (MG)	2,831	2,874	3,085
CALCIO (MG)	1,023	1,043	1,054

SÁBADO

1,400 calorías	1,600 calorías

DESAYUNO

TOFU REVUELTO: Ponga ⅓ de taza de *tofu* en trocitos en un sartén antiadherente con 1 cucharadita de aceite de *canola*. Agregue sal y pimienta y revuelva hasta que se caliente bien.

MUFFIN INGLÉS: Partido a la mitad y tostado, untado con 1 cucharadita de mantequilla o margarina libre de ácidos transgrasos y 1 cucharadita de mermelada o jalea.

CANTALOUP: 1 taza de esta u otra fruta.

LECHE DESCREMADA: 1 taza.

ALMUERZO

SÁNDWICH: En 1 rebanada de pan integral, unte 1 cucharada de mantequilla de cacahuate y 1 cucharadita de miel.

LICUADO DE MELOCOTÓN Y PLÁTANO: Licúe bien 1 plátano amarillo pequeño, ½ taza de melocotón fresco o enlatado, ½ taza de leche descremada, ½ taza de yogur natural bajo en grasa, 2 cucharaditas de miel y 1 ó 2 cubos de hielo.

MERIENDA

TRAIL MIX: 2 cucharadas.

CENA

POLLO CON SALSA PICANTE: Cubra una pechuga de 4 onzas con 2 a 4 cucharadas de salsa picante. Envuelva la pechuga en papel aluminio y hornéela a 350°F (176.6°C) durante 30 a 40 minutos o hasta que le salga jugo transparente cuando pique la pechuga con un cuchillo filoso.

PAPAS Y HONGOS ROSTIZADOS: Vea la receta en la página 448.

GUSTO

1 PALETA HELADA *FUDGSICLE*: Coma esta u otro gusto de 100 calorías (vea la página 282).

TOFU REVUELTO: Ponga ⅓ de taza de *tofu* en trocitos en un sartén antiadherente con 1 cucharadita de aceite de *canola*. Agregue sal y pimienta y revuelva hasta que se caliente bien.

MUFFIN INGLÉS: Partido a la mitad y tostado, con 1 cucharadita de mantequilla o margarina libre de ácidos transgrasos y 1 cucharadita de mermelada o jalea.

CANTALOUP: 1 taza de esta u otra fruta.

LECHE DESCREMADA: 1 taza.

SÁNDWICH: En 2 rebanadas de pan integral, unte 2 cucharadas de mantequilla de cacahuate y 2 cucharaditas de miel.

LICUADO DE MELOCOTÓN Y PLÁTANO: Licúe bien 1 plátano amarillo pequeño, ½ taza de melocotón fresco o enlatado, ½ taza de leche descremada, ½ taza de yogur natural bajo en grasa, 2 cucharaditas de miel y 1 ó 2 cubos de hielo.

TRAIL MIX: 2 cucharadas.

POLLO CON SALSA PICANTE: Cubra una pechuga de 4 onzas con 2 a 4 cucharadas de salsa picante. Envuelva la pechuga en papel aluminio y hornéela a 350°F (176.6°C) durante 30 a 40 minutos o hasta que le salga jugo transparente cuando pique la pechuga con un cuchillo filoso.

PAPAS Y HONGOS ROSTIZADOS: Vea la receta en la página 448.

1 PALETA HELADA *FUDGSICLE*: Coma esta u otro gusto de 100 calorías (vea la página 282).

DESAYUNO

TOFU REVUELTO: Ponga ⅓ de taza de *tofu* en trocitos en un sartén antiadherente con 1 cucharadita de aceite de *canola*. Agregue sal y pimienta. Revuelva hasta que se caliente bien.

MUFFIN INGLÉS: Partido a la mitad y tostado, con 1 cucharadita de mantequilla o margarina libre de ácidos transgrasos y 1 cucharadita de mermelada o jalea.

CANTALOUP: 1 taza de esta u otra fruta.

LECHE DESCREMADA: 1 taza.

ALMUERZO

SÁNDWICH: En 2 rebanadas de pan integral, unte 2 cucharadas de mantequilla de cacahuate y 2 cucharaditas de miel.

LICUADO DE MELOCOTÓN Y PLÁTANO: Licúe bien 1 plátano amarillo pequeño, ½ taza de melocotón fresco o enlatado, ½ taza de leche descremada, ½ taza de yogur natural bajo en grasa, 2 cucharaditas de miel y 1 ó 2 cubos de hielo.

MERIENDA

TRAIL MIX: 2 cucharadas.

CENA

POLLO CON SALSA PICANTE: Cubra una pechuga de 4 onzas con 2 a 4 cucharadas de salsa picante. Envuelva la pechuga en papel aluminio y hornéela a 350°F (176.6°C) durante 30 a 40 minutos o hasta que le salga jugo transparente cuando pique la pechuga con un cuchillo filoso.

PAPAS Y HONGOS ROSTIZADOS: Vea la receta en la página 448.

ENSALADA MIXTA: 2 tazas, mezcladas con 1 cucharada de aliño normal.

GUSTO

1 BARRA DE CHOCOLATE DOVE: Coma esta u otro gusto de 200 calorías (vea la página 282).

	1,400	1,600	1,800
CALORÍAS	1,412	1,627	1,766
GRASA (G)	41	51	62
GRASA SATURADA (G)	9.5	11.3	12.7
PROTEÍNAS (G)	85	92	95
CARBOHIDRATOS (G)	192	221	230
FIBRA DIETÉTICA (G)	20	23	26
COLESTEROL (MG)	89	89	93
SODIO (MG)	1,426	1,673	1,845
CALCIO (MG)	1,682	1,721	1,802

¡Nútrase mejor!

¡SÍ, USTED COMIÓ *TOFU* DOS VECES ESTA SEMANA! Si puede cogerles el gusto a los alimentos de soya, le estará haciendo un enorme favor a su cuerpo. La soya se ha vinculado con la prevención de una enfermedad que debilita los huesos llamada osteoporosis y en estudios de investigaciones realizados en animales, se ha mostrado que también ayuda a prevenir el cáncer (los estudios en humanos aún no son concluyentes). Lo que sí es cierto: 25 gramos de proteína de soya al día pueden disminuir los niveles de colesterol en sangre. Media taza de *tofu* contiene 10 gramos de proteína. Una taza de leche de soya contiene alrededor de 6 gramos. Y ⅓ de taza de nueces de soya tostadas tiene la asombrosa cantidad de 23 gramos.

DOMINGO

1,400 calorías

DESAYUNO

WAFFLES: 2 *waffles* integrales para tostadora con 1 taza de bayas o fruta picada, 2 cucharaditas de mantequilla o margarina libre de ácidos transgrasos y 2 cucharaditas de miel de maple.

OJO Elija *waffles* que contengan alrededor de 170 calorías y 4 gramos de fibra por cada dos *waffles*.

LECHE DESCREMADA: 1 taza.

ALMUERZO

HAMBURGUESA VEGETARIANA: Cueza 1 hamburguesa vegetariana (de alrededor de 120 calorías) según las instrucciones que aparezcan en el empaque. Derrita 1 rebanada (de 1 onza o 28 gramos) de queso reducido en grasa sobre la hamburguesa y póngala sobre 1 panecillo integral con 1 cucharadita de mayonesa baja en grasa, mostaza, rebanadas de tomate y lechuga.

CHÍCHAROS: ½ taza con ½ cucharadita de mantequilla o margarina libre de ácidos transgrasos.

MERIENDA

YOGUR: 8 onzas de yogur de sabor (reducido en calorías) que no contenga más de 120 calorías.

CENA

ATÚN AL LIMÓN SOCARRADO EN SARTÉN: Vea la receta en la página 449.

CUSCÚS INTEGRALES: 1 taza, cocido.

COLIFLOR U OTRA VERDURA: ½ taza, cocida al vapor, con un chorrito de jugo de limón.

GUSTO

1 COPA DE FRUTAS *DOLE FRUIT-N-GEL BOWL*: Coma esta u otro gusto de 85 calorías (para más sugerencias, vea la página 282).

1,600 calorías

WAFFLES: 2 *waffles* integrales para tostadora con 1 taza de bayas o fruta picada, 2 cucharaditas de mantequilla o margarina libre de ácidos transgrasos y 2 cucharaditas de miel de maple.

OJO Elija *waffles* que contengan alrededor de 170 calorías y 4 gramos de fibra por cada dos *waffles*.

LECHE DESCREMADA: 1 taza.

HAMBURGUESA VEGETARIANA: Cueza 1 hamburguesa vegetariana (de alrededor de 120 calorías) según las instrucciones que aparezcan en el empaque. Derrita 1 rebanada (de 1 onza o 28 gramos) de queso reducido en grasa sobre la hamburguesa y póngala sobre 1 panecillo integral con 1 cucharadita de mayonesa baja en grasa, mostaza, rebanadas de tomate y lechuga.

CHÍCHAROS: ½ taza con ½ cucharadita de mantequilla o margarina libre de ácidos transgrasos.

1 MANGO U OTRA FRUTA

YOGUR: 8 onzas de yogur de sabor (reducido en calorías) que no contenga más de 120 calorías.

ATÚN AL LIMÓN SOCARRADO EN SARTÉN: Vea la receta en la página 449.

CUSCÚS INTEGRALES: 1 taza, cocido.

COLIFLOR U OTRA VERDURA: ½ taza, cocida al vapor, con un chorrito de jugo de limón.

1 COPA DE FRUTAS *DOLE FRUIT-N-GEL BOWL*: Coma esta u otro gusto de 85 calorías (para más sugerencias, vea la página 282).

DESAYUNO

WAFFLES: 2 *waffles* integrales para tostadora con 1 taza de bayas o fruta picada, 2 cucharaditas de mantequilla o de margarina libre de ácidos transgrasos y 2 cucharaditas de miel de maple.

OJO Elija *waffles* que contengan alrededor de 170 calorías y 4 gramos de fibra por cada dos *waffles*.

LECHE DESCREMADA: 1 taza.

ALMUERZO

HAMBURGUESA VEGETARIANA: Cueza 1 hamburguesa vegetariana (de alrededor de 120 calorías) según las instrucciones que aparezcan en el empaque. Derrita 1 rebanada (de 1 onza o 28 gramos) de queso reducido en grasa sobre la hamburguesa y póngala sobre 1 panecillo integral con 1 cucharadita de mayonesa baja en grasa, mostaza, rebanadas de tomate y lechuga.

CHÍCHAROS: ½ taza con ½ cucharadita de mantequilla o de margarina libre de ácidos transgrasos.

1 MANGO O OTRA FRUTA

MERIENDA

YOGUR: 8 onzas de yogur de sabor (reducido en calorías) que no contenga más de 120 calorías.

CENA

ATÚN AL LIMÓN SOCARRADO EN SARTÉN: Vea la receta en la página 449.

CUSCÚS INTEGRALES: 1 taza, cocido.

COLIFLOR U OTRA VERDURA: 1 taza, cocida al vapor, con un chorrito de jugo de limón.

GUSTO

QUESO *LIGHT LAUGHING COW*: 2 trozos y 1 copa de frutas *Dole Fruit-n-Gel Bowl* u otro gusto de 85 calorías (para más sugerencias, vea la página 282).

	1,400	1,600	1,800
CALORÍAS	1,410	1,545	1,776
GRASA (G)	40	41	48
GRASA SATURADA (G)	12.2	12.3	13.3
PROTEÍNAS (G)	85	86	90
CARBOHIDRATOS (G)	173	208	250
FIBRA DIETÉTICA (G)	25	29	33
COLESTEROL (MG)	123	123	130
SODIO (MG)	1,792	1,796	2,080
CALCIO (MG)	1,278	1,299	1,379

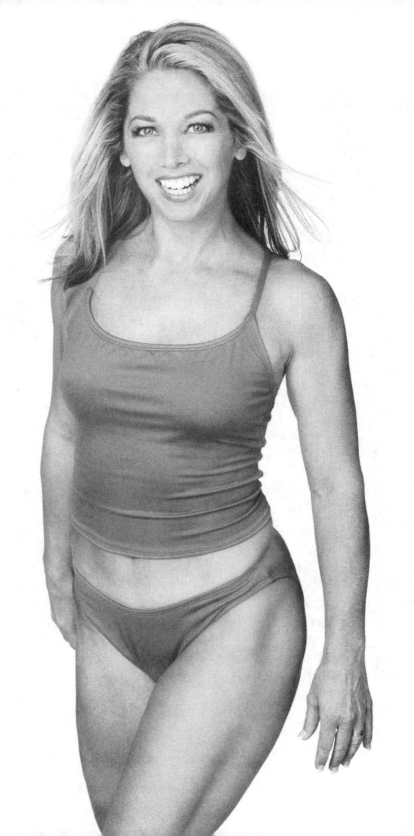

QUINTA PARTE

Auxiliares antigrasa

CAPÍTULO 16

AUXILIARES ANTIGRASA

Recetas para el éxito

Comer con mi familia es muy importante para mí. Las comidas son nuestra oportunidad para volver a conectarnos y compartir risas y alegrías. Pero como casi siempre estoy muy ocupada, necesito preparar platillos fáciles y rápidos.

A lo largo de los años que llevo de ser una mamá que trabaja, he recolectado muchas recetas sabrosas para preparar platillos saludables que me ayudan a mí y a mi familia a mantenernos en buena forma física. Las mejores de estas recetas son rápidas, sencillas y —por supuesto— deliciosas. Aquí le doy algunas de mis recetas favoritas que también he incluido en los menús de cada semana.

La mayoría de las recetas sirven para preparar dos porciones, pero puede duplicar las cantidades de ingredientes si va a preparar el platillo para un grupo de cuatro personas, triplicarlas para un grupo de seis personas y así sucesivamente.

Yo generalmente preparo más de lo que dice la receta y congelo lo que sobra. Así, tengo comida saludable para darles en esos días en que llegamos tarde a casa después de todas las actividades vespertinas de mis hijas. Con unos cuantos minutos en el horno de microondas yo puedo seguir mi plan alimenticio y darles a mis hijas algo que *sé* que sí comerán. ¡A comer y a disfrutar!

(*Nota*: Si no conoce algunos de los términos empleados para los alimentos, vea el glosario en la página 457).

POLLO ROSTIZADO

PARA 4 PORCIONES

El pollo no se seca si lo cuece con la piel, pero la piel contiene mucha grasa. Por lo tanto, antes de comérselo, quítele la piel a su pieza de pollo y frótela sobre la carne para transferirle el sabor a hierbas. Luego deseche la piel.

1 pollo (3½ libras/1.6 kg)

1 cucharada de aceite de oliva

1 diente de ajo, triturado

1 cucharadita de *herbes de Provence* secas y otras hierbas mixtas, como romero, tomillo y orégano, o bien, sazonador para carne de ave

Sal y pimienta al gusto

1 limón grande, cortado en cuartos

Precaliente el horno a 425°F (246°C).

Enjuague bien el pollo por dentro y por fuera con agua fría y séquelo con toallas de papel. Quítele la grasa excedente de la cavidad.

En un tazón (recipiente) pequeño, mezcle el aceite, el ajo y las hierbas. Frote la mezcla sobre el pollo. Espolvoree la piel y la cavidad con sal y pimienta. Coloque los cuartos de limón dentro de la cavidad. Ate las piernas con hilo de algodón. Inserte el pollo en la brocheta de una fuente para rostizar.

Rostice el pollo durante 15 minutos. Baje la temperatura del horno a 350°F (176°C). Siga rostizando, bañándolo ocasionalmente con el jugo que vaya soltando, durante 1 a 1¼ horas más o hasta que el termómetro para carne insertado en la parte más gruesa del muslo indique una temperatura de 180°F (82°C) y le salga jugo transparente.

Aliño para ensalada César

PARA PREPARAR ½ TAZA DE ALIÑO (ADEREZO), QUE ES SUFICIENTE PARA UNA ENSALADA GRANDE (UNA LECHUGA ROMANA ENTERA MÁS 1 A 2 TAZAS DE VERDURAS PICADAS)

Aunque este aliño contiene menos de la mitad de las calorías y sólo una tercera parte de la grasa que contiene el aliño normal para ensalada César, es tan sabroso que su familia nunca notará la diferencia. Convierta su ensalada en su platillo principal agregando alrededor de ½ taza de pollo cocido a cada plato.

¼ de taza de yogur natural bajo en grasa

¼ de taza de queso parmesano rallado

1 cucharada de aceite de oliva

1 cucharadita de jugo de limón

1 cucharadita de mostaza *Dijon*

½ cucharadita de vinagre (de preferencia balsámico)

½ cucharadita de salsa *Worcestershire*

½ cucharadita de pasta de anchoas

¼ de cucharadita de ajo machacado

Sal y pimienta al gusto

En un tazón (recipiente) pequeño, bata con un batidor de globo el yogur, el queso, el aceite, el jugo de limón, la mostaza *Dijon*, el vinagre, la salsa *Worcestershire*, la pasta de anchoas y el ajo. Sazone con sal y pimienta.

FETTUCCINE CON SALSA DE TOMATE ALFREDO

PARA 2 PORCIONES

¡Las salsas Alfredo bajas en grasa que se venden en frasco son imitaciones fabulosas! Siempre siento que estoy comiendo algo muy rico y cremoso cuando las como.

4.8 onzas (135 gramos) de *fettuccine* integral (en los planes de 1,600 y 1,800 calorías, use 5.5 onzas/154 gramos), vea la nota

½ taza de salsa Alfredo reducida en grasa, por ejemplo, de la marca *Buitoni* (o ¼ de taza de *DiGiorno*, la cual contiene un poco más de calorías y grasa)

½ taza de tomates (jitomates) picados o tomates pequeños cortados a la mitad

Cueza el *fettuccine* según las instrucciones que aparezcan en el empaque. Escurra el *fettuccine* y regréselo a la olla.

Mientras tanto, caliente la salsa Alfredo en una cacerola pequeña a fuego moderado hasta que empiece a hervir. Agregue los tomates. Cubra la cacerola y hierva a fuego lento durante alrededor de 2 minutos. Vierta la salsa sobre el *fettuccine* y revuélvalo para que toda la pasta quede cubierta de salsa.

Nota: 4.8 onzas de *fettuccine* sin cocer es un poco más que una cuarta parte de una caja típica de 16 onzas (448 gramos) y es para 1½ tazas de *fettuccine* cocido; 5.5 onzas es suficiente para 3 tazas de *fettuccine* cocido. Si va a usar pasta fresca, prepare el equivalente a 250 calorías; revise la etiqueta para determinar la cantidad a usar.

PESCADO A LA PARRILLA

PARA 2 PORCIONES

Si le gusta el ajo, combine partes iguales de aceite de oliva y jugo de limón con un diente de ajo triturado y unte la mezcla sobre el pescado justo antes de retirarlo de la parrilla.

2 filetes de pescado, como salmón, atún o rape (de 5 onzas/140 gramos cada filete)

1 cucharadita de aceite de oliva

Sal y pimienta al gusto

Jugo de ½ limón

Precaliente el asador del horno o la parrilla de carbón. Unte los filetes con aceite. Póngalos en el asador del horno (más o menos a 4 pulgadas/10 cm de la fuente de calor) o sobre la parrilla. Áselos durante 4 minutos de cada lado o hasta que el pescado esté totalmente opaco o se deshaga fácilmente. Sazone con sal, pimienta y jugo de limón.

POLLO A LA PARRILLA CON MOSTAZA Y MIEL

PARA 4 PORCIONES

Estos muslos de pollo sin hueso y sin piel se cuecen muy rápido y son fáciles de preparar en el asador del horno, en caso de que no haga buen clima para usar su parrilla de carbón.

¾ de taza de yogur natural bajo en grasa

2 cucharadas de mostaza *Dijon*

2 cucharadas de eneldo fresco picado

1 cucharadita de miel

Sal y pimienta al gusto

1 libra (0.45 kg) de muslos de pollo sin hueso y sin piel

1 a 2 cucharadas de aceite de oliva

Precaliente la parrilla de carbón y ponga un poquito de aceite sobre la rejilla.

Mientras el carbón se esté calentando, mezcle el yogur, la mostaza, el eneldo y la miel en un tazón (recipiente) pequeño. Sazone con sal y pimienta.

Enjuague el pollo con agua fría y séquelo con toallas de papel. Póngalo en un plato y úntele aceite por todos lados. Espolvoréelo con sal y pimienta.

Ase el pollo a una distancia de alrededor de 5 pulgadas (12.5 cm) del carbón durante 12 minutos de cada lado o hasta que el termómetro para carne insertado en la parte más gruesa indique una temperatura de 160°F (71°C) y le salga jugo transparente. (Si lo va a asar en el asador del horno, colóquelo a alrededor de 3 pulgadas/7.5 cm de la fuente de calor y áselo durante 12 minutos de cada lado o hasta que la temperatura interna sea de 160°F/71°C y le salga jugo transparente). Sírvalo con la salsa de mostaza y miel.

Sofrito de carne de res y brócoli

PARA 2 PORCIONES

En esta receta básica también puede sustituir la carne de res por pollo, camarón o tofu.

1 cucharada de aceite de *canola*

6 onzas (168 gramos) de carne de res *sirloin*, sin grasa y cortado en tiras

1 cucharadita de ajo finamente picado

1 cucharadita de jengibre fresco finamente picado

2 tazas de brócoli picado

1 cucharadita de salsa de soya reducida en sodio

3 gotas de salsa de chile picante

2 cebollines, picados

2 cucharadas de cilantro fresco picado (opcional)

En un sartén antiadherente grande, caliente ½ cucharada del aceite a fuego moderado-alto. Agregue el *sirloin*, el ajo y el jengibre. Revuelva la carne mientras se esté friendo durante alrededor de 5 minutos o hasta que la carne esté bien cocida y ya no se vea de color rosado. Saque la carne del sartén y póngala en un plato.

Agregue la otra ½ cucharada de aceite y el brócoli al sartén. Revuelva el brócoli mientras lo cuece durante 3 minutos. Agregue la salsa de soya, la salsa de chile picante y la mezcla de carne. Espolvoree la carne con los cebollines y el cilantro (si los usa).

ENSALADA DE ATÚN Y GARBANZOS

PARA 2 PORCIONES

Usted puede preparar un sinfín de versiones diferentes de este platillo rápido usando diferentes tipos de frijoles, agregando arroz o sustituyendo el maíz por cuscús integrales y agregándole cualquier verdura que tenga en su refrigerador.

1 taza de garbanzos enlatados, enjuagados y escurridos

1 taza de maíz (elote, choclo) fresco, congelado o enlatado y bajo en sodio

1 taza de tomates (jitomates) picados o tomates pequeños

6 onzas (168 gramos) de atún en agua

½ taza de pimiento (ají, pimiento morrón) verde

2 cebollines picados

4 cucharadas de perejil, albahaca, eneldo, cilantro u otra hierba fresca picada

4 cucharadas de vinagreta o aliño (aderezo) italiano reducido en calorías

En un tazón (recipiente) pequeño, combine los garbanzos, el maíz y los tomates. Agregue el atún, los pimientos, los cebollines y el perejil u otra hierba. Mezcle con el aliño.

PIZZA VEGETARIANA RÁPIDA

PARA 4 PORCIONES

Puede disfrutar esta fabulosa pizza hecha en casa demorándose el mismo tiempo que le toma pedir una pizza para llevar. La única diferencia es que esta es baja en grasa y saludable.

1 *zucchini* grande, finamente rebanado (alrededor de 1½ tazas)

2 cucharaditas de aceite de oliva

1 masa para pizza prehorneada (14 onzas/392 gramos)

¾ de taza de salsa para pizza

1 diente de ajo finamente picado

1 taza de queso *mozzarella* parcialmente descremado

¼ de taza de queso parmesano rallado

Precaliente el asador del horno. Coloque el *zucchini* en una fuente grande para hornear y vierta el aceite sobre este. Revuelva el *zucchini* para que todas las rebanadas queden bien cubiertas de aceite y ponga las rebanadas sobre la fuente de modo que formen una capa uniforme. Ase las rebanadas a una distancia de alrededor de 2 pulgadas (5 cm) del fuego durante 10 minutos o hasta que se empiecen a dorar. Sáquelas del asador y póngalas a un lado.

Cambie la temperatura del horno a 450°F (232°C). Ponga la masa para pizza en una piedra para pizza u otra fuente para hornear. En un tazón (recipiente) pequeño, combine la salsa y el ajo y luego cubra la masa con la salsa. Agregue el queso *mozzarella* y luego el *zucchini*. Espolvoréela con queso parmesano.

Hornee la pizza durante 12 minutos o hasta que el queso se derrita y empiece a formar burbujas. Corte la pizza en 8 rebanadas.

ALAMBRE DE CAMARÓN Y VERDURAS

PARA 2 PORCIONES

Son deliciosos, preparados en el asador del horno o en la parrilla de carbón.

6 onzas (168 gramos) de camarones grandes crudos (más o menos 14 camarones) pelados

2 cebollas medianas, cortadas en cuartos

1 taza de hongos pequeños enteros u hongos *portobello* cortados en cuartos grandes

²⁄₃ de taza de tomates (jitomates) pequeños

Jugo de 1 limón

1 cucharada de aceite de oliva

1 diente de ajo triturado o ½ cucharadita de ajo en polvo

Sal y pimienta al gusto

2 cucharadas de eneldo, perejil o albahaca (opcional) fresco y picado

Si va a usar brochetas de madera, remójelos en agua fría durante alrededor de 10 minutos. Precaliente el asador del horno o la parrilla de carbón.

Ensarte de manera alternada el camarón y alrededor de la mitad de las cebollas en 2 brochetas. Ensarte de manera alternada los hongos, tomates y las cebollas restantes en otras 2 brochetas.

En un tazón (recipiente) pequeño, mezcle el jugo de limón, el aceite y el ajo o el ajo en polvo. Vierta la mitad de la mezcla en una taza y póngala a un lado. Barnice las brochetas con la mezcla restante y deseche la mezcla sobrante.

Coloque las brochetas de verduras en una fuente para asar o sobre la parrilla de carbón. Áselas durante alrededor de 2 minutos y luego voltéelas. Agregue las brochetas de camarón. Cuézalas durante 5 a 7 minutos, volteando todas las brochetas después de aproximadamente 3 minutos.

Usando una brocha limpia, cepille las brochetas con la mezcla de limón que había reservado anteriormente. (Usar una brocha limpia evita la posible contaminación con las bacterias del camarón crudo que hayan quedado en la primera brocha). Sazone con sal y pimienta. Espolvoree con las hierbas (opcional).

Pasta con brócoli y pollo

PARA 2 PORCIONES

¡Este plato sí que es rápido de preparar! Aunque sólo tendrá que limpiar una cacerola, habrá preparado una comida completa. Puede usar cualquier tipo de pasta que guste.

4 onzas (112 gramos) de espagueti integral o 2 tazas de ziti (para los planes de 1,600 y 1,800 calorías, use 6 onzas/168 gramos de espagueti o 3 tazas de ziti)

2 tazas de flores de brócoli, picadas en trozos grandes

1 taza de pechuga de pollo cocida y rebanada (use pollo precocido si lo desea)

4 cucharadas de queso parmesano rallado

4 cucharaditas de aceite de oliva

Pizca de hojuelas de chile rojo seco (opcional)

Cueza la pasta según las instrucciones que aparezcan en el empaque. Escurra la pasta y guarde una taza del líquido. Regrese el líquido a la cacerola. Ponga la pasta en un tazón (recipiente) y cúbralo para que se mantenga caliente.

Caliente el líquido hasta que empiece a hervir. Agregue el brócoli, cubra la cacerola y cuézalo durante 4 a 5 minutos o hasta que esté suave, pero no tanto que se deshaga. Agregue la pasta, el pollo, el queso, el aceite y las hojuelas de chile rojo seco (opcional). Revuelva bien.

POLLO AL ALBARICOQUE

PARA 2 PORCIONES Y ADEMÁS RINDE SOBRAS PARA LA EN-SALADA WALDORF CON POLLO (PÁGINA 433)

Una manera diferente de preparar pechugas de pollo al horno.

4   mitades de pechuga de pollo sin hueso y sin piel (4 onzas/112 gramos cada una)

⅓   de taza de confitura de albaricoque (chabacano, damasco)

2   cucharaditas de mostaza *Dijon*

5   gotas de salsa de chile picante

Precaliente el horno a 425°F (246°C). Enjuague el pollo con agua fría y séquelo con toallas de papel. Coloque el pollo en una sola capa en una fuente para hornear de 11 × 17 pulgadas (27.5 × 42.5 cm).

En un tazón (recipiente) pequeño, mezcle la confitura, la mostaza y la salsa de chile picante. Con una cuchara, vierta la mezcla sobre el pollo. Hornee durante 15 minutos. Bañe el pollo con la salsa que se haya acumulado en la fuente. Hornee durante 10 a 20 minutos más o hasta que un termómetro para carne insertado en la parte más gruesa indique una temperatura de 160°F (71°C) y le salga jugo transparente. (Refrigere 2 piezas para la ensalada Waldorf con pollo de mañana).

ENSALADA DE AGUACATE Y FRIJOL BLANCO *CANNELLINI*

PARA 2 PORCIONES

Lo jugoso del tomate, lo cremoso del aguacate y lo suave de los frijoles permiten que este sea un platillo rezumante y apetitoso sin usar ni una gota de aceite.

1 taza de frijoles (habichuelas) blancos *cannellini* enlatados, enjuagados y escurridos

½ aguacate (palta) *Haas* (cáscara oscura), picado (para los planes de 1,600 y 1,800 calorías, use 1 aguacate entero)

1 taza de tomates (jitomates) pequeños cortados a la mitad

½ taza de ají (pimiento morrón) verde, picado

2 cucharadas de albahaca fresca picada

Jugo de 1 limón

En un tazón (recipiente) pequeño, combine los frijoles con el aguacate. Agregue los tomates, los pimientos verdes y la albahaca. Revuelva con el limón.

CUSCÚS AL LIMÓN

PARA 2 TAZAS

¡Milagro! Un plato integral que se prepara en menos de 10 minutos.

⅔ de taza de agua

½ cucharadita de mantequilla

Pizca de sal

½ taza de cuscús integrales secos

2 cucharadas de pasas

1 cucharadita de cáscara de limón rallada

En una cacerola pequeña, ponga a hervir el agua, la mantequilla y la sal. Agregue los cuscús. Cubra la cacerola, apague el fuego y déjelo reposar durante 5 minutos.

Esponje los cuscús con un tenedor. Agregue las pasas y la cáscara de limón rallada. Revuelva para combinar bien.

Ensalada Waldorf con pollo

PARA 2 PORCIONES

Esta nueva versión de una ensalada clásica contiene menos grasa total y más grasa insaturada benéfica que la original. Además, su gran contenido de proteína la dejará sintiéndose satisfecha.

2 tazas de pechuga de pollo cocida, cortada en trozos de 1 pulgada/2.5 cm (use el pollo al albaricoque que preparó de más ayer en la noche)

4 manzanas pequeñas picadas

4 cucharadas de yogur natural bajo en grasa

4 cucharadas de pasas

4 cucharadas de mitades de nuez o almendras

2 cucharadas de mayonesa baja en grasa

En un tazón (recipiente) mediano, combine el pollo, las manzanas, el yogur, las pasas, las nueces o almendras y la mayonesa.

Chili casero sencillito

PARA 6 PORCIONES

Si acaso no lo conoce, el chili es una especie de estofado que generalmente se prepara con carne molida, chiles picantes (naturales o en polvo), frijoles y salsa de tomate. En esta receta, elimino la carne y uso frijoles enlatados para prepararlo más rápido.

1 cucharada de aceite de oliva

4 dientes de ajo grandes, picados

1 lata (19 onzas/532 gramos) de tomate (jitomate) picado en cubitos

1 lata (15 onzas/420 gramos) de frijoles (habichuelas) negros, enjuagados y escurridos

1 lata (15 onzas/420 gramos) de frijoles colorados o pintos, enjuagados y escurridos

2 cucharadas de polvo para preparar *chili*

1 cucharada de comino molido

1 a 2 cucharaditas de vinagre de vino tino

Sal y pimienta al gusto

En una cacerola grande, caliente el aceite a fuego moderado. Agregue el ajo y revuelva durante 1 minuto o hasta que empiece a desprender su olor. Agregue el tomate, los frijoles negros, los frijoles colorados o pintos, el polvo para preparar *chili* y el comino. Siga calentando hasta que empiece a hervir.

Tape la cacerola y baje el fuego, dejándolo hervir a fuego lento durante 30 minutos. Sazónelo con vinagre, sal y pimienta.

Pescado con aceitunas y alcaparras

PARA 2 PORCIONES

He aquí un platillo de pescado que no dejará su casa oliendo a pescado.

2   cucharaditas de aceite de oliva

1   diente de ajo, picado

1   lata (14 onzas/392 gramos) de tomates (jitomates) enteros

Pimienta al gusto

2   filetes de pescado, por ejemplo pargo (huachinango, chillo), tilapia u otro pescado (de 5 a 6 onzas/140 a 168 gramos cada filete)

2½ cucharadas de albahaca fresca picada

2   cucharadas de aceitunas negras sin hueso, picadas (de preferencia aceitunas *kalamata* o marroquíes)

1   cucharadita de alcaparras picadas

En un sartén antiadherente grande, caliente el aceite a fuego moderado. Agregue el ajo y revuelva durante 30 segundos. Agregue los tomates. Caliente hasta que empiece a hervir, rompiendo los tomates en trozos grandes con una cuchara. Baje la lumbre de fuego moderado a lento y deje hervir durante 10 minutos. Sazone con pimienta.

Agregue el pescado y con una cuchara, cúbralo completamente con la salsa. Tape el sartén y déjelo hervir a fuego lento durante 10 minutos o hasta que el pescado se deshaga con facilidad. Pase sólo el pescado a un plato para servir.

Mezcle la albahaca, las aceitunas y las alcaparras con la salsa de tomate. Deje hervir la mezcla a fuego lento durante 30 segundos y vierta la salsa sobre el pescado.

POLLO AL HORNO

PARA 2 PORCIONES

Esta es una versión baja en grasa y rica en fibra del pollo empanizado y frito.

2 cucharaditas de aceite de oliva

2 mitades de pechuga de pollo sin hueso y sin piel (alrededor de 5 onzas/140 gramos)

¼ de taza de harina blanca

3 cucharadas de crema agria reducida en grasa

⅔ de taza de hojuelas (copos) de salvado gruesamente machacadas

1 cucharadita de hierbas italianas secas mixtas o 1½ cucharadas de albahaca, perejil u otras hierbas frescas picadas

Precaliente el horno a 350°F (176°C). Unte el aceite en una fuente para hornear pequeña.

Enjuague el pollo con agua fría y séquelo con toallas de papel. Ruede cada pieza de pollo en la harina para que se cubra; sacuda el pollo para quitarle el exceso de harina.

Ponga la crema agria en un tazón (recipiente) poco profundo. Sumerja cada pieza de pollo para cubrirlo de crema.

Mezcle las hojuelas de salvado y las hierbas en otro tazón poco profundo. Ruede cada pieza de pollo sobre la mezcla hasta que se cubra. Coloque las piezas en el refractario. Hornee durante 35 a 40 minutos o hasta que el termómetro para carne insertado en la parte más gruesa indique una temperatura de 160°F (71°C) y le salga jugo transparente.

ESPINACAS SALTEADAS

PARA 2 PORCIONES

Si realmente le gusta el ajo, píquelo finamente y déjelo con las espinacas.

2 cucharaditas de aceite de oliva

1 diente de ajo cortado a la mitad

6 tazas de espinacas empacadas (para mayor conveniencia, use las espinacas prelavadas que se venden en bolsa)

Sal al gusto

En un sartén antiadherente grande, caliente el aceite sobre fuego moderado. Agregue el ajo y cuézalo durante alrededor de 30 segundos (para evitar que se queme). Agregue las espinacas y cuézalas sólo hasta que se marchiten. Sazone con sal. Retire y deseche el ajo.

SALMÓN ESCALFADO CON SALSA DE HIERBAS

PARA 2 PORCIONES, Y ADEMÁS RINDE SOBRAS PARA LAS HAMBURGUESAS DE SALMÓN (PÁGINA 438)

Un plato fácil y elegante, perfecto para una cena romántica con su pareja.

3 tazas de agua

1 taza de vino blanco seco

1 cebolla pequeña cortada a la mitad o 2 cebollines cortados a la mitad

½ cucharadita de sal

10 granos de pimienta entera

2 dientes de ajo

2 clavos de olor enteros

1 filete de salmón (1 libra/454 gramos), cortado en 4 piezas o 4 filetes (de 4 onzas/112 gramos cada uno)

Salsa de hierbas (vea la receta abajo)

En un sartén grande, combine el agua, el vino, la cebolla o cebollines, la sal, los granos de pimienta, el ajo y el clavo de olor. Caliente a fuego alto hasta que empiece a hervir. Luego baje el fuego, dejándolo hervir a fuego lento durante 10 minutos.

Con cuidado, agregue el salmón de manera que se forme una sola capa. Tape el sartén y siga calentando a fuego lento, pero sin que hierva, durante 6 a 8 minutos o hasta que el pescado esté completamente opaco y suave. Sírvalo con la salsa de hierbas. (Refrigere 2 filetes para las hamburguesas de salmón de mañana).

SALSA DE HIERBAS

PARA 4 PORCIONES

Use 2 porciones para el salmón escalfado con salsa de hierbas y 2 porciones para las hamburguesas de salmón. Para mejores resultados, use crema agria reducida en grasa en lugar de crema agria sin grasa.

4 cucharadas de crema agria reducida en grasa

2 cucharadas de hierbas frescas picadas, como eneldo, perejil o albahaca

Jugo de ¼ a ½ limón

Sal y pimienta al gusto

En un tazón (recipiente) pequeño, mezcle la crema agria y las hierbas. Sazone con el jugo de limón, sal y pimienta.

HAMBURGUESAS DE SALMÓN

PARA 2 PORCIONES

¡Una receta deliciosa para usar el salmón que haya sobrado (especialmente el salmón escalfado con salsa de hierbas que sobró de ayer)!

2 filetes de salmón (de 4 onzas/112 gramos cada uno), cocidos y desmenuzados (alrededor de 1½ tazas)

¼ de taza de galletas integrales trituradas

2 cucharadas de eneldo fresco picado

2 cebollines picados

1 clara de huevo grande

2 gotas de salsa de chile picante

  Pizca de sal

2 cucharaditas de aceite de oliva o aceite de *canola*

  Limón cortado en cuartos

  Salsa de hierbas (página 437)

En un tazón (recipiente) grande, mezcle el salmón, las galletas, el eneldo, los cebollines, la clara de huevo, la salsa de chile picante y la sal. Forme 2 hamburguesas.

En un sartén antiadherente grande, caliente el aceite a fuego moderado. Agregue las hamburguesas y cuézalas durante 4 minutos o hasta que se doren. Voltéelas y cuézalas durante 4 minutos más. Sírvalas con los cuartos de limón y la salsa de hierbas.

Pasta Primavera

PARA 2 PORCIONES

Una manera fácil de combinar una variedad de verduras en un sólo plato.

1 cucharada de aceite de oliva

1 diente de ajo cortado a la mitad

1 taza de rebanadas delgadas de *zucchini*

1 taza de hongos *portobello* o de otro tipo, rebanados

3 cucharadas de albahaca fresca picada o 2 cucharaditas de albahaca seca

4 onzas (112 gramos) de espagueti o *linguine* integral o 3 tazas de pasta corta

8 espárragos, cortados en pedacitos de 2 pulgadas (5 cm) cada uno

4 cucharadas de queso parmesano rallado

En un sartén antiadherente grande, caliente el aceite sobre fuego moderado. Agregue el ajo y cuézalo durante 30 segundos. Agregue el *zucchini* y los hongos. Cuézalos, revolviéndolos ocasionalmente, durante alrededor de 7 minutos o hasta que las verduras estén suaves pero sin que se deshagan. Retire y deseche el ajo. Agregue la albahaca y revuelva.

Mientras tanto, prepare la pasta según las instrucciones que aparezcan en el empaque. Agregue los espárragos durante los 3 últimos minutos de cocción. Escurra la pasta y los espárragos y regréselos a la cacerola. Agregue las verduras cocidas y revuelva para mezclar bien. Sirva y espolvoree con el queso.

PASTA CON BERENJENA

PARA 2 PORCIONES

Si asa la berenjena a la parrilla en lugar de freírla, esta se convierte en un platillo sabroso y bajo en grasa.

1   berenjena mediana, cortada en trozos de ½ pulgada/1.25 cm (alrededor de 3 tazas)

2   cucharaditas de aceite de oliva

2¼ tazas de *ziti*, *penne* u otra pasta tubular integral (para los planes de 1,600 y 1,800 calorías, use 3¼ tazas)

⅔   de taza de salsa *marinara*

¼   de taza de queso *mozzarella* parcialmente descremado

Precaliente el horno a 450°F (232 °C).

En un tazón (recipiente) mediano, revuelva la berenjena y el aceite. En una fuente para hornear grande, ponga la berenjena formando una capa uniforme. Hornéela, revolviéndola una vez, durante alrededor de 12 minutos o hasta que la berenjena esté suave (puede hacer esto el día anterior).

Mientras tanto, prepare la pasta según las instrucciones que aparezcan en el empaque.

Escúrrala y regrésela a la cacerola. Agregue la berenjena, la salsa y el queso. Revuelva para mezclar bien.

ENSALADA DE HINOJO, NARANJA Y ACEITUNAS

PARA 2 PORCIONES

Deslumbre a sus invitados con esta hermosa ensalada.

1 bulbo de hinojo, rebanado (vea la nota)

2 naranjas (chinas) o mandarinas pequeñas, peladas y rebanadas transversalmente o en gajos sin las membranas

10 aceitunas negras, sin hueso (de preferencia aceitunas *kalamata* o marroquíes)

1 cucharadita de aceite de oliva

½ cucharadita de vinagre (de preferencia balsámico)

Sal y pimienta al gusto

En un tazón (recipiente) mediano, mezcle el hinojo, las naranjas o mandarinas, las aceitunas, el aceite, el vinagre, la sal y la pimienta. Deje reposar durante al menos 15 minutos (o hasta 8 horas en el refrigerador).

Nota: Para rebanar un bulbo de hinojo, primero corte la parte de abajo para exponer las puntas de los tallos. Corte las partes de arriba de los tallos, donde son más finos. Reserve las puntas de estos, que son como plumas y se parecen al eneldo, y píquelas para tener dos cucharadas de estas que puede agregar a la ensalada. Corte el bulbo en rebanadas a lo largo o a lo diagonal. Si lo corta a lo largo, quítele su corazón grueso.

PASTA CON CAMARÓN Y BRÓCOLI

PARA 2 PORCIONES

Otro platillo que por sí solo le brinda una comida completa.

2   tazas de *ziti*, *penne* u otra pasta tubular integral (para los planes de 1,600 y 1,800 calorías, use 3 tazas)

1   cucharada + una cucharadita de aceite de oliva

1   diente de ajo finamente picado o una cucharadita de ajo en polvo

5   onzas (140 gramos) de camarón pelado y desvenado (alrededor de 15 camarones grandes o 24 camarones medianos)

1½   tazas de flores de brócoli, cortadas en trocitos

1   cucharada de albahaca fresca picada (opcional)

Prepare la pasta según las instrucciones que aparezcan en el empaque. Escúrrala y regrésela a la cacerola.

Mientras tanto, en un sartén antiadherente grande, caliente una cucharada de aceite a fuego moderado. Agregue el ajo o el ajo en polvo y cuézalo durante 30 segundos. Agregue el camarón. Cueza revolviendo durante 4 a 5 minutos o hasta que el camarón se ponga opaco. Agregue la pasta.

Agregue el brócoli y la cucharadita restante de aceite al sartén. Cuézalo, revolviendo constantemente durante 3 minutos o hasta que el brócoli se ponga suave. Agregue la pasta y revuelva para mezclar bien. Espolvoree con albahaca (opcional).

LOMO DE PUERCO PICANTE A LA NARANJA Y ARROZ CON MANGO

PARA 3 PORCIONES, ADEMÁS DE SOBRAS PARA MAÑANA

Esta es una manera interesante de servir el lomo de puerco, que es una carne maravillosamente suave pero baja en grasa.

1 cucharada de miel de maple

¼ a 1 cucharadita de pasta de *curry* rojo tailandés (vea la nota)

Cáscara rallada y el jugo de 1 naranja (china)

1 libra (454 gramos) de lomo de puerco al que le hayan quitado la grasa

Arroz con mango (vea la receta más adelante)

En un tazón (recipiente) grande, mezcle la miel de maple, la pasta de *curry* y la cáscara y el jugo de naranja. Añada el puerco y voltéelo para cubrirlo bien. Refrigere durante 1 a 4 horas, volteándolo ocasionalmente.

Precaliente el horno a 400°F (204°C). Transfiera el puerco y 2 cucharadas de la mezcla para marinar a una fuente para hornear o a un refractario de vidrio pequeño. Deseche la mezcla para marinar que haya sobrado.

Hornee durante 30 a 35 minutos o hasta que el termómetro para carne insertado en la parte más gruesa indique una temperatura de 155°F (68°C) y le salga jugo transparente. Transfiera la carne a una tabla para cortar y déjela reposar antes de cortarla en 4 pedazos iguales.

Corte tres de los pedazos en 4 a 6 rebanadas delgadas cada uno. Sirva con el arroz. (Refrigere el pedazo restante para el sándwich/emparedado de lomo de puerco de mañana).

Nota: Usted decide cuán picante quiere que le quede este platillo: ¼ de cucharadita de pasta de *curry* hace que casi no pique; una cucharadita hace que quede moderadamente picante.

ARROZ CON MANGO

PARA 3 PORCIONES

El mango le da un sabor totalmente diferente al arroz simple.

¾ de taza de arroz integral sin cocer

1 mango maduro, pelado y picado (¾ de taza)

2 cebollines finamente picados

En una cacerola mediana, prepare el arroz según las instrucciones que aparezcan en el empaque. Déjelo enfriar hasta que esté tibio, no caliente. Agregue y mezcle cuidadosamente el mango y los cebollines.

POLLO TAILANDÉS AL *CURRY*

PARA 4 PORCIONES

¡Sorpresa! Este plato verdaderamente sabe a comida tailandesa pero sólo tiene alrededor de una tercera parte de la grasa, gracias a la leche de coco reducida en calorías.

1 lata (14 onzas/392 gramos) de leche de coco reducida en calorías (vea la nota)

1 a 3 cucharaditas de pasta de *curry* rojo

1 cucharada de salsa de pescado

1 cucharada de azúcar blanca o morena (mascabada)

1 libra (454 gramos) de mitades de pechuga de pollo sin hueso y sin piel, cortadas en pedacitos

2 tazas de chícharos (guisantes, arvejas) congelados

2 cucharadas de albahaca fresca picada

En un sartén grande, mezcle la leche de coco y una cucharadita de la pasta de *curry*. Caliente a fuego moderado. Pruébelo y si le gusta más picante, agréguele más pasta de *curry*. Deje hervir a fuego lento durante 5 minutos.

Agregue la salsa de pescado y el azúcar y revuelva bien. Agregue el pollo y los chícharos. Hierva a fuego lento y cueza durante 10 minutos o hasta que el pollo esté completamente opaco. Pruebe la salsa una vez más y agregue un poco más de pasta de *curry*, al gusto. Agregue la albahaca y revuelva.

Nota: Elija alguna leche de coco reducida en calorías que no contenga más de 50 calorías por cada ración de 2 onzas (60 ml), como de la marca *Thai Kitchen* o *Trader Joe's*. Busque los ingredientes de comida tailandesa en la sección internacional del supermercado.

POLLO CON ARROZ SILVESTRE Y CHÍCHAROS

PARA 3 A 4 PORCIONES

Puede personalizar esta receta a su gusto. Por ejemplo, puede usar eneldo en vez de estragón, almendras en lugar de piñones y pavo en vez de pollo. Si está siguiendo el plan de 1,400 ó 1,600 calorías, una cuarta parte de esta receta es una porción. Para el plan de 1,800 calorías, una tercera parte de la receta es una porción.

2 cucharadas de piñones

1 lata (14½ onzas/435 ml) de caldo de pollo reducido en sodio

½ taza de arroz silvestre sin cocer

2 tazas de pechuga de pollo cocida, cortada en cubitos

1 paquete (10 onzas/280 gramos) de chícharos (guisantes, arvejas) congelados, ya descongelados

1 cebollín picado en rebanadas delgadas

2 cucharadas de estragón fresco finamente picado o 2 cucharaditas de estragón seco

2 cucharadas de aceite de oliva

1 cucharada de vinagre balsámico

Sal y pimienta al gusto

Tueste los piñones en un hornito eléctrico a 350°F (176°C) durante 5 a 10 minutos o hasta que empiecen a desprender su aroma.

Mientras tanto, en una cacerola mediana, combine el caldo y el arroz silvestre. Caliente a fuego alto hasta que hierva. Tape la cacerola, baje la lumbre y hierva a fuego lento durante 50 minutos o hasta que el arroz esté suave y el líquido se haya absorbido.

Agregue el pollo, los chícharos, el cebollín y el estragón y revuelva.

En un tazón (recipiente) pequeño, mezcle el aceite y el vinagre usando un batidor de globo. Sazone con sal y pimienta. Vierta sobre la mezcla de pollo y revuelva para combinar bien. Agregue los piñones.

LASAÑA A LA MEXICANA

PARA 6 A 8 PORCIONES

Un plato que les gustará a todos y que podrá congelar para comerlo otro día.

1 cucharada de aceite de oliva

1 cebolla grande, picada

1 libra (454 gramos) de pavo molido

2 latas (de 15 onzas/420 gramos cada una) de frijoles (habichuelas) para *chili* (sin saborizantes), frijoles pintos u otro tipo de frijoles

3 a 5 cucharadas de polvo para preparar *chili*

12 tortillas de maíz (elote, choclo) de 6 pulgadas (15 cm) de diámetro

1½ tazas de queso *Cheddar* reducido en grasa

1 lata (14½ onzas/406 gramos) de tomates (jitomates) picados en cubitos

1 frasco (16 onzas/480 ml) de salsa para enchiladas

Precaliente el horno a 350°F (176°C). Cubra el interior de una fuente para hornear de 13 × 9 pulgadas (32.5 × 22.5 cm) con aceite de oliva.

En un sartén antiadherente grande y a fuego moderado, cueza la cebolla en el aceite durante 3 minutos. Agregue el pavo. Cueza, revolviendo y desmoronando el pavo con una cuchara, durante alrededor de 6 minutos o hasta que el pavo ya no tenga un color rosado. Agregue los frijoles y el polvo para preparar *chili*. Cueza revolviendo ocasionalmente, durante 4 minutos.

Coloque 6 tortillas de manera que se monten unas sobre otras en el fondo del refractario. Con una cuchara, agregue la mezcla de pavo formando una capa uniforme sobre las tortillas. Cubra la mezcla de pavo con las 6 tortillas restantes. Espolvoree con el queso. Con una cuchara, agregue los tomates y la salsa para enchiladas. Hornee la lasaña durante 1 hora.

ARROZ CON POLLO, HONGOS Y *TOFU*

PARA 2 PORCIONES

Una buena manera de introducir el tofu *a su dieta. ¡Casi ni notará que está ahí!*

2 cucharaditas de aceite de oliva

1 diente de ajo pequeño, finamente picado

2 tazas de hongos rebanados

½ taza de *tofu* rebanado, a temperatura ambiente

1½ tazas de arroz integral o blanco (el arroz *basmati* o *jasmati* sabe bien con este platillo) cocido y caliente

⅔ de taza de pechuga de pollo cocida y rebanada (si desea, puede usar pollo precocido *Perdue* o *Louis Rich*)

¼ de taza de queso parmesano rallado

2 cucharadas de hierbas frescas picadas, como albahaca, perejil o eneldo

Sal y pimienta al gusto

En un sartén antiadherente grande, caliente el aceite a fuego moderado. Agregue el ajo y cuézalo durante alrededor de 2 minutos. Agregue los hongos y cuézalos durante 2 minutos.

Agregue el *tofu*. Cuézalo durante 3 minutos o hasta que los hongos queden suaves.

En un tazón (recipiente) grande, mezcle el arroz, el pollo, el queso y las hierbas. Agregue la mezcla de *tofu* y mezcle bien. Sazone con sal y pimienta.

PAPAS Y HONGOS ROSTIZADOS

PARA 2 PORCIONES

*La mayoría de las papas ros-
tizadas vienen bañadas en
grasa. En esta versión baja
en grasa, la suavidad de los
hongos hace que las papas
retengan su humedad.*

1   taza de papa cortada en triángulos

2   cucharaditas de aceite de oliva

1   cucharadita de romero u otras hierbas

   Sal y pimienta al gusto

1   taza de hongos *portobello* o de otro tipo, rebanados

Mezcle las papas con una cucharadita de aceite de oliva, ½
cucharadita de romero u otras hierbas, sal y pimienta.
Colóquelas en una fuente para hornear y hornéelas a 350°F
(176°C) durante 15 minutos. Revuelva los hongos con sal y
pimienta, la cucharadita restante de aceite de oliva y ½ cucharadita de romero u otras hierbas. Agregue a las papas. Hornee durante 30 a 40 minutos o hasta que las papas estén suaves.

Atún al limón socarrado en sartén

PARA 2 PORCIONES

Un plato muy fácil de preparar que tiene un delicioso sabor y aroma a limón.

2 filetes de atún (de 5 onzas/140 gramos cada uno, más o menos ¾ de pulgada/1.9 cm de grueso)

Sal y pimienta al gusto

3 limones

3 cucharadas de aceite de oliva

⅓ de taza de perejil fresco picado

Limón cortado en cuartos

Enjuague y seque el atún y luego agréguele sal y pimienta. Póngalo en un plato. Ralle la cáscara de un 1 limón y ponga la cáscara rallada en un tazón (recipiente) ancho y poco profundo. Exprima el jugo de ese limón, más el jugo de los 2 limones restantes. Agregue una cucharada de aceite y la mayoría del perejil (guarde una cucharada de perejil para adornar).

En un sartén grande de hierro, caliente las 2 cucharadas restantes de aceite a fuego moderado-alto hasta que esté caliente. Coloque cuidadosamente el atún en el sartén. Cueza durante 3 minutos de cada lado. (El centro todavía estará un poco rosado. Si le gusta bien cocido, cuézalo durante un poco más de tiempo). Espolvoree el perejil restante y sirva el pescado con cuartos de limón.

CAPÍTULO 17

AUXILIARES ANTIGRASA

Su Cuaderno Quemagrasa para Seis Semanas

Los estudios de investigación han demostrado que el simple hecho de llevar un diario es uno de los factores que más ayudan para predecir si la pérdida de peso será permanente. Parece mentira, pero así es. El simple proceso de escribir puede ayudarla a perder esas libritas más rápido. . . ¡para nunca volverlas a recuperar!

Considerando lo anterior, he creado un diario de ejercicio y alimentación sencilla para llevar un registro de sus avances, todo en una misma página.

Aquí mismo he incluido un bosquejo para las seis semanas del plan Reduzca sus Zonas de Grasa Femenina. Sólo fotocopie una página por cada día de la semana correspondiente. Encontrará un lugar para anotar sus sesiones de estiramientos, caminatas y ejercicios de tonificación. Debido a que estará siguiendo los menús en vez de llenar espacios en blanco para anotar los alimentos que ingiera, he creado listas de verificación para que anote las maneras en que ha reforzado las lecciones acerca de los buenos hábitos alimenticios de esa semana.

Cada aventura comienza con un buen mapa. ¡He aquí el suyo!

DIARIO
___ DÍA

LAS MEDIDAS DE HOY: _____ kg/cm/%de grasa corporal

INICIAL: _____

MI META: _____

ESTIRAMIENTOS

La meta de la semana:
3 veces al día

Hoy me estiré:

En la mañana ☐

Al mediodía ☐

De noche ☐

CAMINATAS

La meta de la semana: *4 caminatas largas básicas de 25 min*

Hoy caminé: _____

_____

Cómo me sentí: _____

_____

_____

_____

Ejercicios atacazona que probé: _____

_____

_____

TONIFICACIÓN

ZONA DE GRASA: TRONCO. Las metas de la semana:
3 de tronco, 1 de piernas, 1 de abdomen

Hoy hice una: ¿Cómo me sentí?

☐ Sesión para el tronco _____

☐ Sesión para el abdomen _____

☐ Sesión para las piernas _____

ZONA DE GRASA: ABDOMEN. Las metas de la semana:
3 de abdomen, 1 de tronco, 1 de piernas

Hoy hice una: ¿Cómo me sentí?

☐ Sesión para el tronco _____

☐ Sesión para el abdomen _____

☐ Sesión para las piernas _____

ZONA DE GRASA: PIERNAS. Las metas de la semana:
3 de piernas, 1 de tronco, 1 de abdomen

Hoy hice una: ¿Cómo me sentí?

☐ Sesión para el tronco _____

☐ Sesión para el abdomen _____

☐ Sesión para las piernas _____

ALIMENTACIÓN

La meta de la semana: *Controlar las porciones*

COMIDAS **MERIENDA** **GUSTO**

☐ ☐ ☐   ☐   ☐

AGUA (VASOS DE 8 ONZAS/240 ML)

☐ ☐ ☐ ☐ ☐ ☐ ☐

SUPLEMENTO MULTIVITAMÍNICO

☐

Hoy controle las porciones al: _____

En el desayuno, yo _____

En el almuerzo, yo _____

En la cena, yo _____

Merendé _____

Mi gusto _____

DIARIO
__ DÍA

LAS MEDIDAS DE HOY: _____ kg/cm/%de grasa corporal

INICIAL: _____

MI META: _____

ESTIRAMIENTOS

La meta de la semana:
3 veces al dia

Hoy me estiré:

En la mañana ❑

Al mediodía ❑

De noche ❑

CAMINATAS

La meta de la semana: 4 caminatas largas básicas de 25 min

Hoy caminé: _____

_____

Cómo me sentí: _____

_____

_____

_____

Ejercicios atacazona que probé: _____

_____

_____

TONIFICACIÓN

ZONA DE GRASA: TRONCO. Las metas de la semana:
3 de tronco, 1 de piernas, 1 de abdomen

Hoy hice una: ¿Cómo me sentí?

❑ Sesión para el tronco _____

❑ Sesión para el abdomen _____

❑ Sesión para las piernas _____

ZONA DE GRASA: ABDOMEN. Las metas de la semana:
3 de abdomen, 1 de tronco, 1 de piernas

Hoy hice una: ¿Cómo me sentí?

❑ Sesión para el tronco _____

❑ Sesión para el abdomen _____

❑ Sesión para las piernas _____

ZONA DE GRASA: PIERNAS. Las metas de la semana:
3 de piernas, 1 de tronco, 1 de abdomen

Hoy hice una: ¿Cómo me sentí?

❑ Sesión para el tronco _____

❑ Sesión para el abdomen _____

❑ Sesión para las piernas _____

ALIMENTACIÓN

La meta de la semana: *Aumentar mi consumo de fibra*

COMIDAS   MERIENDA   GUSTO
❑ ❑ ❑   ❑   ❑

AGUA (VASOS DE 8 ONZAS/240 ML)
❑ ❑ ❑ ❑ ❑ ❑ ❑

SUPLEMENTO MULTIVITAMÍNICO
❑

Hoy aumenté mi consumo de fibra al: _____

En el desayuno, yo _____

En el almuerzo, yo _____

En la cena, yo _____

Merendé _____

Mi gusto _____

DIARIO
___ DÍA

LAS MEDIDAS DE HOY: _____ kg/cm/%de grasa corporal
INICIAL: _____
MI META: _____

ESTIRAMIENTOS

La meta de la semana:
3 veces al dia

Hoy me estiré:
En la mañana ❑
Al mediodía ❑
De noche ❑

CAMINATAS

La meta de la semana: 2 caminatas largas básicas de 35 min
1 caminata atacazona de 35 min
1 caminata quemadora de 35 min

Hoy caminé: _____
_____

Cómo me sentí: _____
_____
_____

Ejercicios atacazona que
probé: _____
_____

TONIFICACIÓN

ZONA DE GRASA: TRONCO. Las metas de la semana:
3 de tronco, 1 de piernas, 1 de abdomen

Hoy hice una: ¿Cómo me sentí?
❑ Sesión para el tronco _____
❑ Sesión para el abdomen _____
❑ Sesión para las piernas _____

ZONA DE GRASA: ABDOMEN. Las metas de la semana:
3 de abdomen, 1 de tronco, 1 de piernas

Hoy hice una: ¿Cómo me sentí?
❑ Sesión para el tronco _____
❑ Sesión para el abdomen _____
❑ Sesión para las piernas _____

ZONA DE GRASA: PIERNAS. Las metas de la semana:
3 de piernas, 1 de tronco, 1 de abdomen

Hoy hice una: ¿Cómo me sentí?
❑ Sesión para el tronco _____
❑ Sesión para el abdomen _____
❑ Sesión para las piernas _____

ALIMENTACIÓN

La meta de la semana: *Gozar de las grasas buenas*

COMIDAS   MERIENDA   GUSTO
❑ ❑ ❑   ❑   ❑

AGUA (VASOS DE 8 ONZAS/240 ML)
❑ ❑ ❑ ❑ ❑ ❑ ❑

SUPLEMENTO MULTIVITAMÍNICO
❑

Hoy gocé de las grasas buenas al: _____
En el desayuno, yo _____
En el almuerzo, yo _____
En la cena, yo _____
Merendé _____
Mi gusto _____

DIARIO
___ DÍA

LAS MEDIDAS DE HOY: _____ kg/cm/%de grasa corporal

INICIAL: _____

MI META: _____

ESTIRAMIENTOS

La meta de la semana:
3 veces al día

Hoy me estiré:

En la mañana ❏

Al mediodía ❏

De noche ❏

CAMINATAS

La meta de la semana: 2 caminatas largas básicas de 35 min
1 caminata atacazona de 35 min
1 caminata quemadora de 35 min

Hoy caminé: _____

_____

Cómo me sentí: _____

_____

_____

Ejercicios atacazona que probé: _____

_____

TONIFICACIÓN

ZONA DE GRASA: TRONCO. Las metas de la semana:
3 de tronco, 1 de piernas, 1 de abdomen

Hoy hice una: ¿Cómo me sentí?

❏ Sesión para el tronco _____

❏ Sesión para el abdomen _____

❏ Sesión para las piernas _____

ZONA DE GRASA: ABDOMEN. Las metas de la semana:
3 de abdomen, 1 de tronco, 1 de piernas

Hoy hice una: ¿Cómo me sentí?

❏ Sesión para el tronco _____

❏ Sesión para el abdomen _____

❏ Sesión para las piernas _____

ZONA DE GRASA: PIERNAS. Las metas de la semana:
3 de piernas, 1 de tronco, 1 de abdomen

Hoy hice una: ¿Cómo me sentí?

❏ Sesión para el tronco _____

❏ Sesión para el abdomen _____

❏ Sesión para las piernas _____

ALIMENTACIÓN

La meta de la semana: *Disfrutar frutas y verduras*

COMIDAS   MERIENDA   GUSTO

❏ ❏ ❏   ❏   ❏

AGUA (VASOS DE 8 ONZAS/240 ML)

❏ ❏ ❏ ❏ ❏ ❏ ❏ ❏

SUPLEMENTO MULTIVITAMÍNICO

❏

Hoy disfruté frutas y verduras al: _____

En el desayuno, yo _____

En el almuerzo, yo _____

En la cena, yo _____

Merendé _____

Mi gusto _____

DIARIO
___ DÍA

LAS MEDIDAS DE HOY: _____ kg/cm/%de grasa corporal

INICIAL: _____

MI META: _____

ESTIRAMIENTOS

La meta de la semana:
3 veces al dia

Hoy me estiré:

En la mañana ❏

Al mediodía ❏

De noche ❏

CAMINATAS

La meta de la semana: 1 caminata larga básica de 45 min
2 caminatas combinadas de 45 min
1 caminata quemadora de 45 min

Hoy caminé: _____

_____

Cómo me sentí: _____

_____

_____

Ejercicios atacazona que probé: _____

_____

TONIFICACIÓN

ZONA DE GRASA: TRONCO. Las metas de la semana:
3 de tronco, 1 de piernas, 1 de abdomen

Hoy hice una:　　　　　　¿Cómo me sentí?

❏ Sesión para el tronco _____

❏ Sesión para el abdomen _____

❏ Sesión para las piernas _____

ZONA DE GRASA: ABDOMEN. Las metas de la semana:
3 de abdomen, 1 de tronco, 1 de piernas

Hoy hice una:　　　　　　¿Cómo me sentí?

❏ Sesión para el tronco _____

❏ Sesión para el abdomen _____

❏ Sesión para las piernas _____

ZONA DE GRASA: PIERNAS. Las metas de la semana:
3 de piernas, 1 de tronco, 1 de abdomen

Hoy hice una:　　　　　　¿Cómo me sentí?

❏ Sesión para el tronco _____

❏ Sesión para el abdomen _____

❏ Sesión para las piernas _____

ALIMENTACIÓN

La meta de la semana: *Acabar con e hambre*

COMIDAS　　MERIENDA　　GUSTO

❏ ❏ ❏　　　❏　　　❏

AGUA (VASOS DE 8 ONZAS/240 ML)

❏ ❏ ❏ ❏ ❏ ❏ ❏

SUPLEMENTO MULTIVITAMÍNICO

❏

Hoy acabé con el hambre al:

_____

_____

_____

_____

_____

Nivel de hambre (elija uno)				
Sin hambre			Hambre voraz	
Al desayunar 1	2	3	4	5
Al almorzar 1	2	3	4	5
Al cenar 1	2	3	4	5
Al merendar 1	2	3	4	5
Con el gusto 1	2	3	4	5

DIARIO
__ DÍA

LAS MEDIDAS DE HOY: _____ kg/cm/%de grasa corporal

INICIAL: _____

MI META: _____

ESTIRAMIENTOS

La meta de la semana:
3 veces al día

Hoy me estiré:

En la mañana ❑

Al mediodía ❑

De noche ❑

CAMINATAS

La meta de la semana: *1 caminata larga básica de 45 min*
2 caminatas combinadas de 45 min
1 caminata quemadora de 45 min

Hoy caminé: _____

_____

Cómo me sentí: _____

_____

_____

Ejercicios atacazona que probé: _____

_____

TONIFICACIÓN

ZONA DE GRASA: TRONCO. Las metas de la semana:
3 de tronco, 1 de piernas, 1 de abdomen

Hoy hice una: ¿Cómo me sentí?

❑ Sesión para el tronco _____

❑ Sesión para el abdomen _____

❑ Sesión para las piernas _____

ZONA DE GRASA: ABDOMEN. Las metas de la semana:
3 de abdomen, 1 de tronco, 1 de piernas

Hoy hice una: ¿Cómo me sentí?

❑ Sesión para el tronco _____

❑ Sesión para el abdomen _____

❑ Sesión para las piernas _____

ZONA DE GRASA: PIERNAS. Las metas de la semana:
3 de piernas, 1 de tronco, 1 de abdomen

Hoy hice una: ¿Cómo me sentí?

❑ Sesión para el tronco _____

❑ Sesión para el abdomen _____

❑ Sesión para las piernas _____

ALIMENTACIÓN

La meta de la semana: *Identificar y modificar mis conductas*

COMIDAS   MERIENDA   GUSTO

❑ ❑ ❑   ❑   ❑

AGUA (VASOS DE 8 ONZAS/240 ML)

❑ ❑ ❑ ❑ ❑ ❑ ❑

SUPLEMENTO MULTIVITAMÍNICO

❑

Nivel de hambre (elija uno)					¿Cómo me sentía?	¿Dónde comí?
Sin hambre		Hambre voraz				
Al desayunar 1	2	3	4	5	_____	_____
Al almorzar 1	2	3	4	5	_____	_____
Al cenar 1	2	3	4	5	_____	_____
Al merendar 1	2	3	4	5	_____	_____
Con el gusto 1	2	3	4	5	_____	_____

GLOSARIO

Algunos de los términos usados en este libro no son muy comunes o se conocen bajo distintos nombres en diferentes regiones de América Latina. Por lo tanto, hemos preparado este glosario para ayudarle. Para algunos términos, una definición no es necesaria, así que sólo incluimos los términos que usamos en este libro, sus sinónimos y sus nombres en inglés. Esperamos que le sea útil.

Ají. *Vea* **Pimiento.**

Aliño. Sinónimo: aderezo. En inglés: *salad dressing.*

Bagel. Panecillo en forma de rosca con un hueco en el centro. Se hierve en agua y luego se hornea. Se puede preparar con una gran variedad de sabores y normalmente se sirve con queso crema.

Batata dulce. Tubérculo cuya cáscara y pulpa tiene el mismo color amarillo-naranja. No se deben confundir con las batatas de Puerto Rico (llamadas "boniatos" en Cuba), que son tubérculos redondeados con la cáscara rosada y la pulpa blanca. Sinónimos de batata dulce: boniato, camote, moniato. En inglés: *sweet potatoes.*

Brownie. Un pastel (vea la definición de éste en la página 458) cremoso de chocolate cortado en trozos cuadrados; a veces se rellena con frutos secos.

Cacahuate. Sinónimos: cacahuete, maní. En inglés: *peanut.*

Cebollín. Una variante de la familia de las cebollas. Tiene una base blanca que todavía no se ha convertido en bulbo y hojas verdes que son largas y rectas. Ambas partes son comestibles. Son parecidos a los chalotes, y la diferencia se encuentra en que los chalotes son más maduros y tienen el bulbo ya formado. Sinónimos: cebolla de rábano, escalonia, cebolla de cambray, cebollino. En inglés: *scallion.*

Cebollino. Hierba que es pariente de la cebolla y de los puerros (poros). Tienen tallos verdes y brillantes con un sabor suave parecido al de la cebolla. Se consiguen frescos el año entero. Algunos hispanos le dicen "cebollín" al cebollino, por lo tanto debe consultar la definición de este que aparece arriba. Sinónimos: cebolletas, cebollines. En inglés: *chives.*

Chícharos. Sinónimos: alverjas, arvejas, guisantes. En inglés: *peas.* Los pequeños se conocen como *petit pois* o *sweet peas.*

Chile. *Vea* **Pimiento.**

Coleslaw. Ensalada de col (repollo) con mayonesa.

Cuscús. Un platillo del África del Norte que consiste en pasta de semolina (trigo sin germen ni salvado) que se cocina al vapor sobre la parte superior de una olla de dos partes.

Escalfado. Un alimento cocinado en líquido justo por debajo del punto del hervor, cuando la superficie del mismo apenas está empezando a ebullir. Es una forma común de preparar huevos y algunos pescados, como salmón.

Fiddle Faddle. Marca comercial estadounidense de una golosina que consiste en palomitas de maíz mezcladas con almíbar de chocolate y otros alimentos, como frutos secos; hay distintas variedades de distintos sabores.

Frijoles. Sinónimos: alubias, arvejas, caraotas, fasoles, fríjoles, habas, habichuelas, judías, porotos, trijoles. En inglés: *beans*.

Galletas y galletitas. Tanto "galletas" como "galletitas" se usan en Latinoamérica para referirse a dos tipos de comidas. El primer tipo es un barquillo delgado no dulce (en muchos casos es salado) hecho de trigo que se come como merienda o que acompaña una sopa. El segundo es un tipo de pastel (vea la definición de ésta en este glosario) plano y dulce que normalmente se come como postre o merienda. En este libro, usamos "galleta" para describir los barquillos salados y "galletita" para los pastelitos pequeños y dulces. En inglés, una galleta se llama "*cracker*" y una galletita se llama "*cookie*".

Granola. Una mezcla de copos de avena y otros ingredientes como azúcar morena, pasas, cocos y frutos secos. Se prepara al horno y se sirve en pedazos o barras.

Habichuelas verdes. Sinónimos: habichuelas tiernas, ejotes. En inglés: *green beans* o *string beans*.

Hummus. Una pasta hecha de garbanzos aplastados mezclados con jugo de limón, aceite de oliva, ajo y aceite de sésamo (ajonjolí). Es muy común en la cocina del Medio Oriente, donde se come con pan de pita.

Integral. Este término se refiere a la preparación de los cereales (granos) como arroz, maíz, avena, pan, etcétera. En su estado natural, los cereales tienen una capa exterior muy nutritiva que aporta fibra dietética, carbohidratos complejos, vitaminas B, vitamina E, hierro, zinc y otros minerales. Muchos fabricantes les quitan las capas exteriores a los cereales. La mayoría de los nutricionistas y médicos recomiendan que comamos cereales integrales, los que tienen esa capa nutritiva. Entre los productos integrales más comunes están el arroz integral (*brown rice*), pan integral (*whole-wheat bread* o *whole-grain bread*), cebada integral (*whole-grain barley*) y avena integral (*whole oats*).

Margarina libre de ácidos transgrasos. Un tipo de margarina que no contiene ciertos tipos de ácidos grasos que son malos para la salud. Se encuentra en el supermercado o en la tienda naturales y en la etiqueta dice "*trans-free*", ya que estos ácidos se llaman "*trans-fatty acids*" y "*free*" significa "libre de" en este caso.

Merienda. En este libro, es una comida entre las comidas principales del día, sin importar ni lo que se come ni a la hora en que se come. Sinónimos: bocadillo, bocadito, botana, refrigerio, tentempié. En inglés: *snack*.

Miel de maple. Almíbar (sirope) con sabor a arce que se les echa a los panqueques y los *waffles*.

Palomitas de maíz. Sinónimos: rositas de maíz, rosetas de maíz, copos de maíz, cotufa, canguil. En inglés: *popcorn*.

Pastel. El significado de esta palabra varía según el país. En Puerto Rico, un pastel es un tipo de empanada servido durante las fiestas navideñas. En otros países, un pastel es una masa de hojaldre horneada que está rellena de frutas en conserva. No obstante, en este libro, un pastel es un postre horneado generalmente preparado con harina, mantequilla, edulcorante y huevos. Sinónimos: bizcocho, quey, cake, panqué, queque, tarta. En inglés: *cake*.

Pimiento. Hay muchísimas variedades de esta hortaliza. Los que son picantes se conocen en México como chiles picantes, y en otros países como pimientos o ajíes picantes. Por lo general, en este libro nos referimos a los chiles picantes o a los pimientos rojos o verdes que tienen forma de campana, los cuales no son nada picantes. En muchas partes de México, a estos se les llaman pimientos morrones. En el Caribe, se les conocen como ajíes rojos o verdes. En inglés, estos se llaman *bell peppers*.

Plátano amarillo. Fruta cuya cáscara es amarilla y que tiene un sabor dulce. Sinónimos: banana, cambur, guineo y topocho. No lo confunda con el plátano verde, que si bien es su pariente, es una fruta distinta.

Pretzel. Merienda hecha de una pasta de harina y agua. A la pasta se la da la forma de una soga, se le hace un nudo, se le echa sal y se hornea.

Repollo. Sinónimo: col. En inglés: *cabbage*.

Requesón. Tipo de queso hecho de leche descremada. No es seco y tiene relativamente poca grasa y calorías. Sinónimos: no hay. En inglés: *cottage cheese*.

Salsa *Worcestershire*. Nombre comercial de una salsa inglesa muy condimentada cuyos ingredientes incluyen salsa de soya, vinagre, melado, anchoas, cebolla, chiles y jugo de tamarindo. La salsa se cura antes de embotellarla.

Sandwich. Sinónimo: emparedado. En inglés: *sandwich*.

Shiitake. Tipo de hongo japonés. Se consigue en las tiendas de productos naturales.

Tortilla. El significado de esta palabra varía en distintos países. En México y Centroamérica, una tortilla es una especie de panqueque delgado y plano hecho de harina de maíz; es una de las piedras angulares de la cocina mexicana. Sin embargo, esta palabra también se refiere a una especie de *omelette*. En este libro generalmente la autora se refiere a la tortilla mexicana en los menús pero en uno sí indica que debe prepararse una tortilla de huevo.

Trail mix. Una mezcla de frutos secos y frutas deshidratadas que se vende en los supermercados y en las tiendas de productos naturales.

Waffle. Una especie de pastel hecho de una masa líquida que se hornea dentro de un aparato especial que le da una superficie parecida a la de un panal de abeja.

Zanahorias cambray. Zanahorias pequeñas, delgadas y tiernas que son 1½" (4 cm) de largo. En inglés: *baby carrots*.

Zucchini. Tipo de calabaza con forma de cilindro un poco curvo y que es un poco más chico en la parte de abajo que en la parte de arriba. Su color varía entre un verde claro y un verde oscuro, y a veces tiene marcas amarillas. Su pulpa es color hueso y su sabor es ligero y delicado. Sinónimos: calabacita, hoco, zambo, zapallo italiano, zucchini. En inglés: *zucchini*.

ÍNDICE DE TÉRMINOS

Los números de página que aparecen en negritas indican la ilustración con fotografías; los números subrayados indican que el texto sobre el tema se encuentra en una cajita.